我的自述　朱言春

我的一生是平凡的，也似乎是顺坦的作为一个医生，我一直遵循先严，朱翌昇公，职徒行善作世活人的嘱咐，先师章次公先生的教导，从皇古义，融会新知，从医以求我尽心尽力践行、但由于学养谫陋，成就不多，遗憾不少，有此一蒹者。驰令新知，从医以求我尽心尽力践行、但由于经验也有不少教训，庶谈回忆自省，争取在有生之年省所弥补，聊尽善心。乙未正月

国医大师

朱良春 全集

中南大学出版社
www.csupress.com.cn

医理感悟卷

中医理论，博大精深，必须『博极医源，精勤不倦』（孙思邈语）始能入其门径。『精勤』尤为重要，精者，精思敏悟，贵在心悟；并坚持勤奋读书，联系实践，始可有所得。本卷乃个人从医八十年来对中医理论学习、实践之点滴感悟，愚者千虑之一得而已，愿与同道切磋共进。

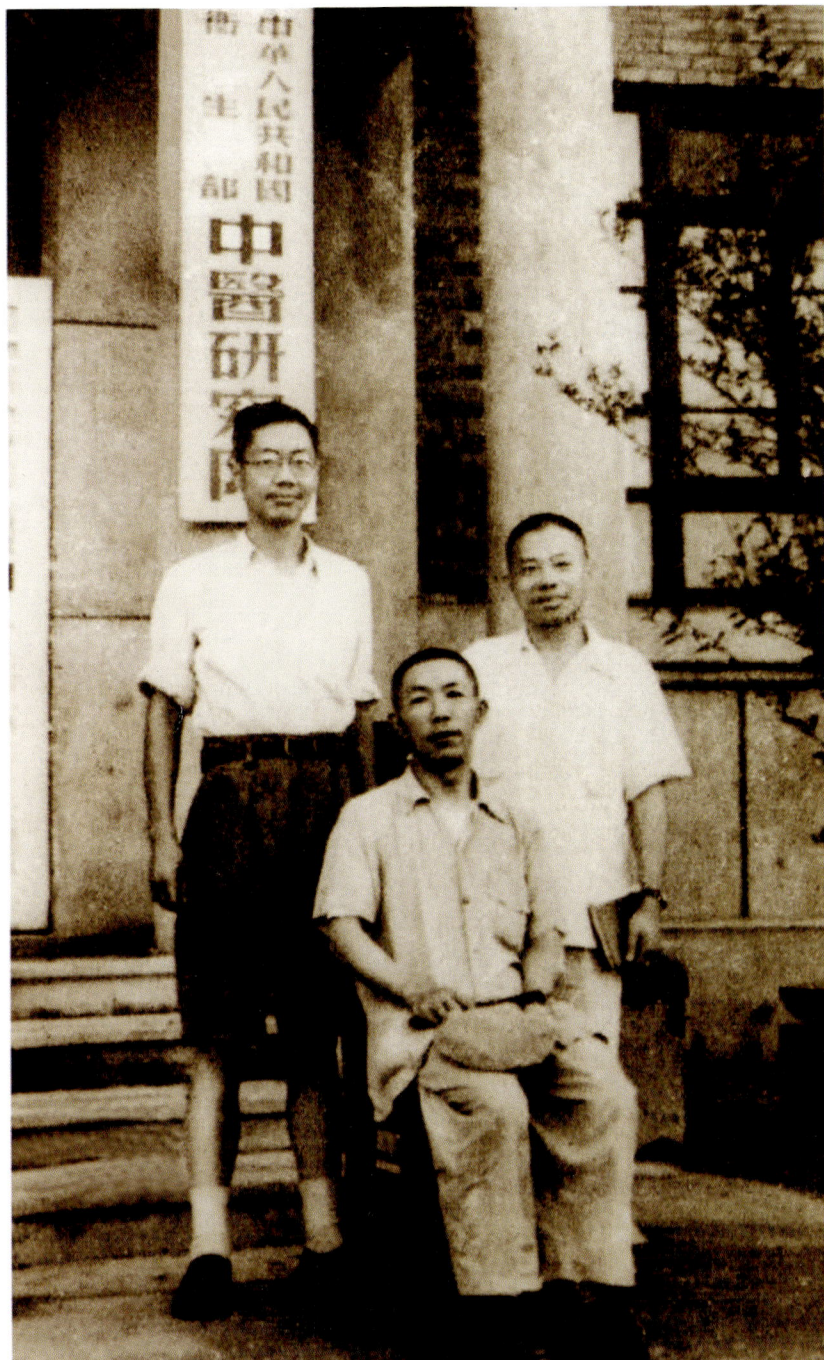

1956年7月敬侍章次公老师摄于中国中医研究院（右立者为同学萧熙，左为朱良春）

發皇古義

融會新知

良春賢弟　鑒之

章次公　戊寅年

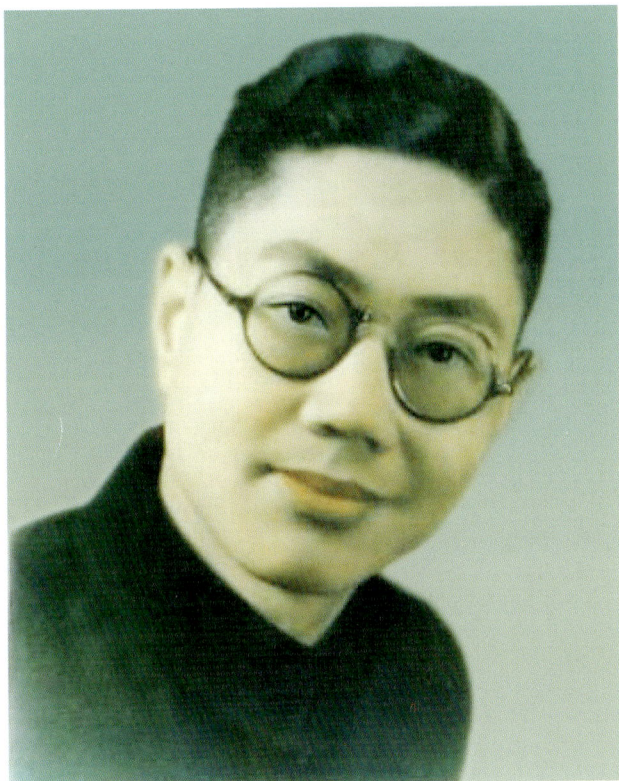

朱良春先生摄于1946年

中医之生命在于学术，学术之根源
本于临床，临床水平之检测在于
疗效。所以临床疗效是迄今为止一切
医疗的核心问题，也是中医学赖以生
命力之所在。为此，吾人必须在临床
方面多下功夫，成为一名理论密切联
系实践的临床家，而无愧于吾人
欲勉之。

九三叟中某书于北京
己丑七月

弘揚岐黄
传承薪火

贺《朱良春
全集》梓行

陈竺

二〇一五年
七月二十三日

全国人大常委会副委员长陈竺院士题词

朱良春国医大师

医道精湛除病有方

医德高尚普惠众生

程开甲 敬题

二〇〇九年六月二十日

中国"核司令"程开甲院士题词

祝

朱良春春医学全集出版

良医良师传新火
春风春雨育英才

二〇一五年春

邓铁涛敬贺

国医大师邓铁涛教授题词

青囊濟世七十載
仁術澤被萬家春
百歲壽星勤著述
安度天年福臨門

朱老以九十九高齡尚勤於筆耕著之彀

理祝其養生有術為國家多作貢獻

廣州學苗路志正

二〇二五年中秋
宏度九十五歲

国医大师路志正教授题词

發皇古義憑底氣

融會新知不染塵

薪火相續明艷屢

章門立雪到朱門

為朱良春醫學全集出版題

諸國本

原中国中医药管理局诸国本副局长题词

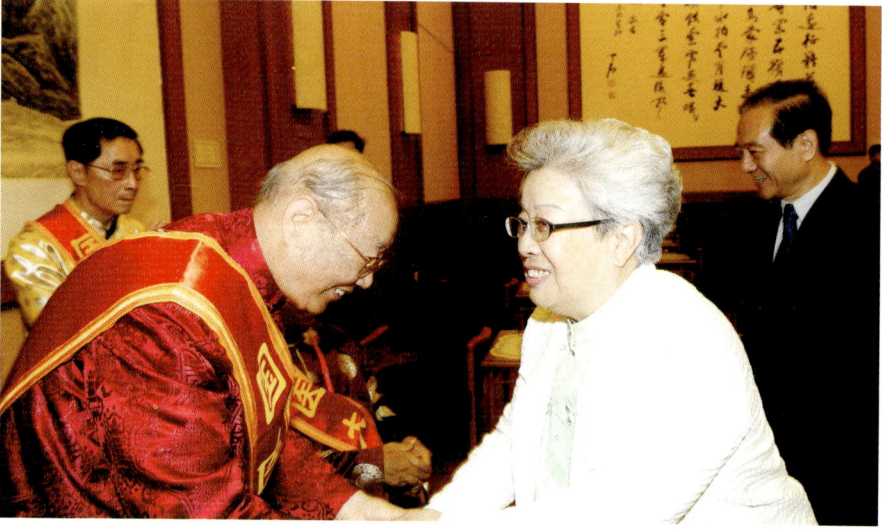

2009年6月，朱老荣获人力资源和社会保障部、卫生部、国家中医药管理局首届"国医大师"称号，原国务院副总理吴仪亲切会见并表示祝贺

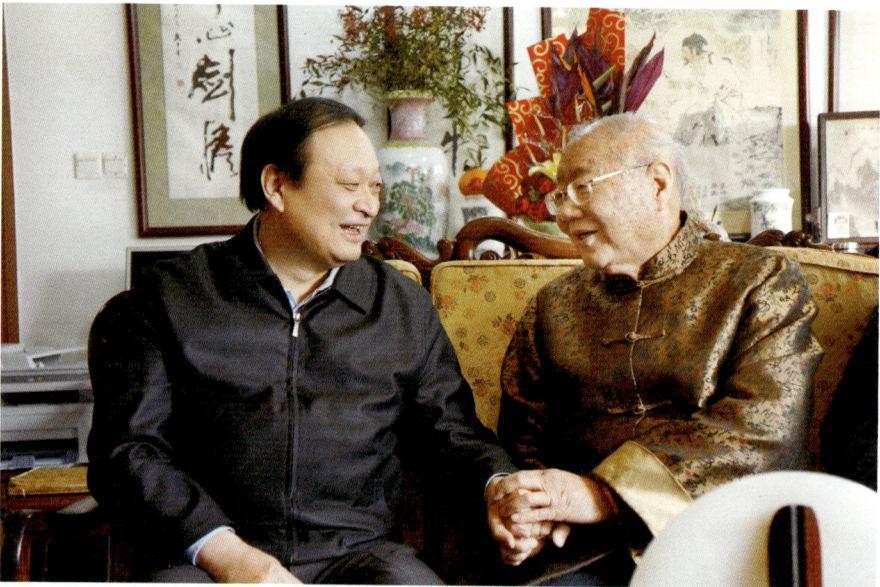

2014年2月，国家卫计委副主任、国家中医药管理局局长王国强视察、指导南通卫生及中医药工作，并专程看望朱老，与朱老促膝交谈中国中医药的传承与发展

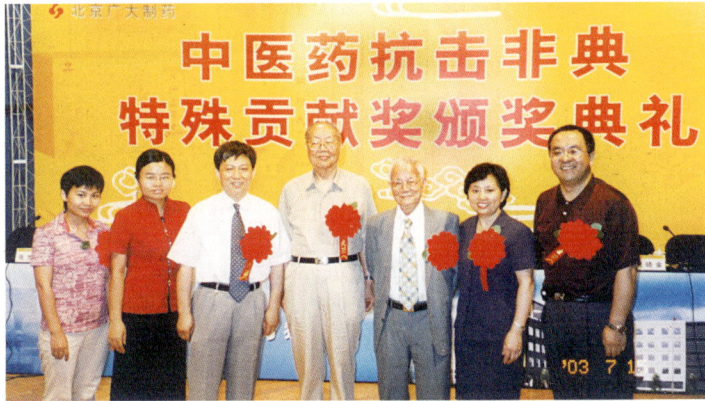

2003年，朱老荣获中华中医药学会"中医药抗击非典特殊贡献奖"。与邓铁涛教授（右3）、吕玉波院长（左3）、黄慧玲书记（右2）、陈伟主任（右1）等合影

2005年4月，朱老参加"全国名老中医首批献方大会"。时任卫生部副部长、国家中医药管理局局长佘靖授予朱老"无偿捐献秘方，支持中医药事业"奖牌

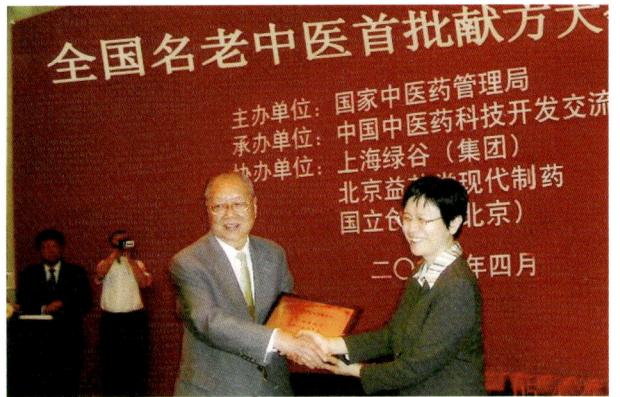

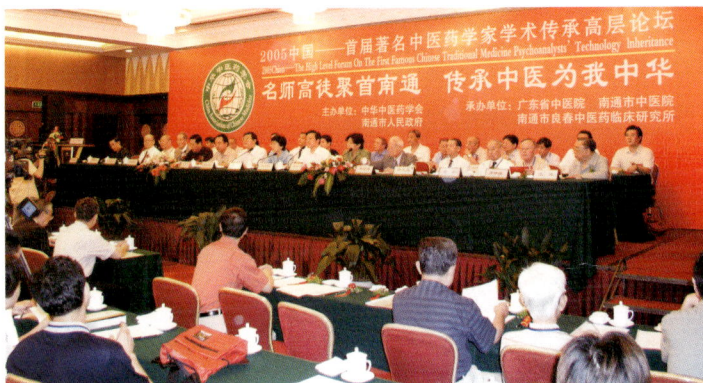

2005年6月，邓铁涛、朱良春等十位全国名老中医发起倡议，由中华中医药学会、南通市政府主办，广东省中医院、南通市中医院、良春中医药临床研究所承办的"首届著名中医药学家学术传承高层论坛"在南通召开，佘靖副部长和省、市等领导，以及中医泰斗、高徒等300余人出席，盛况空前

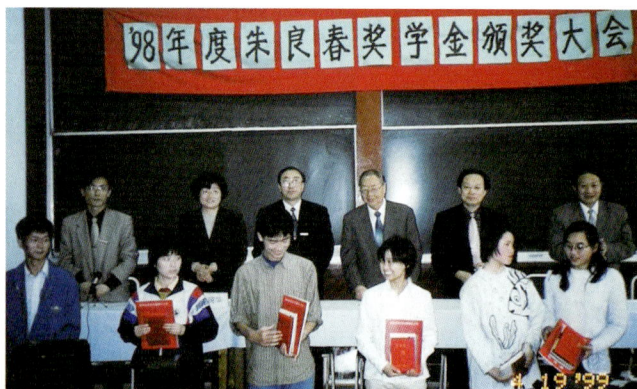

1999年，朱老捐资在南京中医药大学设"朱良春奖学金"，并于2006年增捐资设立"优秀学生奖励基金"，为培养中医后备军尽绵薄之力

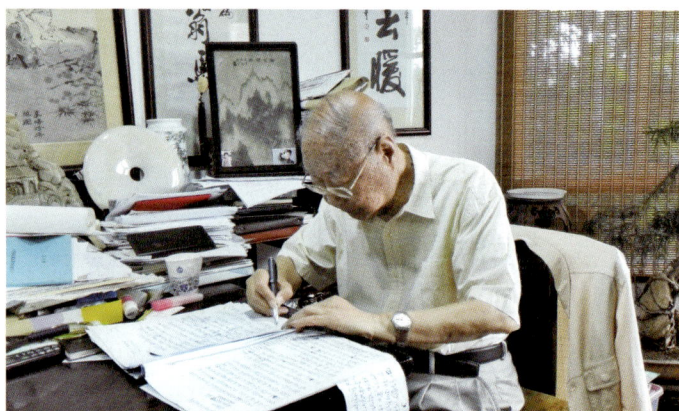

朱老一生笔耕不辍，将自己毕生的经验毫无保留地传授给后学者。2015年夏，98岁高龄的朱老仍带病坚持著书立说

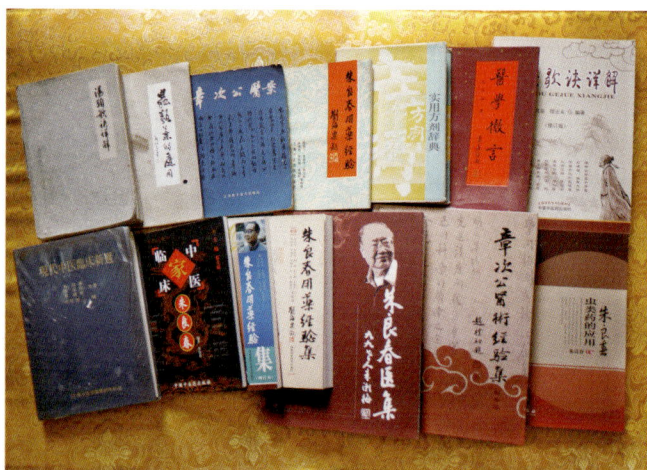

朱老出版的部分著作

出版说明

在党和政府的高度重视下，中医药事业已步入全新的发展阶段。传播其优秀的传统文化内涵、总结整理著名中医药专家的学术思想及独特的、行之有效的经验，成为该阶段重要的工作之一。朱良春教授是我国著名的中医药学专家，首届30名"国医大师"之一，也是首批全国继承名老中医药专家学术经验导师。朱老为医精勤，著作等身，但因其作品分散于上海、江苏、山西、湖南、北京等地出版，不便后学者完整系统地研习。我社也曾在2006年出版了《朱良春医集》，但只整合了朱老的部分心得集验，大量关于医理医论治验方面的作品因篇幅所限未予收入，另由于出版时间仓促，全书在结构、规范等方面都留下些许遗憾。时逾10年，朱老在临证中又积累了相当的经验并结集成新的文章及著述，也因时有新感悟和新启发而对旧作提出了修订、增补的需求。尤其是对中医临证有很大借鉴及指导意义的有关朱老的医案类文献还从未整理出版过，遂议出版《国医大师朱良春全集》（以下简称《全集》）一事，将新作旧文汇成一部，以飨读者。

《全集》共十卷分册出版，依次为《医理感悟卷》《临证治验卷》《用药心悟卷》《常用虫药卷》《医案选按卷》《杏林贤达卷》《薪火传承卷》《养生益寿卷》《良春小传卷》《访谈选录卷（附年谱）》。其中

《医案选按卷》《养生益寿卷》为朱老新作，其他各卷收录自《朱良春医集》(中南大学出版社)、《朱良春虫类药的应用》(人民卫生出版社)、《走近中医大家朱良春》(中国中医药出版社)以及部分报刊杂志新发表的论文和采访报道。对中医药事业赤诚对学术认真对读者负责一以贯之的朱老，不仅逐字逐句地修订旧文，还夜以继日地撰写新稿，年近百岁高龄的老人就是这样以"知识不带走，经验不保守"的高尚情怀为《全集》而殚精竭虑。责任编辑则按现行学术规范对其进行全面梳理并统稿完善。总体来说，《全集》齐集了朱良春教授从医 80 年的重要著作，对其学术思想、治学理念、临证经验、科研成果以及医德医风等作了全面系统的总结提炼，较《朱良春医集》而言收录更完整、内容更广泛、编排也更合理，堪称集朱老学术之大成。

此外，《全集》也是首次从侧面悉数展现了一代名医的成长轨迹和心路历程。朱老是目前学界唯一一位僻居地市一隅却名闻天下的中医大家，被誉为"朱良春现象"。而探究这一"现象"背后的成因，恰是践行了当今提倡的"读经典、做临床、跟名师"名医培养模式的结果。朱老一生勤求古训，师古不泥，博采众长，济世活人，孜孜不倦，为中医药事业的传承与发展作出了巨大的贡献。因此，《全集》不仅对繁荣中医学术、积累中医文化有重大的意义，更是一部研究与探求中医药人才培养方式的文献通鉴，对中医药人才的储备与建设提供了实例，这对指导青中年中医的成长有一定的现实意义。由此，我们不仅希望藉由《全集》的出版保存名老中医的宝贵财富以丰富中医药宝库，更祈盼能为探索中医药学的前进方向和人才的培育模式提供借鉴，贡献绵力。

然而，正值《全集》中的《医理感悟卷》《临证治验卷》准备付梓，《用药心悟卷》《常用虫药卷》清样也经朱老亲自审订，《杏林贤达卷》《薪火传承卷》《良春小传卷》《访谈选录卷（附年谱）》各卷书稿修改、撰编工作业已完成正待配图之际，于2015年12月13日，朱老不幸因病仙逝。为此，我们感到十分痛心和惋惜！对朱老不能亲自见证这一巨著的面世深表遗憾和歉疚！好在，老先生辞世前已见到《医理感悟卷》《临证治验卷》两卷的打样书，这恐怕是目前唯一的一丝安慰。先生在病榻前分秒必争，不仅审定完样书并增订补遗，对其余六卷《用药心悟卷》《常用虫药卷》《薪火传承卷》《杏林贤达卷》《良春小传卷》《访谈选录卷（附年谱）》也已定稿完成，这份敬业精进的精神无不让人动容与钦佩！在此，中南大学出版社全体参与《全集》出版的工作人员谨向朱老致以最崇高的敬意！他老对中医药事业的这份执着付出与初心是吾辈后学之典范！我们更要衷心地感谢朱老及其门人子女对《全集》出版工作的理解和大力支持，他们为此付出了辛勤的劳动和大量心血。朱老辞世后，其子女门人承受着巨大的悲痛接过重任，细致耐心地全力完成后续工作，实现先生遗志，可敬可佩！而今，请允准我们藉《全集》以寄托哀思，附此志念，告慰朱老！

同时，还要感谢人民卫生出版社、中国中医药出版社等中央级出版单位的配合与帮助，使《全集》收录的作品更为完整。我们虽竭尽全力保证《全集》的学术品质，但仍可能有疏漏、遗误之处，祈望读者斧正，在此一并致谢！

中南大学出版社

2016年5月

目　录

皇古融新　卓然自立

——从章朱学派看《朱良春全集》

（序一）

孟庆云

在近现代中医学术史上，朱良春教授可谓是最享师承之福的大师。他是名师之徒，又是名师之师。他的老师，就是那位倡"发皇古义，融会新知"的章次公先生。他的弟子很多，其中的何绍奇、朱步先、史载祥教授等人，已是行医海内外，医名隆盛的临床家了。是他们以精诚的仁心仁术，自辟户牖创立了以皇古融新为旗帜的章朱学派。

人生就是经历与感恩。今年已经九十九虚岁的朱良春教授，最令人击节敬佩的，就是他在经历、品德、学识几方面都推至臻备。近日阅读朱良春教授颐年集篇隽献的《章次公医术经验集增补本》和《朱良春全集》，读后心向阳光催律动，令人敬仰不止。

章次公先生是近现代中医的一座高山，德艺高乘。弟子朱良春大师尊许勉学，笔底含情，悉心整理完成了乃师名山大业。而良春教授不唯垂绍，弥重推出，在辉煌中自己也耸立为一座峻丽的奇峰。我们看到，由良春教授整理的这部经验集，章次公先生之超越及其临床之卓绝尽在书中，主要有以下几点。

一是终结了千余年来的伤寒温病之争，做出了历史性的提升并

1

具有方法论的意义。宋以前一直循《内经》"今夫热病者，皆伤寒之类也"，指认仲景六经辨证系以寒为病因统概外感。金之刘完素有所突破，言"伤寒是热病"，把热性病全归于火热之邪。元明之交的王履则寒温分立，言"伤寒自是伤寒，温病自是温病"，主张寒温分治。明末大疫流行，吴又可创"戾气"说，撰《温疫论》。清初叶天士以"温邪上受，首先犯肺"立论，创卫气营血辨证，后吴鞠通又针对温热病创三焦辨证。由是而从宋代以降，外感热病就有伤寒派、温病派、温疫派，特别是围绕寒和温，既有病因病性之争，也有治法之争，不曾消歇。甚至伤寒学派中尚有陆九芝的伤寒统温病派，温病学派中又有杨栗山等人的温病统伤寒派。章次公先生伤寒师从曹颖甫，温病师从丁甘仁，又博览群籍，对《伤寒论》《千金方》《外台秘要》《普济本事方》《世补斋医书·广温热论》等用力尤勤。他在自己的临证实践中积累了许多以伤寒经方和温病时方论治传染病的经验，并指出"叶天士等总结前人的理论与经验，阐发温病学正是对《伤寒论》的发展"，慧识寒温一体。伤寒六经、温病卫气营血和三焦是三种不同的辨证方法，其病种和病因以辨证为要务，脱却了历代以来的门户之争，冶寒温于一炉。他在总结三种辨证纲领的共性时，尤其重视病期（各阶段发病时间及病程）和维护心力。次公先生的这一炯鉴，已为当代外感热病病证论治之理则，也载入了现代医学《传染病学》中。

二是开创了中药临床实用药理学。先秦以还，中药循《墨子·贵义》"药然草之本"之论，中药概称"本草"，以其气立和神机同为元气，借药物之偏以调病盛衰为治。从《神农本草经》至清末民初，遗存的本草著作的目录就近 900 部，载药味 9000 余种。其中有综论药性、药源、用法、组方者；有注疏《神农本草经》者，如陶弘景《本草经集注》、缪希雍《本草经疏》；有颁行为药典者如唐代苏敬等人的《新修本草》；有百科全书式的《本草纲目》；也有侧重植物基源考辨的清吴其濬的《植物名实图考》，以及释义药性、取向简要的《本草备要》《本草从新》，等等。至清末，在药肆中，“本草”始称“国药”，后称“中药”，以有别于西药、东药，精进了“本草”。当时对中药的功效，又从临床和实验方面积累了很多新知识。章次公先生首开病机论药性之先河，并以明晰精减、适应教学之需，在20世纪20年代就编著了《中国药物学》（简称《药物学》）4卷，后来不断补充为6卷，在他执教的上海中医专门学校、中国医学院、新中国医学院和苏州中医专科学校讲授。他的《药物学》突破了《本草纲目》的概念模式和分类，又大异于李东垣的《用药法象》，是以临床为主旨，在对每一种药物的原植物、产地、入药部分、性味、主治、近世应用、炮制、用量、著名方剂、前代记载、近人研究，以及东洋学说等详细介绍之后，他突破了四气五味，以病机药性为重点，突出最佳主治。例如石菖蒲涤痰开窍，夜交藤引阳入阴，龙骨潜阳入阴，每种药之后都有编者按，着重说明该药的应用方法和自己的使用经验。论述简要，有裨实用，诚如他在自叙中所概言：“撷其精华，汰其浮辞，旁取日本，远采欧西，剪辟宋元以来肤廓之论，发扬古医学之学效研究生药，以广种植，苦心孤诣，另辟蹊径。”此书发前人之未发，补古人之未逮，他以此勾勒出现代中药学的框架，时至今日，也以其理论和实用价值堪为中药学之佳构。

三是对辨证论治的理论突破与演进。辨证论治的提高与突破，是中医学者们的事业性永恒课题。就思维方式而言，他主张运用逻辑，晰清因果以突破“医者意也”。国学大师章太炎先生曾指引他学习印度的因明学。因明学是古代印度哲学，后来被纳为佛家通学的科目"五明"之一。五明即内明、因明、工巧明、医方明、声明。因明学是关于推理、论证、辨识之学，即逻辑学。章次公先生用因明学的方法研究仲景的辨证方药体系，结合自己对辨证论治的理解，认为因明与辨证论治思维多有契合之处，称赞道："学问极则在舍似存真，因明一学，乃印度教人以辨真似之学也。"他将因明运用于临证，每一病人必索出主证主因，按此逻辑推理而用药，他医案的按语都是按因明的轨式来书写的。这实际上是对张仲景《伤寒论》及辨证论治奥妙的一大破解：辨证论治之所以能够理法方药一线贯穿，原因在于有其内在的逻辑。次公先生在 20 世纪 30 年代即倡导"双重诊断，一重治疗"，可谓孤明先发。他主张运用中医之八纲及六经、卫气营血、三焦等各种辨证纲领，兼采西医诊断方法，既有中医诊断，也有西医诊断。正因于此，其辨证论治，才戒"有是证用是药"之偏。一重治疗就是作为中医，一定要采用中医的中药、针灸等治疗手段以施治。他强调疗效，要求一般病证必须 3 剂见效，这是他在实践中的体悟和选择。他是从中西医学的特点和互补性而有此认识的，这使中医学在临床上见之明而治之勇，是辨证论治规范的一大发展。

四是超然胆艺、智圆行方的医案。中医学重视医案，形成了传统、具有教学承传的特质。章太炎先生曾说："中医之成绩，医案最著。"医案有如《易》之验辞，"医有按据，尤事有征符"。对于学术体系而言，医案是传递经验、启迪思维的读本。案主的学术胆识、品德、心态皆历历在目。但也有负面者，如纪晓岚在《四库全书总目提要》中，曾批评"率多依托"的假医案，所以医案是案主品德的遗存写照。

章次公医案在行业中传播已久，其案例很多被援用于学人的论文之中及课堂讲述。1955年中央人民政府秘书长林伯渠，前列腺手术后呃逆连续10日不止，每日多至20余次，最长延续时间达90分钟，既不能进食，也无法休息和睡眠。经中国与苏联医学专家多法治疗无效，已下达病危通知书，经次公先生奇药奇法竟然转危为安，睡了一天一夜，进食稀饭后逐渐康复。这个故事曾有几位教授在课堂讲授过，听者皆"未尝不慨然叹其才秀也"。

医生司命，重在胆识。重病当用峻剂，医生对重证病人惧担责任，只能开个平和方，投"菓子药"。孙思邈说医生应"胆欲大而心欲小，智欲圆而行欲方。"次公先生对病人宅心仁厚，"见彼苦恼，若己有之"，敢用重剂担当危重，力挽垂危，章太炎称他"胆识过人"。案中以全真一气汤治肠伤寒并发出血，以大青龙汤重用麻黄，治大叶性肺炎已发生心力衰竭，等等。古往今来的名医各有风格，例如在伤寒派中，张简斋治病全用经方，而陈逊斋经方绝不加减，全用原方。甘肃的于己百先生，治病是"经方头，时方尾"。次公先生则是不论经方、时方、单方、草药，合宜而用，这体现了《灵枢·九针十二原》"任其所宜"的原则，而其具体何方何药用于何病何证，更是既擅高韵，又侥精思了。他以大剂量杏仁用为解痉药治胃溃疡；以一味蚕茧治小儿多尿症；把地方草药六轴子用于伤科镇痛；艾叶之用最为熟稔，用于解胃痛、止呕血、蠲泻痢、治崩漏。有一治痢疾的医案竟是小说《镜花缘》中的方子。他的处方笺上，都印有"博采众方"四字。这是仲景的垂训，也是他会通的风格。他对博采和会通进一步探索，概括出临证时当以"有成法无成病"的理念，走入"神用无方谓之圣"（《素问·天元纪大论》）的境界。

临床家们常说，阅读医案，在"接方"处最见切要。新诊时何以换方？何以增减药物？两次一对比，案主的意图和思维一目了然。次公先生的医案，在这点上交代最为清晰，堪称典范。可在一两味间识妙变之巧。例如《暑湿、湿温》[案10]，系虚人病湿温。湿热日久，化燥化火，气阴不足，脉来糊数，神识昏蒙，垂危待毙。从第十二病日接诊治疗，第五诊时用附子、党参振奋阳气，第六诊后始用高丽参，皆与大队养阴药同用，取阳生阴长之意，而无灼阴伤津之弊，九诊而愈。次公先生书案，有述原因者，有引古人语者，有述主诉及诊疗目的者，有述鉴别诊断者，有述治疗转归者。已往，有名医将误诊误治的案例集成《失手录》之类，然不曾刊刻。次公先生将自己失败的医案详述始末，汇编成《道少集》与《立行集》，不仅成编，还在课堂上与同学们一起讨论。医学，作为一门可能性的科学，误失在所难免，从对待"失手"的态度中也可见其心胸。次公先生说："对待别人固可隐恶扬善，若以对待他人之法而原谅自己学术上之错误，此必沦为无行之庸医。"从书案的形式看，他的医案最能体现中医医案的传统：实用性和选择论，这大异于西医病历以搜索论为指规者。其医案文字之简炼、救贫贱之厄折射其人格。虽然他为中央主要领导诊病，但他不以病案标引贵游，自高荣誉。他批评那种"好药不贱，药少不灵"的认识，方子用药少而精宜，每个方中都有直捣黄龙的药物。正是见证得药、见药识证、以类用药、指掌皆在的风格，是"方中有药"的典范。汉代王充在《论衡》中说："事莫明于有效，论莫明于有证。"他治病的疗效全展现在医案中，案如其人，精干务实，是一部治验擅胜、托庇福人的著作。

五是自树旗帜，创始了"发皇古义，融会新知"的临床学派。次公先生对中医学的发展有超前之悟。世其业的章次公对中医大业的发展有笃厚的使命感，这造因于他的学识，太炎先生的教益，乃至颜真卿书法濡润的品藻。士志于道，他开始在临床的同时教学授徒，和弟子一起创立学派，同时彰显他对中医学发展的殷念。

他毕业后在行医治病的同时，先是在上海中医专门学校留校任教，后又在中国医学院、新中国医学院、苏州国医专科学校授课。1929年，他和徐衡之、陆渊雷共同创办的上海国医学院，题写了"发皇古义，融会新知"八个大字，作为学校的校训，也是自己的座右铭，并成为他的家法师法。

"发皇古义，融会新知"，是对孙中山先生"发皇中华学术，恢复先民技能"的彝训在时空要素的引申光大。可谓扬古创新，苞新统故，不论中医西医东医，科学人文，乡邦要籍，民间单方，唯学用之。此发展观，在当世就"是以世人之语者，驰千里之外"。时至今日，不仅对于中医，在文化上也是永恒的至真名论。

《资治通鉴》谓："经师易遇，人师难求。"以医为道之大者，得人乃传。朱良春大师为朱熹后裔，朱家老祠高悬"闽婺同源"的匾额。他幼读私塾与小学、中学，因患病而喜医学医，先拜在孟河御医马培之之孙马惠卿门下，从读经背诵学起，之后诊脉唱方抄方，听老师进诊讲方。一年后报考苏州国医专科学校，又一年后因抗战爆发，校长介绍他到上海中国医学院继续完成学业。就是在这里，师徒望道相见，一个得人传，一个敏求师，手足砥砺，共同开创了以"发皇古义，融会新知"为标格的章朱学派。

在近现代医学史上，这双星同璧的两位大师太灿然卓如了。两人学路相同，都殊重人品医德，都业绩昭昭，特别是在智略特长上都口碑传信。在学路上，都有私塾、院校、拜师的经历，又都曾执教于院校，教学相长。章朱皆艺从高师。次公先生自幼随父练武习文，之后入上海中医专科学校。他服膺并受其亲炙的教师，是大刀阔斧、风格泼辣的经方家曹颖甫和纤巧缜密的丁甘仁，他以此形成了辨证准确、用药泼辣的临床风格。他还是学问博大精深的章太炎的弟子，出于对太炎先生的敬仰，取"次公"为字。章太炎生于医学世家，曾向黄体仁习医，尤嗜仲景之学。章太炎曾篆书一联语赠次公："嗜学当如食鸡跖，解经直欲析牛毛"，抬头为"书赠次公"，落款为"宗人章炳麟"，可见师生情深谊厚。朱良春因苏州国医专科学校停办转入上海中国医学院，转学后即拜次公为师，除医学外，也读文临帖。1938 年从上海中国医学院毕业后，章次公将一方寿山石印章赠给他，印章镌文曰："儿女性情，英雄肝胆，神仙手眼，菩萨心肠"以为勖勉。清人唐甄在《潜书·讲学》中称："学贵得师，亦贵得友。师也者，犹行路之有导也；友也者，犹涉险之有助也。得师得友，可以为学矣。所责乎师友者，贵其善讲也。虽有歧路，导之使不迷也；虽有险道，助之使勿失也。"按学统，亲传业者称弟子，弟子复传于人为门生。他师徒二人遵之超之，良春敬次公如父，次公写信称良春为"世兄""贤弟"，一个对老师推服至极，一个视弟子为得人乃传的知己。师生之谊，犹如明代王心斋之与王阳明，清代方仁渊之与王旭高，近人陈苏生之与祝味菊，都是学术史上的佳话。良春铭记老师一言一行，珍藏老师一案一信一照片，有此儒修相业，才能有一部《章次公医术经验集》。

　　两位大师都是义举赡富的高士。两人在民国年间开业行医时就以侠义闻名。穷苦病人不但免收诊费，还赠药赙金，次公被称"贫孟尝"，而良春有"侠医"之美誉。次公继承乃师太炎经世济民，识略超旷，以经史为功底，重实践治医，书法学颜真卿"正襟垂绅"，外感寒温一体，杂病学张景岳、喻嘉言、王旭高，为人耿直，不阿谀，不屈从。他治医的那个年代先是洋学（西洋、东洋）涌进，中医取消之论甚嚣尘上。中医虽危机重重，但中医愈危愈奋，办学创刊。中医界又有"容新""排新"之争，他遂确立皇古融新之志。20世纪50年代，次公先生受到国家重视，应召赴京任卫生部顾问、北京医院中医科主任等要职。然而在1956年，他发表的《"从太炎先生论中医与五行说"谈起》的文章，却遭来非常之诋毁。本来，五行说自古就有常胜派、无常胜派、灾异派、江湖派等诸派流变，医学五行也逐渐演化，如向二火二水、五水五火发展，并以亢害承制、命门等不断突破，古代就逐渐符号化了。次公先生立足于"扬弃"，亘古常新地对待五行，通合道理。然而在那个缺乏弹性的时代，指拨一弹便有曲弦立应，更有跟风浪进批人以鸣高者，龙头讲章，令人寡欢。但是，运不长厄，他毕竟是以其医术与学术曾与毛泽东主席彻夜长谈，被主席誉为"难得之高士"之人，高士依然。

1956年卫生部拟调朱良春进京到中医研究院工作，在调动过程中，省市两级政府再三挽留，朱良春因担任南通市中医院院长一职，实属"一将难求，暂难调离"，请求上级允许朱良春在当地发挥中医领导骨干作用，故奉调进京未能成行。"为报寰中百川水"，他在家乡展开了他彩色斑斓的人生。他临床佳效，闻名远近。学术多创新，继承有根脉，管理卓功绩，献身于桑梓。他率先倡导弘扬民间医药遗产，挖掘单方验方。他扶育的"三枝花"已经成为传奇轶事：即季德胜的蛇药、陈照的拔核丹和成云龙的金荞麦。在这个过程中，既研发了新药，创新了疗法，还兴办了药厂，更重要的是，把三名民间医生培养成了中医院的医生。季德胜蛇药，不仅擅解蛇毒，还用于治疗肿毒、脑炎和肿瘤。今日用半枝莲、白花蛇舌草等抗肿瘤，都始于此药的推广。他的南通市中医院1959年曾被评为"全国红旗单位"。对于辨证论治，朱良春早在1962年就在《中医杂志》撰文倡导辨证与辨病相结合，并指出辨证是绝对的，辨病是相对的。其在肝炎、风湿痹证等病的治疗上，都是导夫先路，以特色和创新引领学术。对于学人学术的发展，近代以来有一个"码头效应"，国外称"康道克效应"，就是在大城市的大医院大科研机构的研究者，能甫出重大成果和引领潮流。但置身南通的朱良春恰好是能突围"码头效应"而成为领军的一流学者，一如乃师，高士者也。

朱良春对章次公先生的继承可谓"至著者像也"。他们都遵家法师法尚医德，都办学校创刊物带高徒；学术上都倡言经典是基础，师承是关键，临床是根本；对于学术大道，都以"发皇古义，融会新知"为旗帜，以传统为自我，"欲求融合，必求我之卓然自立"；其学，旧中见新，新中有根；临证都病证结合，既博采众方，又创制新方，其用药犹如杜甫之"诗律细"；在辨证论治最后环节的用药上都以"专精细"见功，都是擅用虫类药和附子的高手。章次公先生以宗师发其端，朱良春大师广其行成集其医案，或编撰为专著。就是在这个传承过程中，朱良春中年以"学到知羞"为座右铭，而到白发丹心照汗青之际，他的座右铭是为"自强不息，止于至善"。至善在他们这已经是一个道担大任，任之其能的煌煌学派了。

然而，医学毕竟是随机转进，工巧推新。次公先生的志业，不仅在良春大师那里，以其学术的挺拔超迈，灿然巨章，岿派成岑，势为承传继荣的学派重镇。

而良春大师对老师的全面发展，更是多有创新。我们从《国医大师朱良春全集》中的10个分卷编目中，就可见其学术内涵的丰富：《医理感悟卷》《临证治验卷》《用药心悟卷》《常用虫药卷》《医案选按卷》《养生益寿卷》《杏林贤达卷》《良春小传卷》《薪火传承卷》《访谈选录卷（附年谱）》。我们在这部全集中，可以看到良春大师的学脉中，除乃师次公先生的学术传承外，还有孟河、吴医乃至海派的细流。而其人品是由儒家朱氏家训、乃师次公家风及中医医德传统等民族精神所熔铸。他对于中医人才的成长，在多篇文章中论道"经典是基础，师承是关键，实践是根本"。他对中医学人才的成长，呼唤要突破四诊。古人所云："四诊合参，可以万全"，他以自己临床的感受则认为"四诊合参，也难万全"，以此重视"微观辨证"的运用。他是迄今把痹证源流诊治、理法方药阐述得最系统的医家，在治疗多种自身免疫性疾病上所获的卓效，多是他在国内外行医时所得，更是他深入研究"虫类搜剔"的结果，从《大戴礼记》的五虫到他的《虫类药的应用》，继承了张锡纯、恽铁樵及乃师章次公先生的成就，使他在这方面的理论、临床、新药研制上都有系列的创新成果。例如，他把水蛭用于风湿性心脏病、冠心病和卒中，他创制了健脑散、仙桔汤、益肾蠲痹丸、痛风冲剂、清淋合剂等著名方剂，在当代临床被广为运用。

朱良春大师如今可谓桃李满天下，这也是他的成就之一。除他从事中医药工作的16个子女、婿媳、孙辈（朱晓春、金光彩、朱胜华、蓝绍颖、朱建华、朱韧、朱婉华、蒋熙、朱又春、陈淑范、朱剑萍、郭建文、潘峰、朱彤、蒋恬、朱泓）和前文所言及的何绍奇、朱步先、史载祥等门人外，来自南通及广东、江苏、北京、上海、浙江、安徽、福建、河南、河北、湖南、湖北、山东、山西、新疆等20余个省、市、自治区，以及香港、澳门地区和美、英、新加坡等国家，经正式拜师的入室弟子百余名；短期研修、聆听讲学、私淑、遥从弟子不计其数，遍布海内外，可谓众矣。

"书之论事，昭如日月"，从宗师创学，到弟子门人承传光大，望之俨然。不论是《章次公医术经验集增补本》，还是《朱良春全

11

集》，真知启人，正如泰戈尔所说，美好的东西不是独来的，它伴了许多好东西同来。《素问·气穴论》说："世言真数开人意"，这就是一部开人意的真数传品。

〔原载《中医杂志》2014 年第 20 期，2015 年 5 月略有增补〕

研精覃思，寻本开新

——祝贺朱良春老师期颐之庆暨《全集》梓行

（序二）

朱步先

　　我的老师朱良春先生是承先启后、继往开来的一代中医名家，先生沉潜治学、济世度人逾八十载，其寿弥高，其志弥坚，其学弥醇。躬逢先生期颐之庆，衷心喜悦，虔诚祝福，先生的风仪谦谦君子，先生的风华超群出众，先生的风范源远流长！

　　综观中国医学的发展史，每一历史时期都会涌现出杰出的医家，不仅能承继前人的精粹，而且能转移一时的风气，示来者以轨则，促进学术的繁荣与提高。朱师是继章次公先生之后，在我国医坛独树新帜，推动传统中医向现代中医转变的中坚人物。他精心研究，深入思考，从经典及历代名著中抉取精华，躬身实践，推陈出新；他提出辨证与辨病相结合的主张，将中医的整体观点、辨证精神与西医学对"病"的认识结合起来，从而为中医的诊断与治疗开辟了新境；他对虫类药的应用致力颇深，见解独到，拓宽了药用领域；先生"博涉知病，多诊识脉，屡用达药"，对类风湿关节炎等顽疾的治疗取得了突破，创立的新方风行于世；其治学客观的态度、求实的理念、严谨的风格充分体现了现代的科学精神，为后学指示了门径。兹将朱师的生平与学术思想简述如次：

1

一、本诸传统，融合现代

朱师乃江苏镇江人，后徙居南通市。1934年，先生赴江苏武进孟河学医，师事马惠卿先生。孟河在清代名医辈出，其中费（伯雄）、马（培之）、巢（崇山）、丁（甘仁）最为著名，史称孟河四大家。他们或以平淡为宗，或以绵密见长，或以轻灵取胜，是不悖规矩准绳而自立门户者。马师乃御医马培之之裔侄孙，家学渊源，根基深厚，在传统精神的熏陶下，先生打下了扎实的基础。马师珍藏马培之的日记《记恩录》和手书方笺，先生得以观之，获益良多。初入门径，先生有此际遇，堪称胜缘。

在孟河经过一年多的学习，先生不以此为满足，考入苏州国医专科学校继续深造。抗战开始后，又转入上海中国医学院，师从章次公先生。斯时沪上新风乍起，以章次公为代表的医家引领潮流，主张中医革新。在西医学传入我国之际，立足传统，兼采西说，倡导"发皇古义，融会新知"，引起学界震动。章先生曾受经方大家曹颖甫的亲炙，对仲景之学有深入的研究，又受到国学大师章太炎先生的影响，治学严谨，朴实无华，言必有据，信而可征。不迷信，不盲从，独立思考，截伪续真，使中医学理论体系、证治方药建立在严密的逻辑之上。在今天看来，章先生研究中医运用的材料是古代的，而方法则是现代的，为传统中医向现代中医转变开辟了道路，作出了历史性的贡献。在沪上学习期间，朱师除在章先生处每日侍诊半天外，还在上海红卍字会医院门诊工作半天，直至1938年毕业回南通开业。以后的岁月证明，朱师承继了章先生的治学方法与理念，并进一步发扬光大。

朱师是张仲景"勤求古训、博采众方"的忠实实践者，上自

《内经》《神农本草经》《伤寒论》《金匮要略》等典籍，下及叶、薛、吴、王和近代名家的著述，无不悉心研究，发掘其中的精义。他对张景岳《类经》十分推崇，认为张氏彰明经义，论述精辟，可资实用。又折服孙一奎《赤水玄珠》，认为孙氏引证广博，学验俱丰。他很欣赏清人俞根初《通俗伤寒论》，认为这是绍兴伤寒派的代表作，不仅为热病立法立方，且是一部很好的内科学。读该书兴至，他随笔写下批注。他很留心前人的医案，认为医案是实践的记录，可窥医家之功力、临证之心法，为今日之借鉴。例如他对同乡先贤蒋宝素《问斋医案》评价颇高，曾指导我对蒋氏的学术思想进行研究，并特别留意书中所载《椿田医话》的一些效方。

先生胸襟博大，视野开阔，治学兼收并蓄，他平时注意搜集民间验方，从中汲取丰富的营养。他的处方不拘一格，有经方之规矩，时方之灵动，还常把一些民间验方乃至刚发掘出来的草药加进去，出奇制胜，往往收到意想不到的效果。他认为学问应当与时俱进，一贯重视对西医学的学习，力求中西医的逐渐沟通与结合。已故中医学家姜春华先生说他"中西理论湛深"，当为至评。先生很推崇张锡纯，乐用张氏效方，我以为先生的革新精神与张氏是相通的。

二、精研典籍，化古为今

传统医学具有继承性，没有继承就没有发扬，而学好经典著作，则是必备的基本功。先生反复强调："经典是基础，师传是关键，实践是根本"，谆谆教诲，用心良苦。

中医学的根基在于经典著作，后来医学的发展源于经典。它揭示了中医学的内在规律，示人以规矩准绳，并经得起实践的检验，古人以为如日月经天，江河行地。譬如我们言人的生理、病理离不开阴阳；言疾病的发展、变化莫逃乎六经，故经典为后人所宗。但经文的含义又不是一成不变的，不同时期的医家都可以加以演绎，赋予新意。例如《伤寒论》的六经，与《素问·热论》六经主证不同，说明仲景对六经的含义另有悟解，这就是一个有力的证明。不变中有变，变中有不变，学者当知通权达变。

在现代科学技术日新月异的今天，我们研读经典不是发思古之幽情，而是探寻中医的本源，从中获得启示，破解今天的难题。例如先生根据《内经》"肝开窍于目"之说，用养肝明目之品治疗视神经萎缩、眼底病变；根据《神农本草经》菴䕡子主"五脏瘀血，腹中水气"，用其治疗肝硬化腹水；根据《神农本草经》泽泻"久服耳目聪明……延年……轻身"之说，用其降脂减肥、延缓衰老，等等。

《神农本草经》凝聚了先民识药知性的智慧，为仲景制方用药之所宗。陶弘景谓："此书应与《素问》同类，但后人更多修饰之耳。"（《本草经集注》）是以后之研究本草者奉为圭臬。但学习《神农本草经》，非潜心研究、反复体验难明其奥。例如热痹的处方用药，《神农本草经》给人以启发。《素问·痹论》以"风寒湿三气杂至，合而为痹"，据此推勘，温散、温通、温化应为大法。《神农本草经》所载，味苦、性寒的地骨皮、天冬，一主"周痹风湿，久服坚筋骨"，一治"诸风湿偏痹"。味甘性平的石斛，能"除痹下气"，盖风能化热，湿能化燥，苦以坚之，寒以清之，甘以润之，无不可用于热痹的证治之中。不仅此也，味辛性寒的磁石，《神农本草经》亦称其主"周痹"。何谓周痹？《灵枢·周痹》："周痹者，在于血脉之中，随脉以上，随脉以下，不能左右，各当其所。"乃邪在血脉之中，与正气交争使然。因其随血脉周遍于身，故曰周痹。磁石辛通关节，寒以清热，又能坚筋壮骨，故可用之，而其所主之周痹当属热痹无疑。

然而，朱师在此基础上有了新的发展，他用咸寒的寒水石以疗热痹，并认为其功用胜石膏一筹。盖石膏能清气不能凉营，寒水石能清血脉中之热，与《灵枢》"邪在血脉之中"之旨吻合，这确属别开生面，是一个创见。在他自拟的"乌桂知母汤"中，以寒水石伍知母，配合桂枝、制川乌、制草乌以疗热痹，收气营两清、宣痹通络之效。何以要咸寒配合辛温？盖痹证多夹杂之邪，热中有化而未尽之寒，络中有伏而未透之热，正宜寒温兼施，两调其平。至于临证之际，如何视寒热之多寡，病证之进退，权衡寒、温药量之孰轻孰重，又在医者审时度势，随机应变了。

从辛温到苦寒、甘寒、辛寒，乃至咸寒，又以咸寒与辛温并举，朱师发展与丰富了痹证的证治，给后学启迪良多。时至今日，经典依然如源头活水，为医者创新提供不竭的灵感，显示了强大的生命力。

三、辨证辨病，开辟新境

"证"是中医学特有的概念，是在疾病发展过程中对其脉证进行综合分析、去粗取精、去伪存真而概括出来的诊断结论。中医学强调辨证论治，随证立法，因法制方用药，体现了理法方药的一致性。但由于历史条件的限制，古人对微观的"病"认识尚嫌不足。章次公先生云："仅靠目察、耳闻、口诘、指按，很难推断出绝对无误的实证。"这里的"实证"，意指真实可靠的凭据。因此要借助现代的诊断方法以济其不足，任何臆测与悬揣都是不可靠的，唯此实证精神才能推动中医学的进步。

早在1962年，先生就提出辨证与辨病相结合的主张，并就此撰写专文，发表于《中医杂志》。这不仅与章先生提出的"双重诊断，一重治疗"一脉相承，也更具体、更深化了。嗣后，这一主张为学界普遍认同，蔚成风气，这为传统中医的诊断模式注入了新的内容。临证力求确诊，避免误诊与漏诊，医者也能从"证"与"病"的不同角度来探寻病源，知其所以然，也为疗效的判断提供了客观的指标。这一主张带来了处方用药的革新，不仅针对证候，还可以兼采针对"病"的特效药灵活组方。通过反复的实践与验证，从个性中发现共性，为科研与开发新药提供信息与资源。

　　但是，辨证论治是中医学的精华，如果仅辨病不辨证，或在辨病的基础上分几个证型对号入座，就会把活生生的辨证变成僵化的教条，导致中药西用，不利于中医学的发展。事实上，不仅古人不能知今病，即便今人也不能尽知今病。朱师精辟地指出："辨证是绝对的，辨病是相对的。"辨证与辨病相结合乃是辨证论治的再提高。先生曾治一纺织女工，患子宫内膜异位症（异位至肺部），前医曾误诊为肺结核、支气管扩张，迭治乏效。根据月经闭止，每月咯血五六日，颧红掌热、口干咽燥、腰酸腿软等见症来分析，断其病本在肝肾，累及冲任。缘水不涵木，气火冲激，冲气上干，损伤肺络使然。及时采用滋肾养肝、清肺凉血、调理冲任之剂，连进十剂，月经即循常道而行。又如一肾盂肾炎患者，腰酸、低热、尿频，尿检红细胞时轻时剧，长期采用清热、凉血、通淋之剂未能根治。舌质红，脉细弦而数，先生认为肾阴亏损，瘀热逗留，故予滋阴益肾、泄化瘀热之剂，五日症情改善，十日而趋稳定，继用六味地黄丸调治而愈。可见不知"病"则心中无数，舍弃辨证则治疗无据，肯定或否定"病"和"证"的任何一方面都是片面的、不完善的，只有将两者结合起来，探索临床证治的规律才能相得益彰。

四、识见精邃，创立效方

方剂不是药物的杂乱堆砌，而是建立在严密的法度之上的。章太炎先生云："知药不知方者，樵苏之流也；知方不知法者，药肆之技也。"（《医术平议》）深谙药性，明乎法度，紧切病证，药无虚设，效方始立。

一般说来，疾病的初起以祛邪为急；中期正气渐伤，扶正与祛邪兼顾；末期正气已衰，扶正固本是务。然而先生治疗痹证，认为"即便初起，也要充分顾护正气。"其治风湿痹痛始作，一般不用防风汤、羌活胜湿汤之类，自拟"温经蠲痛汤"（当归、熟地黄、淫羊藿、桂枝、乌梢蛇、鹿衔草、制川乌、甘草），及早采用益肾通督、强筋健骨之品，打破常规，识见不凡。这使我联想起清代医家周学海"新病兼补久病专攻"之论，周氏云："新病邪浅，加补气血药于攻病中，故病去而无余患。若久病正气受伤，邪已内陷，一加补药，便与邪值，而攻药不能尽其所长矣。"（《读医随笔》）风湿痹证初起，邪未内传，脏气未伤，骨质未损，朱师及早运用扶正之品，正是周氏"新病兼补"之意；后期脏气已伤，病邪深入骨骱，朱师用虫蚁之品搜剔，正是周氏"久病专攻"之意。其经验与识见与周氏何其相似！智者所见略同，信然。

朱师的处方用药体现了辨证与辨病相结合的思想，创立的新方形成了鲜明的风格。如以养正消积法治疗慢性肝炎及早期肝硬化的"复肝丸"，以益气化瘀法治疗慢性肾炎之"益气化瘀补肾汤"，以健脑灵窍法治疗脑震荡后遗症、老年痴呆症之"健脑散"，以消补兼施、通塞互用法治疗慢性痢疾及结肠炎之"仙桔汤"，等等，均历验不爽，可法可传。仙桔汤由仙鹤草30g，桔梗8g，乌梅炭、广木香、甘草各 4.5g，木槿花、炒白术、白芍各 9g，炒槟榔 1.2g 组成。方以仙鹤草、桔梗为主药。仙鹤草味辛而涩，有止血、活血、止痢作用，别名脱力草，江浙民间用治脱力劳伤有效，具强壮作用。此方用之，取其强壮、止泻之功。桔梗一味，《金匮要略》排脓散用之，移治滞下后重，是此药之活用。木槿花擅治痢疾，《冷庐医话》赞其效著，此方取其能泄肠间湿热；久痢脾虚，取白术补脾助运；肠间湿热逗留则气滞，木香、槟榔调之；湿热伤营，白芍和之；久痢则下焦气化不固，少少用乌梅炭以固之；甘草调和诸药。合而观之，桔梗伍槟榔，升清降浊；槟榔伍乌梅炭，通塞互用；木香伍白芍，气营兼调。此方无参、芪之峻补，无芩、连之苦降，无硝、黄之猛攻。盖肠道屈曲盘旋，久痢正虚邪伏，湿热逗留，一时不易廓清。进补则碍邪，攻下则损正，正宜消补兼行，寓通于补方能切合病机。此类方剂与历代名方相较，毫不逊色。

先生对急性热病的治疗，提出"先发制病"的论点，旨在从各种热病的特性出发，见微知著，发于机先，采用汗、下、清诸法，从而控制病情的发展，达到缩短疗程、提高疗效的目的。如他擅用"通下疗法"治疗热病重症即是其例。在乙型脑炎极期，邪热炽盛，神昏惊厥，喉间痰如拽锯，有内闭外脱之虞。先生采用"夺痰定惊散"（炙全蝎、巴豆霜、犀黄、硼砂、飞朱砂、飞雄黄、陈胆星、川贝母、天竺黄、麝香），取巴豆霜迅扫膈上痰涎、开气道之闭塞、下胃肠之壅滞，配合全蝎熄风定悸、开痰解毒，伍入镇惊、清热、涤痰、开窍之品，以应其急。药后患者排出黑色而夹有黄白色黏液的大便，即痰消神苏，转危为安。不仅病在阳明可下，病在上焦亦可通闭解结，启上开下，给邪热以出路。先生用通下疗法意象超然。

五、多诊识脉，屡用达药

"博涉知病，多诊识脉，屡用达药"（《褚氏遗书》）为医者很高的境界，唯有通过反复的临床实践才能确切地辨识病证，深明药性，用之不殆，先生正是这样的临床家。

关于痹证，先生对舌诊、脉诊的临床意义作出这样的归纳："舌苔白腻而浊者为湿盛，宜侧重燥湿以通络；如兼见浮黄者为湿热，因浮黄提示湿将化热，当祛湿清热并进；苔白腻而质淡者为寒湿，可放胆用乌头、附子温经散寒；不论舌苔如何，凡舌质红者，均为阴虚、血热之征，需参用凉血顾阴之品；如舌边见瘀斑或衬紫者，均应加入化瘀通络之剂。在脉象方面，湿胜之脉，多沉细而濡；湿热之脉则缓大而濡数；脉浮缓湿在表，沉缓湿在里，弦缓为风湿相搏；虚弦为寒湿郁滞；脉沉而细为中湿、为湿痹、为阳虚；阴虚者多见弦细，有时带数；夹痰者每见濡滑，夹瘀者则见濡涩。"条分缕析，非积验历久者不能道。经过反复的实践，先生创制了"益肾蠲痹丸"以治顽痹。此方益肾壮督治其本，蠲痹通络治其标，以植物药与虫类药相结合，不仅适用于类风湿关节炎，且对慢性风湿性关节炎、强直性脊柱炎、增生性脊柱炎、坐骨神经痛等亦有确切的疗效。此方能调节免疫功能，增强机体抗病反应，阻止骨质破坏之进展，并使其部分得到修复，对类风湿关节炎这一医学难题是一个突破。

疼痛、肿胀、僵直拘挛为痹证的三大主症，先生畅谈其用药经验，值得珍视。例如疼痛，他认为风痛轻者宜选独活，阴虚血燥伍以养阴生津之品。游走作痛可用海风藤，重症则用蕲蛇，寒痛以川乌、草乌、附子、细辛温经定痛为要药。或单用，或并用，伍以他药，随证制宜。湿痛则以生白术、苍术、熟薏苡仁、制附子配合应用为佳。考《千金方》《外台秘要》等典籍，不乏以薏苡仁、附子相伍，治疗湿痹屈伸不利之良方，则先生的经验渊源有自。热痛可用白虎加桂枝汤随证出入，自拟之"乌桂知母汤"亦在选用之列。至于瘀痛，先生对虫类药研究有素，取蜈蚣、全蝎、僵蚕、䗪虫之属，搜剔深入骨骱之痰瘀，通络定痛，更是得心应手。并认为生南星专止骨痛，值得引用。

章太炎先生有"下问铃串，不贵儒医"之说，朱师同样重视民间验方，注意发掘愈疾之特效药作为辨证论治的补充。如萹草之通淋利尿；虎杖之宣痹定痛；蒲公英之消痈散肿均历验不爽；一枝黄花之疏风清热，可供时感高热之需；接骨木之活血消肿，堪作痛风泄浊镇痛之用；豨莶草之祛风活血，移用于黄疸邪毒稽留之症；穿山龙之祛风除湿、活血通络，常用于类风湿关节炎、强直性脊柱炎、红斑狼疮等病证的治疗，等等。这些堪称点铁成金，神乎技矣。

遥想五十三年前，我还只是一个僻居苏北环溪古镇的失学青年，在那特定的历史环境下，升学无望，前途渺茫。因家学渊源，我立志学医，访求名师，至诚至切。那年经友人介绍，我拜先生为师，先生慨然应允，悉心指点，并为我进一步深造提供机会，使我受益终生。当年拜师未举行任何仪式，这一幕恍如昨日，如此方便恐今人亦难以置信。后我获知章先生接受门人不讲形式、不拘一格的佳话，始悟朱师承继了这一传统。以慈悲为怀，济世度人；以传道、授业、解惑为己任，乐于培育后生。智通无累，德高行远，唯此高尚的情操才有此非凡的成就，令人崇敬！多年来接踵前行，精进不懈。我从泰兴到北京，又从北京到英国牛津，在异国陌生的土地上，无间寒暑，不避风雨，顺乎自然，默默耕耘，让毕生钟爱的中医事

10

业在海外生根发芽，开花结果。

值此新春佳节，获悉先生的《全集》即将付梓，心中满溢欣快之喜。因为这是先生从医80年来学术的结晶；是长期实践的积淀；是诲人不倦、毫无保留授人以渔的锦囊；是心血与汗水谱写的辉煌篇章。仁者之心，令人景仰；饮水思源，师恩永志！

先生居江海之滨，如南山之寿，是为遥祝！研精覃思，寻本开新，非先生孰能为之！

〔2015年春节于英国牛津〕

自　叙

　　作为一个人，来到人世，经过父母的抚育，学校的教育，社会的熏陶，逐步成长，勤奋学习，踏实工作，成家立业，为祖国、为社会作出一点贡献，留下一些痕迹，才不枉此一生，才不愧对先人。《左传》曰："太上立德（即做人），其次立功（即做事），其次立言（即做学问）。"旨哉斯言也，岂可忽乎！

　　岁月匆匆，流光易逝，瞬已虚度九九，从医八旬。为对医学生涯作一回顾，曾于2006年搜集历年所写有关文稿，辑为《朱良春医集》，由中南大学出版社出版，敬向关心、支持我的领导、同道、亲友进行汇报和致谢！承蒙各位赐予赞许，已印行6次，既感欣慰，亦感愧汗。迄今已近十载，有增辑之需。两年前中南大学出版社曾专程前来洽谈《全集》之事，由于杂务稽缠，一再拖延，嗣经编辑殷殷敦促，盛情难却，乃于去年着手整理、增益，但诸子女及门人只能业余协助，无法脱产，进展较慢。幸得出版社谅解，那就缓步而行吧！

　　近嗣经院领导热情支持，同意爱徒高想脱产半日，参与整理、校勘工作，同时女儿建华除专家门诊外，均致力书稿整理、校对工作，尽心竭力，附此志念。

　　时代在前进，科学在发展，中医药学术历史悠久，博大精深，有其传承性、延续性的特点。前人的理论构建和实践经验，有无限的蕴藏，需要我们继承弘扬。在继承的基础上，通过实践，不断充实、创新，"以不息为体，以日新为道"，才能赋予更强的生命力。

基础理论来自书本，但更重要的，只有勤临床、多实践，才能提高诊疗技能和辨治水平，也只有通过思考、心悟，始能创新发扬。我从医 80 年来，一直遵循先严昶昇公"济世活人，积德行善"的嘱咐，先师章次公先生"发皇古义，融会新知"的教导，略有收获，不敢自秘，率和盘托出，奉献同道。但学海无涯，医无止境，诚如清顾亭林先生所言："昔日之成，不足以自矜；今日之获，不足以自限"，应争取做到"自强不息，止于至善"才是。故对旧作，酌予修订，益以近 10 年来之新作，以及门人之心得体会，近 300 万言，计分《医理感悟卷》《临证治验卷》《用药心悟卷》《常用虫药卷》《医案选按卷》《杏林贤达卷》《薪火传承卷》《养生益寿卷》《良春小传卷》《访谈选录卷（附年谱）》共 10 卷，装帧为一函。既可饱览全貌，又便于选阅、携带，聊作从医 80 载医学生涯的回顾与自省，以竟吾心。

承蒙有关领导、贤达赐予题词，不胜荣幸，衷心感谢！又蒙人民卫生出版社中医分社对《虫类药的应用》、中国中医药出版社对《走近中医大家朱良春》同意纳入《全集》热情支持，谨致谢忱！

愿倾有生之年为中医药事业之发扬光大竭尽绵薄，不妥之处，还乞指正。

虚度九九叟　朱良春谨志

2015 年 6 月 26 日

人类健康不能没有传统医学

世界卫生组织提出要在"2000 年实现人人享有卫生保健"的战略目标。我认为要完成这个任务，离开传统医学是不可能的。也就是说，人类健康不能没有传统医学。1992 年 10 月 18 日由世界卫生组织与国家中医药管理局在北京联合召开的"国际传统医药大会"的盛况和交流论文的内容，就充分证实了这一点。大会有来自 42 个国家和地区的 800 多位代表，共同回顾和总结了各国传统医药学的成就与经验，促进和加强了各国传统医药的交流与合作。大会共收到论文 2218 篇，选用了 351 篇。这是一次世界传统医学成就的大检阅、大交流，充分显示了她无限的宝藏和卓越的贡献。其中特别是我国的传统医学尤为丰富多彩，受到与会代表的一致赞赏。我们的《益肾蠲痹丸治疗顽痹的临床与实验研究》论文也在大会宣读，受到好评。这次会议虽然只开了 5 天，影响却是巨大的，而且还提出了《北京宣言》，确定每年 10 月 22 日为"世界传统医药日"，以促进传统医学的发展与交流。

在科学发达的 20 世纪，古老的传统医学之所以受到人们的重视与欢迎，是由于西医学尽管发展很快，对病因、病理的研究已进入微观水平，但对结缔组织疾病、艾滋病、肿瘤等威胁人类健康的大敌，还缺乏克制的最佳手段。其次，某些化学性药物的毒性较大，

1

药源性疾病日益增多，而传统医学多采用天然药物，毒性和不良反应小，疗效高，这是她的特点和优势，所以越来越受人们的青睐。就我国的中医药来说，已查明可供药用的植物、动物、矿物已达8000多种，如再加上藏药、蒙药及其他少数民族的传统药物，总数将在万种以上，因而成为世界传统医学宝库中最重要的组成部分。还有针灸、推拿、气功等非药物疗法，更受人们欢迎，现已传播到130多个国家和地区。世界卫生组织还在我国设立了7个传统医学合作中心。这些都标志着中医药将不断国际化，并走向世界为全人类健康服务。

还有流传在民间的一技之长的土专家和单方草药，在我国更有独特的优势。俗话说："单方一味，气死名医。"章太炎先生也说过："下问铃串，不贵儒医。"如果我们对此加以广搜博采，发掘验证，必将使中医药学获得充实和发展。我在20世纪50年代曾先后采访、发掘、整理了蛇医季德胜、颈淋巴结核医陈照、肺脓肿医成云龙3位土专家的经验，经过组织有关人员实验研究，获得2项国家级和1项部级科研成果，如果不主动积极地去继承、整理，这些宝贵的医疗经验必将湮没而失传。孔子曰："十室之邑，必有忠信；百步之内，必有芳草。"我们应该进一步地发掘、整理我国各民族的传统医药学，使之为人类健康作出更多的贡献。

中医药的独特疗效，是可以补西医学之未逮，共同为增进人类健康而贡献力量的。例如乙型肝炎（简称乙肝）是一种传染比较广泛的病，据有关资料表明，我国约有1.2亿人携带乙肝病毒，其中1/3左右的人最终将发展成为慢性肝病，包括肝硬化、肝癌。西医目前还缺乏特效药，但中医辨证用药，扶正与祛邪并进，多获佳效。对萎缩性胃炎伴肠上皮化生或不典型增生者，中医药可使病理改变逆转而不必手术，只要坚持服用益气、化瘀、健中的中药三四个月，就可治愈。中医运用卫气营血的理论，结合三焦与六经辨证治疗流行性出血热，可使病死率降至1.1%。对肾衰竭、尿毒症辨证用药，配合中药灌肠，多可转危为安。类风湿关节炎是一种终生性的顽疾，被称为"死不了的癌症"，我们"从肾论治"，创制"益肾蠲痹丸"，先后治疗20多万人次，使不少功能障碍、近乎瘫痪的病人重新站起来，并恢复了工作。对其他疾病，如肿瘤、血液病、心脑血管病等，中医中药都有较好的疗效。

随着人类社会的老龄化，如何防治老年性疾病，使之延缓衰老，健康长寿，欢度晚年，愈显重要。中医药在延缓衰老，防治老年性痴呆、骨质退行性变、帕金森综合征、中风瘫痪等方面，均有显著的疗效。非药物疗法如针灸、气功、推拿等在治疗中，也有着积极的疗效，我们要继承和发挥其特色。

当然，在21世纪即将来临之际，为了使传统医学更好地发挥其潜在作用，我们要在继承的基础上，汲取现代科学的方法和手段，对传统医学的理论机制作深入的探索，改革药物剂型，使之方便服用，并努力创制新方药，使传统中药转变为疗效高、剂型新、装潢美的出口产品，走向国际市场，为祖国争光，为全人类健康服务。

〔原载于《南通医药杂志》1994年第2期〕

【修订感言】上述内容发表于12年以前，今天看来仍然有进一步强调的必要。

首先，传统的中医学和西医学虽然都是治疗人类疾病的科学，但是，它们在对于疾病的认识观念、治疗手段、医学目的等方面，都存在着明显的不同，属于不同的学术体系。中医学更善于解决复杂问题，更适合我国人民治病防病的国情。为什么这样说呢？现今复杂性科学的兴起，可以说明人体是一个非常复杂的有机整体，影响人体健康的因素也很复杂，用单一原因解说病因，以单一化学成分的药物治疗疾病，往往不能很好地解决问题。中医学能把自然科学与人文科学很好地结合起来，积累了几千年的宝贵经验，理法方药自成体系，治疗疾病安全有效，在心身疾病日益增多的当代，更加突显出中医学的优秀本色。

在 2003 年 SARS 突发的时候，世界平均死亡率为 11%，中国内地有中医药参与治疗，死亡率降至 7%，中医药参与比较早、比较好的广东死亡率只有 3.7%。而医疗条件比广州好的香港，由于基本没有中医药的参与，死亡率为 17%；新加坡和我国台湾地区竟高达 27%。这些鲜明的对比，颇能说明中医药的重要作用。中医药治疗的安全性、有效性，受到世界人民的瞩目，也得到了世界卫生组织专家的肯定。经过这场瘟疫的考验，再一次雄辩地说明了中医药几千年的理论和临床经验，优秀而可靠，不但可以重复，而且在应对新的突发重大传染性疾病的时候，疗效肯定，完全可以信赖，这是前人留给我们的无价宝藏，不可轻视。

再说疾病治疗的费用问题，中医治疗一例 SARS 最多的才几千元，而西医药动辄数万元，甚至达到 180 万元，这还不包括股骨头坏死的后续治疗费用。在到处都是"天价药费"，人们看病难、看病贵、看不起病的呼声里，简便验廉的中医药，其作用能低估吗？草根树皮，都是治病良药；变废为宝，赖斯中华大医。

目前还盛行"亚健康"的说法，而且据世界卫生组织发布的数据，亚健康的人数竟占人口总数的 70% 左右，可见危害之重与影响之广。这些人，还没有形成病灶，现代医学还找不到阻断、拮抗、改造的"靶点",中医利用四诊就能发现病之所在,就能利用"成分复杂"的中药,解决这些亚健康状况。也就是说,在现代医学还忙着找病灶,还没有认识这是什么疾病的时候,中医药就安全有效地解决了人们的痛苦。中医药难道不优秀吗?

这么优秀的科学,这么优秀的医学,今天仍然没有被世人充分认识。许多从业的年轻人,由于没有深厚的理论功底,没有丰富的临证经验,盲目崇拜西方医学,妄自菲薄,彷徨徘徊,引起邓铁涛教授和我们老一代中医们的深切忧虑。身在此山,不能识宝,欲学西方,无力能到,心忡忡,意惶惶,中医学术因此而日趋式微,长此以往,中医危矣!沧桑人间,正在经历巨变,东方文化,日益受到西方追捧。西方医学最发达的美国,也在加大力度开发中医药、学习中医药,我等炎黄子孙,岂能将如此优秀的中医、中药淡化,甚至使其逐渐消亡吗?"其亡其亡,系于苞桑",苞桑为何?在于经典与临床!经典者,我之所以为我之根基;临床者,我之所以为安身立命之基础,决不可等闲视之,更不可儿戏改造,自乱家法,任人宰割。中医之自我评价、自我发展、自我完善,期待于将来,更寄希望于现在,二三子当自强不息,勿负我等厚望也!

〔2006 年 3 月〕

21 世纪中医的任务及展望

中国的中医药学，历史悠久，博大精深，蕴藏丰富，经过几千年的不断充实、完善，形成了独具特色的理论与实践体系，在预防、保健、治疗、康复等方面积累了极为宝贵的经验，成为传统医学中的一枝奇葩。当代著名科学家钱学森院士说："21 世纪医学的主宰者，是中医中药。"当前全世界医药领域的有识之士，鉴于化学药品的毒性和不良反应，都在呼吁"回归自然"，积极研究中医中药，出现了世界性的"中医热"。作为 21 世纪的中医工作者，一定要奋发努力，迎头赶上，才能适应新的形势，充分发挥中医药的优势，使中医药走向世界，为全人类健康服务。因此我们的责任很大，任重而道远，一定要团结协作，万众一心，才能走出一条新路，上一个新的台阶，为岐黄之术争气，为中华民族争光。兹就中医药 21 世纪的任务及展望谈谈个人不成熟的意见。

任 务

一、继承优秀传统文化的思维方式

古代哲学家们受中国农耕文化的影响，注重实用，注重实践，提倡"经世致用"的文化价值观；敬仰天地，顺从自然，强调人与天地合一，遵守自然规律等基本法则；长于体验，注重细微，树立了观察自然微细变化的意识。先民们在长期实践中所创立的如秦汉时期的元气论〔1〕、《周易》的象论〔2〕以及"非概念非逻辑性"的"整体直觉领悟"〔3〕等都是中国古代特有的哲学思想，也是我们祖先最擅长的思维方式〔4〕。这些哲学思想都已为当时的医者取来为我所用，成为说理工具，融化在中医学理论之中。所以有人曾说："没有中国古代哲学，就没有中医药学"，是很有道理的。由此而创立的中医基本理论，是能指导实践，契合临床应用，并与现代自然科学某些学科相接近的：如"人与天地相应"之与生态学；子午流注学说、五运六气学说之与时间生物学；中医病理学之与体质人类学、遗传学等；而且从中医病因病机学中引申出来的"整体制约论"，比现代医学所遵循的"局部定位论"更符合实际一些。这些思维方式是打开中国传统文化宝库的钥匙，必须认真继承和运用。

---

〔1〕元气：亦名原气，包括元阴、元阳之气。禀受于先天而赖后天荣养而滋生，由先天之精所化，故名。它发源于肾（包括命门），藏于丹田，借三焦之道，通达全身，推动五脏六腑等一切器官组织的活动，为生化动力的泉源。《难经·三十六难》："命门者，谓精神之所舍，原气之所系也；男子以藏精，女子以系胞。"命门与肾上腺、性腺、肾脏和其他一些内分泌器官等功能有关。

〔2〕《周易》象论：《周易》用卦爻等符号象征自然变化和人事休咎。《易·系辞下》："是故易者象也，象者像也。"孔颖达还言："谓卦为万物象者，法象万物，犹若乾卦之象，法象于天也。"

〔3〕整体直觉领悟：这是中国传统文化与中医药学极为重要的思维方式，乃中国人比外国人高明的地方，也是优势所在。有一段时间中医药所擅长的"直觉领悟"被否定了，创造性被扼杀了。目前中西医结合主要用的演绎法，为中医理论寻找物质基础并不错，但要知道：演绎法富于说服力，但很少创造性；归纳法具有创造性，但有较大的或然性，因此说服力随之下降；"直觉领悟"最有创造性，但最少说服力，可遇而不可求。阿基米德与爱因斯坦都肯定直觉领悟在科学研究中的重要意义，牛顿见苹果从树上落下而发现地心吸力，禅宗的顿悟，智莫大于心悟也。

〔4〕中医学科特性的思维方式——形象思维的特性和能力。古人常说"医者意也"。意是思维，就是思辨法、灵动性，是直觉，是顿悟，是灵感的总合，是瞬间意象的把握。中医学的思维方式是形象把握，逻辑论证。

二、灵活运用中医固有的理论及辨治经验是基础

中医药学的基础理论，主要蕴藏在经典著作中，所以要熟读精研。由于《内经》《伤寒杂病论》《神农本草经》等著作，文简、意博、理奥、趣深，要先通读原文，理解全书主要精神，辨别精华与糟粕；然后熟读警句，掌握精髓，所谓"书读百遍，其义自见"。对后世历代名著，也要泛览，择其善者而从之。还要善于独立思考，触类旁通，引申扩展。中医理论的核心是"天人合一的整体观"，如果偏离了整体观这一核心，就会只注意局部，就与因人（人体医学）、因时（时间医学）、因地（地理医学）等对待疾病的整体观相违背。

"土移方易"，就是根据个体、时间、地理的不同，用药处方就不一样。国外没有地理医学，事实上这很重要。在国外处方用药，剂量更要因人、因时、因地而异。例如，我在日本讲学时，曾有日本朋友邀为诊病，当时用量已较国内为轻，但仍有服后腹泻者（方中并无泻药），后一剂药改为 2 天服，即不腹泻，而且效果较好，说明剂量还是大了一些。究其原因，一是他们不常服中药，对药物很敏感；二是他们所用中药，多是购自中国的野生药材，不是人工种植的，药力较强。又如在新加坡讲学，同行医家邀为会诊，所用剂量也较国内为小，即可奏效。因该国地处亚热带，四季如夏，一雨成秋，感冒殊少风寒型，只有风热、风燥，用药也就不同。

中医理论是指导实践的规矩准绳，处处闪烁着光芒。例如"肝开窍于目"，视神经萎缩、眼底病变，用养肝明目之药，常收佳效。视神经萎缩，致盲率高，疗效差。但根据"肝开窍于目"的理论，用养肝、明目、去翳之品如枸杞子、苍术、千里光、六月雪、凤尾

草等，不仅能对眼底黄斑区病变疗效好，还有明显激活萎缩的视神经之作用，可改善眼底微循环，加速代谢，使缺血、缺氧的视神经纤维修复再生而获效。"脾主肌肉"，重症肌无力用大量白术、黄芪等补脾益气之品有效。"四季脾旺不受邪"，现在知道脾有免疫作用。"肺与大肠相表里"，肺炎用大量大黄加入辨治方药中，可大大提高疗效。"六腑以通为用"，胰腺炎等急腹症用清里通下与活血化瘀药煎汁内服或灌肠，每奏殊功。灌肠法是进行体内清洗的"人体排毒法"，能改善体内环境，排出、解除体内毒素，是当前祛病养生的新观念，也将是 21 世纪的热门行业。美国加州地区就有 60 多家洗肠诊所，我用灌肠法治疗尿毒症、胰腺炎、盆腔炎、癌症等也有显效。根据"阙上者，咽喉也"，我在印堂上一寸向下斜刺留针，治疗白喉，止痛快，消肿速，白腐脱落平均不超过 3 天，退热平均 2 天。观察 137 例，痊愈 133 例，治愈率达 97.1%。骨质疏松症，根据"肾主骨"的理论，用补肾药淫羊藿、仙茅、肉苁蓉、熟地黄、补骨脂、菟丝子等能使血钙水平上升，调整体内激素平衡，抑制破骨细胞增殖分化，使骨密度升高而治愈。生南星前人谓其专走经络，善止骨痛，我以之治疗类风湿关节炎肿痛有显效。因其基本病变是滑膜炎，滑膜组织有大量病理性细胞集聚，其病变似与痰瘀凝结经隧骨骱相吻合，生南星善于开泄，善祛经络风痰故效。广东省中医院肿瘤科徐凯主任以之移治癌症骨转移之疼痛，亦获佳效，大大减少了麻醉止痛药的使用。《神农本草经》谓䗪虫子主"五脏瘀血，腹中水气"。《名医别录》谓其"疗心下坚，膈中寒热"。具体地指出它擅治肝硬化腹水，我配合辨治之药，屡用得效。《神农本草经》称泽泻："久服耳目聪明，不饥延年，轻身，面生光，能行水上。"说明它有降脂减肥、延缓衰老之功。片言只字，都具深意，值得深入探索。

其次，从临床实践中体察，灵活掌握辨证论治的精粹，为我所用。中医辨证论治基本内容是四诊八纲，而要辨证，首先认症，四诊是认症识病的重要手段，望闻问切四者不可缺一，古人云："四诊合参，庶可万全。"四诊是中医的基本功，是医者认症识病水平的体现。中医的生命和前途在于疗效，而疗效决定于辨证，还要正确全面的辨证，通过八纲的分析，才能提出完善的论治，从而取得较好的疗效。而要真正领悟掌握四诊的真实技巧，除书本基础理论外，还要通过长期的临床实践，细心揣摩，深刻领悟其中的奥妙，掌握辨证识病的诀窍，从而进一步抓住辨证论治的规律。在这种感性认识层次上领悟，才是最深刻、最全面的继承，才能成为一名高明的好医生。挚友匡调元教授指出："所谓'后继乏术'，不乏抄书之术，是乏凭四诊八纲，辨证论治而能治病救人之术。"可谓击中时弊，一语中的。当前对望诊、脉诊具有真实功夫者已属寥寥，应引起重视。

三、实现中医现代化是 21 世纪中医的任务

中医药学是一门科学，是应当随时代的发展而不断充实、创新的。因此，中医药必须实现现代化，这是摆在 21 世纪中医面前不可推卸的重要任务之一。

实现中医药现代化，固然需要相应的物质条件的充实，但最为关键的还是要建立在扎实的临床基础上，并辅以相关学科的研究，多学科的横向联系与协作，从而确立自我主体，而不是削弱、消融自己的理论体系，更不是单纯用现代医学来论证、解释或取代自己。近代著名学者蔡元培先生关于学术研究曾有中肯的评述："研究也者，非徒输入欧化，而必于欧化之中，为更进之发明；非徒保存国

粹,而必以科学方法揭国粹之真相。"这对我们当前中医药学术研究,是颇有启发的。因此,中医理论现代化的模式,我很赞同颜德馨教授指出的是"继承、发扬、渗透、创新的结合"。也就是结合中华传统文化的内涵,保持原有中医基础理论和临床应用特色,充分吸收和运用现代科学技术成果,包括与之相关的自然科学、人文科学等学科成果,以达到创新的目的。目前中医药的科技成果,都是这样诞生的。不管怎样,作为中医理论基础的经典著作要学习,历代医家之经验精华要吸收,更重要的、最现实的是深入临床实际。所以匡调元教授说:"没有临床实践就没有中医药学,因为中医药学不是从解剖室和试管里分析出来的。"我完全同意这个认识,"实践出真知",这是真理。

几年前为建立符合现代科学发展水平的中医学理论体系发挥重要作用,由刘颂豪院士与邓铁涛教授共同提出并筹建的"光子中医学",是很有远见的。它是在中医理论指导下,应用光子学的理论和技术对中医学诊断、治疗、预防、康复、保健等方面的方法和效应进行定性、定量或半定量研究,以揭示光子运动规律的中医属性的学科。这是一项巨大的工程,必将促进中医理论,特别是中医诊断治疗学的标准化、现代化的进程,使许多"只可意会,不可言传"的理论或经验具体表达出来,发出更为灿烂的光辉。

最近,中国科学院遗传研究所人类基因组中心杨焕明教授提出以基因组学作为中医现代化的切入点、突破口,同样是很有卓见的。因为基因病说与中医的"内邪说"有相似之处,中医药的特点是"辨证",而人类基因组已提供了上万种"遗传标记",此基因组的多样性,是从个体的特异性加以分析的。既然中医学精华之一是视个体而辨证,基因组多样性研究将为中医药的研究提供现代基因组学依据。因此，基因组学可能是重新认识中医学，并实现中医现代化的突破口。基因组学不仅可以诊断、治疗疾病，还可通过基因筛选中药药材，找寻特效药，真是前途无量，大有可为。

中药现代化也比较复杂，不能一提现代化，就丢弃中药的四气五味、升降浮沉与归经。倘若中药的研究，单纯从它的化学结构和有效单体成分提取入手，那就将走向"废医存药"的错误道路上去，自毁前程。例如麻黄素不等于麻黄，麻黄不仅平喘，还能发汗解表，利水消肿。麻黄素只是生物碱的一部分，并不能代替整个麻黄。麻黄配桂枝则发汗解表；配干姜则温肺化饮；配杏仁能止咳平喘；配白术则渗湿利水；配附子则温经散寒；配石膏则能泄肺中之热。因此，中医强调复方配伍的组合作用，根据药物的性味，遵循君臣佐使组方原则，结合患者的病情而立法用药。复方具有协同加强、相互制约等复杂关系，它具有多途径、多靶点动态地呈现综合药物的特点，其作用常具有调整性和双向性。例如1999年西安医科大学药学系"抗肝癌山豆根五味汤药物代谢动力学研究"已得出重要参数，表明同量的苦参碱在复方中的药效达到高峰时间、有效吸收等，都优于单味和单体药物，证实苦参碱在复方中因协同作用而发挥了更大的抗癌效果。如单服山豆根、苦参时，血浓度2小时才达到高峰，但服五味复方（山豆根、苦参、紫草、丹参、茯苓）时，45分钟即可达到高峰，而且人体对苦参碱的有效吸收率比单味药增加19.7倍，这就充分说明复方配伍独特的优越性。所以中药现代化的关键，主要是弄清中药复方的功能主治、疗效机制、配伍规律，这样必将促进中医药理论内涵的发展，从而在理论和方法上产生一个飞跃。当然卓效的单味药也应研究，中药剂型改革也要进行，重庆市中医研究所研制的中药大型输液、许多药厂的新剂型以及日本的复方微型颗粒，都可参考。

1999 年德国《药用植物杂志》发表长篇系统的研究论文，指出中药的有效成分大多是低分子抗氧化剂，它们多数是由高分子多聚物经胃液热处理后释放出来的分子片段，有较高的生物利用度。特别是在胃酸很强的胃液作用后，才能释放出强有力的抗氧化活性，显示其良好的疗效。临床观察表明，凡是取得较佳疗效的病例，病人胃液中的胃酸和胃蛋白酶都是较高的；而疗效不佳，甚至无效的病例，病人的胃液情况正好相反。这和中医的"有一分胃气，便有一分生机"的理论是不谋而合的。

北京雷秀颖博士将世界上最先进的"超临界优选萃取技术"引入中药提取之中，使困扰人类几千年的从药用植物中提取单体成分的难题得到了突破，从而解决了提取过程中有效物质的损失、有害物质的残留侵入等问题，实现了中药定性、定量生产，为中药现代化和走向国际市场创造了条件。

中国是中草药的大国，但是我国出口的中药材、中成药，仅占国际市场份额的 2%（6 亿美元）。由于无法定性、定量，不能出口，目前仅少数几种得以外销。然日本仅一种救心丹的产值就超过了我国所有中成药出口创汇的总额，韩国人参一项的情况也大致相同。

中药"归经"也很有价值，所谓归经，是指药物主要作用于某脏某腑之病的疗效最佳，所以如治肝病多选入肝经之药，就可以提高疗效。日本汉方医学家间中喜雄博士曾怀疑归经不可信，1985 年我访问日本时，他就此提出询问。我告知中国已用放射性核素标记示踪法及微量元素检测法证明药物归经的客观存在及其价值，彼欣然释疑，并表示钦敬之意。

以上三项任务，艰巨而光荣。在 21 世纪，我们只有协力奋进，才能为人类健康作出更多贡献。

展　望

回顾历史，信心倍增；展望未来，前程似锦。中医药学在 21 世纪医坛上将肩负重任，走向世界，为人类防病保健、攻克疑难杂证发挥卓越的作用。

一、中医药在国际上的地位正在迅速提高

西方国家官方对中医药的重视，越来越明确。如美国国会于 1992 年批准在国立卫生研究院成立替代医学办公室，把研究传统医学的费用，正式纳入政府财政预算。还有不少外国政府开始考虑对传统医药、中医药进行立法管理，如此必将为中医药进入世界医学主流体系打开通道。

世界卫生组织（WHO）对传统医学的认可和支持，为世界认识和接受中医药创造了有利条件。WHO 总部成立了传统医学规划署，在五大洲建立了 26 个传统医学合作中心，支持培训传统医学人才和开展传统医学科学研究。1980 年，WHO 宣布了 43 种病证为针灸适应证，促进中国针灸登上了世界医学舞台。近几年来欧美国家重视对中药的研究，如美国国立卫生研究院、美国自然疗法大学设立"经典中医系"，斯坦福大学等开展了对中药的研究，洛杉矶大学医学院还设立了中西医结合研究所，对应用中医药治疗艾滋病、肾病等进行了深入的研究。美国斯坦福大学（Stanford）医学院还与北京朝阳医院合作开发治疗糖尿病的中药。1997 年 6 月，美国在华盛顿召开全美医科大学教育会议，讨论将传统医药纳入大学教育，特邀中国国家中医药管理局官员出席会议。东南亚许多国家，都有中医

师公会、中医学院和中医院，有很多从事中医药工作的人员，日本的汉方医又已复兴。这些都令人鼓舞。

二、"回归自然"的呼声日益高涨

当前世界各国有识之士对化学药品的毒性和不良反应引起的药源性疾病的日益增多深感忧虑，"回归自然"的呼声随之高涨，多方寻求天然药物，特别是中国的传统医药最受欢迎与重视。我们要发挥中医药优势，促进中药剂型的改革，方便病人服用，走向世界。具体做法有：

一是筛选疗效确切、组合精当、药源丰富的通治药品。

二是积极开展广泛跨行业的大协作，研制适用于多种疑难病如肿瘤、心脑血管病、糖尿病、免疫性疾病等具有卓效的新药。如留美科学家杨振华女士发现 SBA 物质能摧毁癌细胞，不伤害正常细胞；西藏发现真菌 1000 多种，其中有 160 多种具有防癌、抗癌作用；波兰塔尔诺夫地区的叶林医生发现，治疗艾滋病的药物是罂粟科植物中的两种生物碱起作用，它可中断艾滋病病毒与病态的女性荷尔蒙之间的信息沟通，达到治愈的目的，而不是直接杀死艾滋病病毒；甘肃省用中药及藏药研制的一种"戒毒药"只需 3～6 天即可戒绝毒瘾；用云南中草药研制而成的康赛德"桂参止痛合剂"，能迅速止痛，并戒除毒瘾，在 2000 年 5 月 11 日"首届中国国际医药高新技术成果拍卖会"上，以 3600 万元卖出。此外 1999 年美国斯坦福大学医学院公布了他们研究中药雷公藤的报告："中药调节免疫系统并杀死癌细胞"（Form Of Chinese Herb Found To Regulate Immune System And Kill Cancer Cells），在英国剑桥行医、讲学的门人朱步先对此作了摘译：

美国斯坦福大学医学院的研究者发现一种被中国人长期使用于缓冲类风湿关节炎的多年生植物（雷公藤）有更深的药用价值。他们发现这种草药的有效成分能够抑制过分活跃的免疫系统，阻止感染，杀死癌细胞。"这是对未来有重大影响的重要药物"，斯坦福大学的助理教授、两个课题的领导人 Peter Kao 博士说。20 多年来，人们只知道雷公藤制剂有药用价值，但是如何在人体内作用并不详知。从雷公藤中提取的一种有效成分"Triptolide（屈妥赖得）"（雷公藤内酯醇）与其 DNA（脱氧核糖核酸即遗传基因）目标相结合，能够阻止激活一种与 DNA 相结合的蛋白质 NF-KL。这种蛋白质是一种非常重要的分子，一旦被激活，就能够激活其他有免疫重要性的基因，从而加剧免疫反应。Peter Kao 博士说："我们研究表明，Triptolide 比任何免疫抑制药更强大……"可用来治疗器官移植患者、感染性疾病（如类风湿关节炎）和一些自主免疫疾病（比如组织骨化病）……他们发现，仅 Triptolide 就可以杀死癌细胞……这种药物就像一种从太平洋紫杉树皮中提纯的、现在非常流行的抗癌药——Paclitaxe（紫杉醇）一样，杀死癌细胞的途径与 p53 基因无关……能杀死对化疗药物有抗药性的癌细胞。

朱步先医生还恳切地说："看来国内的科研要加快步伐了，不然我们的好东西就一点一点地被人家挖走，我们真要愧对祖先了。国内对雷公藤碱研究较多，对雷公藤内酯醇的研究不知如何？一旦他们研究出是哪种成分在起作用，就完全可以用化学方法合成出来，这又将是他们的一大发现和专利。据说紫杉醇的价格比黄金贵若干倍，那么雷公藤内酯醇的价格也可与其并驾齐驱！希望有识之士奋起直追，则中医药振兴有望，科技兴国有望！"既生斯疾，必有斯药，问题是我们如何去探索、发现。《内经·灵枢》说得好："其未可治者，未得其术也。"

三是寻找具有特效的单味药，如青蒿素的研制。同时要制定中药材质量规范标准和可控指标，生产出安全、高效，无毒、无"三致"（致畸、致癌、致突变），符合"三G"（GSP、GDP、GMP）[1]规范的新一代中药产品，进入国际市场，为更多的病人服务。中国有10000多种药物资源，积累了60000多个中药方剂，我们可以也应该为人类健康作出更大的贡献。我们要抓住机遇，团结协作，医疗、科研、教学、生产齐头并进，多出人才，多出成果，争取让中医药学成为21世纪医坛的翘楚。

三、心身医学要向中医药学寻找智慧

科学技术不断发展，物质文明日益丰富，烈性传染病已基本得到控制，人类的疾病谱有了较大的改变。由于人类社会的竞争日益加剧，由心理、社会和行为因素引起的心理生理性疾病的发病率，有逐步增加之趋势；现代医学也开始由单一的"生物医学模式"，逐渐向"生物-心理-环境-社会医学模式"转换，而这种新的医学模式与传统中医学的基本思想颇为相似。《内经·疏五过论》早就将病人和疾病产生的原因与心理、社会因素紧密结合在一起，强调对待疾病不仅应考虑患者的所苦，还应从其所处的环境、社会关系等方面

---

[1] GSP 是 Good Supply Practice 的缩写，指"良好药品供应规范"；GDP 是 Good Dispensing practice 的缩写，指"药房调剂质量管理规范"；GMP 是 Good Manufacturing Practice 的缩写，指"药品生产和质量管理规范"。

查找病因，才能作出完整的辨治，取得较佳的疗效[1]。这种"天人相应""形神合一"的整体观，是从人与环境的失衡以及人体内部平衡失调的角度去认识疾病，又强调人的整体性与平衡对保持健康的重要性，据此制定出相应的治疗法则，必然更为全面正确。现代研究已经表明，有30%～70%的病人，其疾病与心理因素、生活环境、社会因素有关。所以近年来国际心身医学宣称："现代医学要向传统中医学寻找智慧"，这是客观、理智的抉择。

四、治疗模式向康复模式转换，中医药将发挥所长

21世纪人们对健康的要求更高了，不仅要消除疾病，还要增强体质，延年益寿，愉快地工作与生活。中医药在这方面有许多天然药物和非药物的防病健身方法，能起到调节阴阳，平和气血，从而达到却病延年的目的。同时，多种慢性病、疑难病、老年病等的治疗，中医药也起着整体调整、心身并治、全面康复的良好作用，具有显著的优势。

综上所述，21世纪是医学与生命科学的新纪元，将是具有几千年历史的传统中医药与现代科学技术相互渗透、互补融会，实现中医现代化，并使之走向世界的新时期。形势大好，任务繁重，前途光明。我们作为21世纪的中医工作者，肩负重任，要树立"创新、求实、献身"的精神，争取做一个名副其实的跨世纪的光荣的中医工作者，为人类健康作出应有的贡献。最后，谨以"自强不息，止于至善"与诸位共勉之。

〔写于2001年5月〕

---

〔1〕《内经》很早就把医学研究的对象和疾病产生的原因与心理、社会因素紧密地结合在一起。《素问·疏五过论》指出："凡欲诊病，必问饮食居处，暴乐暴苦，始乐后苦，皆伤精气，精气竭绝，形体毁沮。"主张对于疾病，不但应考虑病者个体，还应当从其所处环境、精神情绪、社会关系等诸多方面探究病因。

中医事业的现状与前景

——为迎接江苏省中医科技工作会议而写

当代著名科学家钱学森同志说："21 世纪医学的主宰者，是中医中药。"当前全世界医药领域的有识之士，都在研究中医中药，出现了"世界性的中医热"。我们对此绝不能掉以轻心，要引起重视，奋发努力，迎头赶上，才能适应新的形势，充分发挥中医药的优势，使中医药走向世界，为全人类健康服务。任重而道远，我们一定要团结协作，万众一心，众志成城，必然会走出一条新路，上一个新的台阶，为岐黄之术争气，为祖国争光。

兹就中医药之现状与前景作一简要回顾，从而提出相应的对策。

一、一则以喜，一则以忧

1949 年新中国成立以来，中医药得到党和政府的保护与发扬，特别是近 10 多年来，成立了国家中医药管理局，两部一局联合制订了全国 500 位名老中医经验继承的周密安排。从第一批结业的成绩来看，可谓硕果累累，令人欣慰。同时编撰了《医学百科全书·祖国医学》系列丛书；集中人力编写了大型《中华本草》，大大超过了《本草纲目》的内容。1991 年国家中医药管理局与联合国卫生组织在北京共同举办了"首届国际传统医药大会"，800 多位不同肤色的医药界人士欢聚一堂，交流探讨传统医学之奥秘，一致赞扬中国传统医学之可贵，是一枝奇葩！我们研究的"益肾蠲痹丸"也在会上介绍，获得好评。会议期间还商定每年 10 月 22 日为"世界传统医药日"。各地的中医药专著和科研成果如雨后春笋，不断涌现。中国科学院现在有了 4 位中医界的院士，这是值得我们高兴和骄傲的。但从全国中医工作来看，冷静地回顾一下，不免喜中有忧。

（一）中医理论和前人宝贵经验的继承不够

前人在长期实践中留给我们的珍贵经验是十分丰富的，但是我们真正继承下来，并加以运用发展的太少了。我从医近 60 年，自己深感惭愧，所知者仅是沧海一粟，无数的宝贵经验被湮没，真太可惜了。古人说："脏腑如能语，医者面如土。"有许多好的卓效药，甚至是特效药，好的辨证识病的方法，好的理论，沉埋千百年，未能被发掘者，不知凡几。我认为当前许多疑难杂症，特别是癌症等，我们有时是望病兴叹，徒呼奈何，事实上，"既生斯疾，必有斯药。"先师章次公先生也曾说过："用百病之方，治百人之病，方称得是良医。"例如陈士铎《石室秘录》所载的"四神煎"（黄芪 120g，远志 90g，怀牛膝、川石斛各 10g）治疗鹤膝风，屡试不爽，堪称奇效，近贤岳美中先生亦盛赞之，这是专病专方的例子。又如《中国科协报》1995 年 7 月 20 日 4 版金涛同志在《单方——往事漫忆》一文中提到在井冈山偏僻山区，有一老妪用草药研粉内服避孕，效果很好。特别神奇的是，服用她所配制的避孕药后，如果又想生育，老妪尚有一味解药，服后可恢复生育功能。这位老妪的避孕药，既很灵验，又无毒性及不良反应，享受诺贝尔医学奖金也是当之无愧的。但可惜老妪秘不外传，这张济世良方，只有与老妪一样，老死山林，"回归自然"了！类似者，不胜枚举。

《内经》全文虽仅 10 万余字，但义理精深，内蕴无穷。我们现在选读的仅是一小部分，何况还未完全深入领会，阐明奥义，深感愧对轩辕黄帝。例如"疟论"的"日下一节"，从大椎往下按压，可以测知疟疾已发作几次，在压痛点的两旁按揉，可以控制疟疾的发作，我在农村巡回医疗时，历试应验。《灵枢·五色篇》："面王以下者，膀胱、子处也"，是说明人中部位色泽、形态的变化，可以诊察泌尿生殖系统的病变，同时在此针刺留针，对妇科下腹部手术还有针刺麻醉之功效。前人寥寥两句话，稍加阐发，就是一个科研课题，也是一篇论文。《神农本草经》谓庵䕡子能"化五脏瘀血，腹中水气"，具体地指出了它擅治肝硬化腹水，我配合辨证之药屡用获效。这些微言精义，是多么的可贵，我们应该广泛深入地探索阐发，以指导我们的临床实践，更好地提高诊治水平。

（二）辨证水平和医疗质量有所下降

中医辨证的基本内容，是四诊八纲。而要辨证，首先认症，四诊就是认症识病的重要手段，望、闻、问、切四者不可缺一，古人云："四诊合参，庶可万全。"四诊是中医的基本功，是医者认症识病水平的体现。但是现在有些医生只用问诊和生化物理检查了，望、闻、切仅是点缀而已，试问这样的话，辨证水平如何提高？这是一个危险的信号，不容忽视。中医的生命和前途在于疗效，而疗效决定于辨证，只有正确全面地辨证，通过八纲的分析，才能提出完善的论治，从而取得较好的疗效。由于辨证的粗忽，论治的失当，医疗质量的下降是必然的后果。试问医疗质量下降，疗效不高，还有谁来求诊呢？这个方面，必须引起重视。狠抓基本功的提高，突出中医特色，不断提高医疗质量，中医振兴才有希望。

（三）滥用西药，中医急症的阵地萎缩了

中医师学习一点西医基本知识和抢救技术，我认为是必要的，

但不能因此丢掉中医的辨证论治，忽视了中医的特色。不能一见高热，或是炎症，就用抗生素，中药仅是陪衬而已。滥用西药的风气目前似乎带有普遍性，因而中医急症的阵地萎缩了，中医好像只能看一些慢性病，调理调理，这样下去，中医的前途是可虑的。现在中医院的病房，为了保险安全，或者病人要求，不少是中西药并用，这不是中西医结合，而是西药加中药罢了。中医治疗热病，或是部分急症，是有丰富经验的，我们要抓紧中医基本功的锻炼，发挥中医药的特色和优势。当然某些急、重、危之病人，中西两法并用，协力抢救，还是必要的。

（四）药材不地道，炮制不如法

中药是中医战胜疾病的主要武器，"工欲善其事，必先利其器"，这是马虎不得的，一定要抓好中药的质量监控工作，加强中药材市场的管理。中药是特殊商品，不应该唯利是图，要讲究商业道德，对此要大声疾呼。现在广告效应、名人效应很害人，要加强药品广告的严格审核。对老药工在中药鉴别和炮制方面的经验，要抢救继承，否则就要失传了。

（五）中医院经费严重不足

中医院的经费严重不足，而收益又较低，设备较简，加之对中医技术定价的不合理，难以适应新形势的要求。我们除了呼吁政府增加中医机构经费的投入外，要自强、自信、自尊，奋力拼搏，力图体制的改革，争取自给有余，自我发展。力求"自强不息，止于至善"，以告慰党和人民的期望。

二、认清形势，迎头赶上

改革开放以来，全国中医药事业一片欣欣向荣，令人鼓舞，形势大好，也很严峻。作为中医工作者，我们要抓住机遇，迎接挑战，接受客观对我们的要求和期望，迎头赶上，知难而进，中医前途，才能更加辉煌。那么究竟怎样办呢？谨提出几点建议供参考。

（一）刻苦钻研，打牢基础

精读经典，泛览群书，这是很重要的一环。因为《内经》《伤寒杂病论》《神农本草经》等经典著作，不通读原文，就无法窥其全貌和理解全书的主要精神；不通读原文，更无法认识和辨别精华与糟粕。然后再熟读警句，掌握精髓，所谓"书读百遍，其义自见"。对后世历代名著，要进行泛览，择其善者而取之。还要善于独立思考，融会贯通，从而举一反三，触类旁通，引申发展。中医理论是金钥匙，处处都闪烁着光芒。例如"肝开窍于目"，视神经萎缩、眼底病变，用养肝明目之药，常收佳效。类此事例，举不胜举，详见前文。故友姜春华教授常说："中医到处都是宝，看你会找不会找。"关键是我们如何去善于识别和发挥。

（二）中医现代化与中西医结合

中医是门科学，任何科学都是在不断实践中前进、充实、发展的，不可能一成不变。我们要适应时代，吸取新的有益的东西，来充实发展自己。中医学在宏观、定性、动态研究方面，确有独到之处，但在微观、定量、静态方面存在不足，对微观的病的认识，有时不免失之笼统。如果我们借助各种先进仪器的检测手段，把疾病的症结搞清楚，就有利于疾病的早期发现，及时治疗，防止误诊、漏诊，从而提高医疗质量，这是很重要的。例如直肠癌早期与痔疮混淆，隐匿性肾炎、隐性糖尿病、乙肝表面抗原阳性等，如不借助生化等检测，是易于疏忽的。某些疾病症状消失，不等于疾病已愈，如急性肾炎水肿已退，但尿蛋白未消失；肝炎症状已平稳，但肝功能未恢复等。在辨病基础上，一定要辨证论治，不能一提到炎症，就是清热解毒，一说到病毒，就是板蓝根、白花蛇舌草、垂盆草，千万不能放松辨证这一环。

中西医结合，不是中药加西药的简单结合，而是要在理论上有所阐述和发挥，在辨证用药上有所前进或突破，这才是我们的目的。例如用血液流变学来阐述活血化瘀法则，用水蛭来治疗高黏血症、高脂血症、肺心病水肿等，就是扩大了这一法则应用的例子。

中西医各有所长，我们应该加强团结协作，取长补短。20世纪50年代中期，林伯渠同志患顽固性呃逆1个多月，迭经中西医专家诊治，仍未控制，后延章次公先生用独参汤而获转机。为此，周恩来总理命北京医院召开一个病案讨论会，总结经验。岂知中西医专家，各抒己见，争论激烈，主持人乃请示周总理。总理赶到会场，听了简要汇报后，讲了"中医好，西医也好，中西医结合更好"三句话，众皆悦服。作为中医，我们要向西医请教、学习，特别是与西学中的同志，有共同语言，相互合作，开展中医药科研工作，可以少走许多弯路。西医的测试、检验、实验手段先进，逻辑性也很强，加上中医理论和实践经验，如虎添翼。每年中医药中标的课题和成果的评定，很多都是相互协作配合的结果，中医界的硕士生、博士生出成果的，大多也是接受和运用现代医疗技术和手段而取得的。我们研究的益肾蠲痹丸的课题，如果没有中国中医研究院基础理论研究所的协作，也很难通过和成为新药。我们不能孤芳自赏，要多学科协作才是。

（三）中医理论核心和中医教材改革

关于中医理论核心问题，《中国中医药报》曾组织笔谈讨论，仁智之见，各有不同。除个别学者认为阴阳、五行学说不能作为中医基本理论的核心内涵之外，大多数学者的看法基本接近，"天人合一"的整体观得到共识。因为在生理、病理、辨证、诊断、治疗、预防等方面，基本内容都是以整体观作为核心的。中医的整体观，贯穿于"阴阳五行学说""藏象学说""经络学说"等之中，如果偏离了整体观念这一核心，就会只注意局部，而忽视整体，就与因人、因时、因地等对待疾病的整体观相违背。《内经》的整体观，是把当时最为先进的哲学、天文、气象、历学和数学等与医学紧密相结合，融为一体而成的。由于它的广泛吸收、渗透、移植和交融，从而形成独具特色的中医基本理论体系，促进了中医药的发展。我们的祖先早就运用"拿来主义"，为我所用，不断发展，提高自我，这种精神同样值得我们学习继承。作为即将进入 21 世纪的我们，更应该运用现代科学技术手段研究、弘扬中医药学，为全人类健康服务，这是责无旁贷的天职。

中医学院教材，基本是根据中医固有理论和各科技能进行编写的，但部分内容有些脱离临床实际。病种太少，不少常见病、常用药都被遗漏，因而学生一接触到临床，便感到生疏和脱节。所以，教材要进一步修订，希望吸收一部分临床家参加编写，使内容更符合实际，更趋完善。望诊要大大补充，例如广西中医学院附二院黄英儒主任医师对舌诊有重大发现，将舌面划分为 9 个区，脏腑分区与传统分法不同，通过舌诊，就可以一望而知病变所在。掌纹诊病，也有很大参考价值，应予增加。"望神察色"的面部望诊，有许多奥秘之处，要广为搜集，加以充实，西安陈鼎龙先生有此高招。脉诊也要好好研究掌握，这其中大有学问，非浅尝者可知也，前人曾讥讽为"胸中了了，指下难明"。总的说，中医的精髓，还有许多内容等待我们去发掘、研究，加以光大。

（四）培养人才，一专多能

中医之生命在于学术，学术之根源本于临床，临床水平之检验决于疗效，而疗效之关键则在人才。翻开中医学发展史，每一个学术鼎盛时期的出现，都是以一代临床大家的突出贡献和卓越成就作为标志的。所以临床的人才是中医学存在、发展的基础，失去临床人才，中医学将成为无源之水、无本之木。为此，培养人才乃是当务之急。

"中医临床阵地日见萎缩"，就诊率日见下降，虽然有诸多外在的因素，但中医临床人员素质的下降，则是重要的内在原因。老一辈的中医专家已逐日稀少。就江苏省来说，1977 年评定的 95 名省名老中医，迄今仅存 1/3，而能行动外出者，只剩 10 多名了。对他们的宝贵经验应该加以抢救继承，这是中医界的一件大事。年青一代中医在市场经济大潮冲击下，在诸如进修难、晋升难、工作累、待遇低等一系列实际问题的困扰下，安于临床工作者日见减少，这一恶性循环的倾向，不容忽视。部分中年临床业务骨干，或先或后历史性地走上了各级领导岗位，过早地失去了成为临床学科带头人的机会，对于整个中医事业来说，可谓得失参半。高水平的临床家后继乏人，已成为阻碍中医学术稳定提高的致命关键。当前加强中医临床人才培养的工作，已不仅仅是单纯的学术问题，而是关系到中医事业存亡与发展的根本大计。当然，中医事业是一个系统工程，科研、教学、临床、管理等缺一不可，但它的着眼点，毫无疑问都是以临床为中心的。所以，抓住了临床医技人才的培养，就是抓住了根本，抓住了要害。唯此，才能保证中医医疗质量的不断提高。与此同时，也不能忽视中医药基础理论的研究，从事这方面工作的人士太少了，应该予以鼓励、支持，这也是振兴中医的重要环节。

人才是关键，而杰出人才群体的出现，是一个渐进的积累过程。要为有志之士的成长、提高，创造必要的物质条件和政策环境，使新一代名医群体从速崛起。要培养一专多能的人才，既是通才，又是专才，才能突出特色，提高疗效，在病人中树立威信。除了虚心向老中医请教，继续搞好老中医经验继承外，要鼓励和支持他们有目的地自觉学习，抓紧时间多读一点书，勤于实践，善于思考，积累升华，必能成为新的一代名医，为中医事业的振兴作出更大贡献。

（五）中药剂型改革，必须加快步伐

当前中药剂型除丸、散、膏、丹之外，主要是汤剂，但苦水一碗，既难喝，煎煮又费时，不利于服用，特别是双职工或小儿患者深感不便。我国各地也做过多方面的实践工作，如冲剂、浓缩水剂、片剂、针剂等，尤其是重庆市中医研究所对急症研制了多种大型静脉输液针剂，是很可喜的。单味药也在研制中，例如江阴天江药厂，制成单味或复方的微型颗粒，可以辨证选用，希望尽快推广。我国台湾地区称此为"科学中药"，日本有好多家汉方制药株式会社将仲景方和后世名方制成微型颗粒剂，服用方便，疗效甚佳。我在日本访问西尾市市民病院时，该院副院长告知："本院未设汉方科，但医生使用汉方成药占全部药品的50%，疗效好，无不良反应，医生和病人都感到满意。"这值得我们综合医院参考。

（六）医乃仁术，医德至上

自古以来，医乃仁术，我们医务工作者一定要认真实行革命人道主义精神，要重视医德医风。唐代孙思邈先生在《千金方》中就以"大医精诚"列于篇首，并谆谆告诫医者："人命至重，有贵千金；一方济之，德逾于此。"历代医家均以医德与医术并重，俗谓"道无术而不行，术无道而不久"，是很明确、辩证的。

现在有部分医者受经济大潮和商品经济的冲击，医德有所下降，有少数现象是令人感到遗憾的。希望今后不再发生，维护白衣战士高洁的形象。

当前，世界各国对化学药品的毒性和不良反应深感忧虑，多方寻求天然药物，特别是中国的传统医学，最受重视和欢迎。我们要抓住机遇，奋发图强，团结协作，科研、医疗、教学齐头并进，多出人才，多出成果，争取中医药成为 21 世纪医坛的翘楚，为人类健康作出更大的贡献。

〔写于 1995 年 8 月〕

【修订感言】 这篇文章也是十几年之前撰写的，是一篇"大文章"，也是不容易写好的文章。虽然，当时属于"应时而作"，今天重读起来，不仅有亲切的感觉，而且觉得仍然有重读、续写的必要。因为，昨天虽然已成"既往"，然而昨天的殷忧今天依然存在；昨天虽已时过境迁，但是今天仍然充满机遇与挑战。

先说继承不够的问题，由于中医教育引导不当，中医学人对于传统中医学的理论与经验，都存在"轻视"的严重问题。诚然，1949 年中华人民共和国成立后中医的高等教育培育出了不少学士、硕士、博士，出了不少人才。但是，相当多的中医高等人才根基不牢，有些中医的博士竟然写不出 10 个完整的中医方剂；成了中医专家之后，看病竟然不用摸脉；辨证论治规范化，追求的只是一个疾病之下划分几个证型，每个证型之下对应一首方剂，也就是舍弃中医的"辨"与"论"，只要"证"与"方"，对号入座，舍弃理论，把灵活的处方用药变成僵死的教条，走上了僵化、庸俗化的道路。这样下去，中医学术如何发展？疗效又如何提高？

西医学的治疗手段主要是手术和用化学药物拮抗、阻断，对于人体结构的认识，当然越精细越好，必然要依赖各种检查结果。中医学治疗疾病，依据的是人的证候，化验单检查报告代替不了。有了病灶的报告，有了异常结果，也只是告诉我们患者"有病在身"。至于其病证性质如何，如何确立治法，如何选方用药进行治疗，都必须依据四诊搜集证候依据，据证立法，选方遣药，决不能只看化验单、报告单，放弃辨证论治。因为，目前的定性定量分析，还说明不了中医所以有效的物质基础，更做不到"事前引导"中医处方用药。探索未知领域，提高中医疗效，积累经验，都必须依靠辨证论治。专方专药，属于以前研究的结果，是过去经验的结晶，当然可贵。要提高这种疗效，超越前人，就必须依靠辨证论治的不断探索，才能摸索出更好的治疗方法。那种以为西医进步了，中医就应当让位，只是跟在人家后边"打替补"的思想作风，是错误的，是非常有害的，它将导致中医药学术的萎缩，临床疗效的滑坡。只有彰显中医个性，扬旗击鼓奋进不止，中医事业才能卓然自立，才能有辉煌的未来。

十几年前我所忧虑的"辨证水平和医疗质量有所下降"的问题依然严重存在，甚至出现了"中医院不姓中"的怪现象。这与当前医疗市场导向不正确有关，也反映了"中医院经费严重不足"问题不仅没有很好解决，而且完全的市场化运营，更加剧了"滥用西药，中医急症的阵地萎缩"等问题。这一点，应当引起政府和广大同仁的高度重视。医乃仁术，惠及斯民，把医学推入市场，把医生变成商人，这种定位需要重新考虑。当然，也可以有所为，有所不为，但应在保证群众就医的基础上，适度开放，以满足不同人群的需要。

但是，中医不应当全部进入市场，更不应该用管理西医的标准管理中医。50 年前我能够发现"三枝花"，让确有一技之长的民间医生不仅能够行医治病，而且还可以进入国家的医院，甚至成了"医学科学院"的特约研究员，依靠的就是当时实事求是的中医好政策与中医药宽松的生存环境。现如今这一切都不存在了，当年被人们传为佳话的"三枝花"，今天一定不会获得行医资格，因为他们连小学都没有上过。其实，衡量一个人的中医水平，不能仅仅看他是什么文凭，而要看他中医学的理论修养和临床疗效。祖传的中医，往往经过几代人的努力，不断探索，不断总结实验，才能得出有价值的成果。选购地道药材，如法炮制药物，加工丸散膏丹，这才是符合中医发展规律的基本途径，不能因为西药化学合成的毒性和不良反应大，就把中药也管得那么死，这严重地窒息了中医的创新能力。国家应该尽早制定政策，解放中药，解放中医。美国、英国对于化学药品的管理那么严格，"买枪容易，买药难"，但他们对于中药则是按"蔬菜""食品添加剂"进行管理的，中医的诊所可以开在超市里，其生存空间何其自由?! 为渊驱鱼，人才外流，这也应当是一个原因。

值得一喜的是，国家中医药管理局启动了"优秀中医临床人才培养计划"，各种师带徒工作正在加紧进行，科技部也把中医发展纳入了远景计划，吴仪副总理代表国家提出了名医、名院、名科发展战略，以及名厂、名店、名药建设。特别值得庆幸的是，中央"十五"规划中明确指出："支持中医药事业发展，培育现代中药产业。"多种措施并行齐举，必将推动中医药事业快速发展，一个有利于中医药发展的新局面即将到来。

〔2006 年 2 月〕

经典是基础，师传是关键，实践是根本

顾名思义，今天这个题目有三层意思，一是学好经典，二是做好师传，最后一个更重要，就是临床实践。只有三者结合起来，才能成为一个很全面的好医生。因为任何一门科学都是需要继承、创新两个方面，历代卓有成就的医家，没有一个不是在学术上精研经典、勤求古训，才有所创新的。如先秦汉唐的扁鹊、仓公、华佗、张仲景、孙思邈，以后金元四大家、明代的李时珍以及清代的温病学家，都有师承，都是精研经典的，所以才能成为一代名医，在学术上推演发扬、革新创造。因为学术是不断更新的，没有一个静止的东西。学术是要不断地向前发展、推演，我们的学术才会提高。另外一方面，师传授业，不光光是读死书，还要有个人领领路，那么老师就是领路人，他可以帮助我们走得更快一点，不走弯路，这就是老师的作用。不然，老师就不能为人师。为人师者，必然要在学术上、经验上对后一辈的同道有所帮助、有所提高，这样才叫老师。一方面有学术理论，一方面有老师指导，汇合起来，还要通过实践，要多临床、多体会、多心悟，才能把理论实践融会贯通。融会贯通之后，就无形中得到了飞跃和提高。所以，这三者是不可或缺的。

首先，经典是基础

学习中医药，如不熟读经典、跟随名师、深入实践、融会贯通，是不可能得其精髓而有所造诣的。所以，自古医家出经典。医学史上，我们的前人没有一个不是熟读经典的，不是深入探索的，而且是通过深入思考，通过心悟，再结合实践，把理论印入到脑海里去。不光是今天理解了一段经文，治好了几个病，而且在这个基础上触类旁通、举一反三，可以得出新的东西。所以自古医家出经典，古人提，我们现在还要提。

古代医家读经典，现代医家要不要读经典？不深入经典，那是很肤浅的。只有深入到经典，才能得其精髓。你才能在理解上融会贯通。但是经典的学习是比较艰辛的。特别是《内经》，可以说是文简义博，理奥趣深，文字很简洁，意义很广博，道理很深奥，一旦你融会贯通了之后，其乐无穷，趣味很浓。那么我们要熟读经典，怎么读？首先要通读原文，主要的原文。通读完，理解全书的主要精神，特别是分清精华和糟粕。《内经》10万多字，不是字字都是真言，也有一部分是可以不读的。我们要选择精华，熟读警句，把最好的精华部分熟读，掌握它的精髓。所谓"书读百遍，其义自见"。

我学医是因为生病才萌发的。一开始，读中学的时候，因为肺结核病而辍学，后来由于吃中药治好了，因此就决心学习中医。开始跟孟河医派马培之先生的孙子马惠卿先生学医，当时马老先生，已经65岁了，上午门诊，下午出诊，晚上处理家族事务，因为他是当地享有很高声誉的长者。有很多纠纷啊，很多家族里的问题啊，都请教他，因他是族长，都请他来处理。他没有时间来教我们读经典，教我们的都是大师兄。三年毕业，而师兄已经读了两年了。那时候我们读书比较辛苦，都是读木板的书，没有句点，大师兄帮我们圈点、断句，第一天1页，第二天2页，最多3页，你必须会背。会背了，再圈点下面的。所以，这样你必须熟读。开始熟读的过程中，内容不理解，就问大师兄："这句什么意思？"

"'书读百遍，其义自见'，你读了多少遍？"

"20遍。"

"那早啦，再读。"

那时候没有《新华字典》，许多字不认识，都是查《康熙字典》，逐渐逐渐理解了，尝到了甜头。所以"书读百遍，其义自见"，一定要多读。对主要的、精辟的、好的段落一定要熟读。慢慢地，它的内涵、精义就逐步理解了。

我认为，《内经》并不是纯粹的医书，里面有许多道家的思想，而是道与术的结合体。《内经》的很多东西都是从《易经》当中来的。道是中华文化的终极之理，是最高的，所以必须以道论医，也就是从哲学、传统文化的角度学习、理解。这样子，才会把《内经》读懂、读通、读透，从而才能领会其精髓。这里举几个例子。《灵枢·五色篇》："阙上者，咽喉也"，阙，两眉之间谓之阙，也叫印堂。这6个字，20世纪50年代后期，我们南通地区，白喉大流行，一下子发病4000多人。因为建国之初，白喉血清供应不上，这样西医就没有办法了，只有求助中医和针灸。那时候，我当院长，市里成立了临时防治站，因为还没有传染病院把患者隔离。中西医结合，我们一方面用中药如《重楼玉钥》的养阴清肺汤等，同时我们根据这两句话，就用短针在印堂（阙）上一寸向下平刺阙上穴留针，然后用胶布粘起来，既不疼，也不出血，止痛快。针刺了之后，奇迹出现了，半小时后咽部疼痛、不适的感觉就好多了。半天后发热开始下降，肿痛的情况也进一步好多了。第二天，白喉假膜开始脱落了。这个奇迹出现后，许多白喉病人都来找我们中医治疗，我们共观察137例，痊愈133例，治愈率达97.1%。白腐脱落平均不超过3天，退热平均2天。

这个例子说明，《内经》里很多精辟的东西，我们发现的还很少，需要我们不断地去探索。又如《灵枢·五色篇》："面王以下者，膀胱、子处也"。面王指鼻尖，中央为王，面王以下，指人中，主膀胱，主子处。所以人中又叫水沟，"膀胱者，州都之官也"。指出"面王以下"与"膀胱、子处"的关系，也就是说"膀胱、子处"有病，可以从"面王以下"的部位表现出来。膀胱指泌尿系统，子处原指子宫，实质是指男女生殖系统。在临床上通过望诊，确确实实发现人中和泌尿生殖系统有关系。20世纪60年代提倡针刺麻醉。三年自然灾害，在农村子宫脱垂的病人比较多，另外一个，提倡计划生育节育手术、男女结扎手术。我们就用针刺人中麻醉，用短针，一针从（人中）这边刺下去，一针从（人中）那边刺上去，10~20分钟后做结扎手术，可以不用药物麻醉。这个止痛麻醉的效果就有这样好。再一方面，人中对于男女生殖系统疾病以及子宫位置、大小的情况，都非常明确。一般每个人"人中"的长度是和自己同身寸相等的。经常在临床上看到，妇女来看病，一看，这个妇女的人中明显的短于她的同身寸。她也不说是什么病，我就说："你是不是有痛经啊，"她说"对。"因为那种幼稚型的子宫容易出现痛经，特别是人中沟深的都是子宫后屈的。如果人中沟浅的，子宫都是前倾的，也容易痛经。妇女在生育年龄阶段，你问她有没有痛经？她会回答您有，再问她生育情况。子宫有前倾、后屈的，也不容易怀孕。

已经结了婚的,叫她去妇科检查,以便印证。没有结婚不能进行妇科检查者,可以用药给她调整。我的一个学生是福建的,名叫林纬芬,在临床上观察了150例男性,150例女性,都是正常人,经过观察后,人中形态、色泽的变化,再到男科或妇科检查,符合率在85%以上。《内经》就这么几句话,值得我们仔细去琢磨,细心去观察,会得到很多启发,很多理解。古人说:"望而知之谓之神",神在哪里?神在你多体会,多掌握。你掌握得越多,你的敏感度越强,你的预知性就越高。

再如《内经·疟论》:"日下一节",就这么4个字,以前的理解,就是疟疾不断地在发作,不断地在下移吧。怎么下移,都不知道,后来啊,就通过实践,特别是20世纪60年代,毛主席发出号召:"把医疗卫生工作的重点放到农村去"。那个时候我就带队,到农村去。农村的疟疾发病率很高,西药有奎宁,中药有柴胡、常山这一类的,效果很好。我从这句话中,找到了一些疟疾病人,不要告诉我发了几次,我就从大椎开始往下按,疼不疼,不疼再往下按,疼不疼,不疼,第3个疼不疼,疼。那我们就知道,他发作了2次,第3次将要发作。那就从第二胸椎脊突旁开1寸,按揉10分钟,感到周身发热,要出汗了,这是好现象。大概按揉半小时,当然我们没有时间,叫陪着他的家人记住这个地方,给他按揉。揉个半小时,全身出汗,告诉他,你疟疾第3次不会发了。你回去以后,让家人继续反复按揉,每天2次,很多疟疾就不继续发作了。检查血液,疟原虫也找不到了。因此,"日下一节"不是每一天向下移一节,而是发一次向下移一个骨节。所以很多东西,你要去琢磨,才能有所发现,要不然一略而过,就不会有所得。自己琢磨后才能知道,才能找到解决疟疾的办法。

又例如药物方面，就是《神农本草经》里面的莪茼子，主"五脏瘀血，腹中水气"，说得很明显，五脏都有瘀血，肝脾大，心肺肾亦有瘀滞存在；"腹中水气"，有腹水啊，《名医别录》谓其"疗心下坚，膈中寒热"，心下指哪里？横膈膜下面坚硬的东西是什么？肝脾肿大呀，这不是具体指出它擅治肝硬化腹水吗？"膈中寒热"，慢性肝病都会有慢性发热。我们把这几段连起来分析，就很完整地说明了能治慢性肝病、肝硬化腹水。所以在临床上遇到慢性肝病出现肝硬化腹水的，都可用莪茼子。当然莪茼子的剂量要用得大一点，一般常规都用 10g 或 15g，而我一般要用 30g，配合楮实子 30g，这两味药再加上辨证的药，疗效可显著提高。

以上仅仅是举几个例子，以后有机会再细谈。所以中医的经典，尤其是《内经》《伤寒杂病论》特别重要，要经过刻苦钻研，下一番苦功夫，去心悟。程钟龄不是有《医学心悟》？读书不只是放在嘴巴上读，更重要的是脑子去思考。因为我们中医所说的心悟，不是血肉之心，而是神明之心，"心主神明"。血肉之心是主循环的心，神明之心是指大脑。当心一点、用心一点，不是血肉之心，而是神明之心。所以要心悟，要用脑子思考，这样才有所得。中医经典是取之不尽，用之不竭的宝库。中医经典的内涵可以用"伟大的真理，科学的预见"来概括。中医确确实实里面有很多超时代的真理，有一种非常超时代的预见，在 2000 多年前，古人就发现了很多好东西。而我们今天，却弄不清它的内涵。确确实实是正确的东西，我们知其然，不知其所以然。还需要我们去探索、去发现，才能得其真谛。超时代的智慧结晶，还有很多宝藏没有被发现，没有被阐明，应当继续学习，不断地去发掘弘扬，这是我们的责任。最近美国哈佛大学对中医的阴阳五行有这样的评价："阴阳五行是描述人体高度复杂开放的巨系统，是最简单的哲学模式。"这很值得我们思考。

最近《光明日报》（2008年10月16日）刊载了钱学森院士的亲属、人民大学钱学敏教授写的一个长篇报道，阐述钱学森的"大成智慧"教育理念。所谓大成智慧，集其大成的智慧，就是把中华民族传统文化精髓的东西很好地发掘，很好地弘扬，我看了以后，觉得这对我们中医有很大的帮助。如"大成智慧就是把宏观和微观很好地结合"，整体思维与细部组装相结合。既不只谈哲学，也不只谈科学，要把哲学和科学技术统一地结合起来，哲学要指导科学，哲学也来自科学的提炼，集其大成才能得智慧。对于我们学习中医、研究中医、弘扬中医来说，是很有指导意义的。钱老说得很明确，中华传统文化既谈哲学，又谈科学，把哲学和科学统一地结合起来。因为古代的哲学思想可以指导科学，因为哲学也是来自科学技术的积淀。下面他还强调了"重视理论和实践相结合"，与我们学习中医、研究中医密切相关，重视理论与实践相结合，还要特别尊重和提炼前科学知识库里的精神财富。在人类知识体系这个现代科学技术体系的外围，有大量一时还不能纳入体系中的古往今来人们对世界的探索、认识、初步的哲学思考和点滴的实践经验，不成文的实际感受、直觉、顿悟、灵感、潜意识、能工巧匠的手艺，"只可意会，不可言传"的东西，甚至梦境等，这些都是前科学知识库里的瑰宝。在中医里边有许多理论，好像说不通，好像是不成文的东西。这些感受，这些直觉，"只可意会，不可言传"，如中医里的望诊、脉诊，就是只可意会不可言传的东西。有谁能把望诊的精髓说的那么透？还没有。有谁能把脉象说的那么具体？也没有。很多老医生在临床上很多年，有很多自己的感受，有一种直觉，有一种顿悟，有一种灵感，有一种潜意识，就知道是肝强脾弱，是心脾两虚，是心肾不交。知道了脏腑的强弱盛衰，症状也就出来。这些东西啊，当代著名的科学家，钱学森院士能把古代的哲学思想融汇起来，对我们中医学术的探索、发掘、弘扬，都是很有帮助的。接着钱老又强调："这些无数的瑰宝流动、变化很快，云蒸霞蔚，有的只是一闪念，转瞬即逝，仿佛没有什么逻辑，但在我们头脑中有，归根结底也是实践的产物，通过人们主动地、有目的地在实践中反复比较、鉴别、分析、综合，可以逐渐将其中有价值的初步的感性认识提升到理性认识，纳入到现代科学技术体系中，使人类的知识体系和智慧不断丰富与发展……它是科学知识和艺术创新的源泉，是我们终身都需要认真学习、积淀、注意汲取、历练的宝贵精神财富。"这对于中医学习的指导很实在、很具体。那篇文章建议大家有机会去读一读。我这里仅仅是引证了几段。

刘力红教授是广西中医学院的教授，写了一本《思考中医》。主要是学习、研究《伤寒论》，学习经典，深入领悟。当然有一些观点也有点偏执，这是允许的。我发现，许多有成就的中医都有点偏执。金元四大家就是四个大"偏执"。各有各的主打观点，下面我介绍一下李可老先生，我们相交了好几年了。

李可是山西灵石县的名老中医，是离休干部。他一生坎坷，1949年前就参加革命了，从山西到了甘肃，他参加过土改，那时候阶级斗争为纲，有的地方太过火了，他就提了一些意见，一下子就打成现行反革命。他原来是党员，后来被开除，送去山区进行劳改，还坐过一段时间监牢。但这个人很聪明，文化基础比较扎实，个儿比较小，身体比较弱，但脑子很灵。坐牢的时候，正好有一个地主出身的中医，一起被关在同一间屋子里。他一看那个中医文绉绉的，是个文人，其实他本人是医生，但祖上留下来的田产他继承了，继承田产就是地主，所以就被关起来了，但他没有血债，因此就和李可关在一起。李可就向他请教，说我这一生可能再要参加革命恐怕没有希望，就想跟你学习中医。"行啊！"他就写了几个书名，像《内经知要》啊，《伤寒论》啊。这条子送出去，叫人买。书买回来，那老中医就指点他读。他就通过这么一段时间学习了中医基础。后来，释放了，把他送到深山老林里劳改。因为他个儿小，很瘦，劳动时重的东西提不动，稍微一跑就满头大汗，农民看着他也可怜。"哎呀，你能会点什么东西？""我有点文化。""你有文化有什么用？文化在我们这里没得用的，你最好想办法学点东西。"他脑子很灵的，因为在监牢里读了医书，山里有很多野生的草药，他就采草药，比如马齿苋，治疗痢疾；一枝黄花，治疗感冒发热，效果相当好。谁感冒，抓一把，煮煮水，第 2 天病人热退了，不咳嗽了。胆囊炎用蒲公英，等等。他一共抓了几十味药，治好了不少病。后来，大队里面说，你就做我们的医生吧。那时候，还没有赤脚医生的名字，就做土医生。这样他就有机会读书，读了不少书。当然也订杂志，我 1963 年、1964 年在《中医杂志》上发表了《虫类药的应用》的文章，他看了，觉得很容易懂，受到启发。乡下的虫子很多，蜣螂、蚯蚓、蜈蚣、䗪虫到处都是，他就收集这些东西，一用，效果很好。那时候，他脑子里就想，这个朱良春是我的师傅，哪一天我遇到他要拜他为师。7～8 年前，我们遇到，他满头白发，也 70 多岁了，拉住我的手叫"老师、老师"。我说："你是哪一位？""我叫李可。""吃！你可是大名鼎鼎，看了《李可老中医医疗经验集》，我就知道你了。"这本书也应该好好读一读。这是他多年实践经验的总结，是他一个学生整理的。

李老是火神派，善于用附子。不光用附子，干姜、肉桂、细辛，都是大剂量，附子不是 10g、20g、30g，最少是 50g，多的时候用到 500g，用于回阳救逆。我感觉李老这方面有着丰富的经验，他配伍精到，特别是危急重症，屡起沉疴，是值得我们学习的。

通过学习经典，就接近了这些大师，把我们造就成了雷公、少俞、少师，这是学习经典最根本的意义。

第二，师传是关键

中医古代的教育模式就是师带徒，是老师带徒弟，徒弟和老师朝夕相处，耳濡目染，这样，对一个学生的影响是比较大的。学生像老师，比如学生写的字像老师，生活习惯也会有所感染。例如，老师是不抽烟的，学生绝对不抽烟。老师喜欢喝酒的，学生多少也会喝一点，当然这是生活上的问题。在学术上，老师对学生是不断地感染、渗透，学生则不断地心悟、不断地体会才能得到。师传是"师傅领进门，修行在个人"，修行还是在你自己，但师傅的引导是很重要的。所以，北京中医药大学的雨露教授说过："中医要想真正学好，就应当师传，需要一个老师指导。"应该说，你们是非常幸福的，现在中医药大学的老师，有很多是很尽责的，不光只上课，传授知识，阐释经典中的奥义，下了课之后还会帮助同学指导他怎么进一步学习，这样才是一个好老师，言传身教。

尊师爱徒。你尊重师傅，师傅才会爱护你这个徒弟，才会把心掏出来，把自己真正的经验告诉你。要尊崇、要弘扬这方面的美德。找到名师以后，要以虔诚、勤奋的态度去学习请教，这样往往能举一反三。有的老师善于表达，会把经验很完整地表达出来；有的呢，不善于表达，言简意赅，就说这么一两句话，全靠你去理解、体会。学问学问，不懂就去问，只要你不懂去问老师，老师不会拒绝你。

我看现在许多中医药大学的学生实习漫不经心，光知道抄方。其实，你跟着老师看这个病人，就要看老师怎么望诊、怎么问诊、怎么切脉、怎么把这么多症状归纳形成一个证候，然后从辨证当中立法用药。仅去抄这么几个方药，是不得要领的。要用心去学习，才能够举一反三。

举我自己师承的例子。章次公先生是我终生难忘的恩师，他是镇江人，与我同乡，在上海读书、工作。1955年，应召到北京卫生部当中医顾问。章次公先生大我13岁，他成名很早，不到30岁就是那时上海的名医了。他是一个革新家，在1929年就提出"发皇古义、融会新知"的观点。发皇古义是继承，融会新知就是创新。在我毕业的时候，章次公先生送我一方印章，上面刻着"儿女性情，英雄肝胆，神仙手眼，菩萨心肠"，当时我一下子不能完全理解，就问老师是什么意思？不懂，我就问老师。老师说这四句话是教你做医生的四个准则。第一，性情要温柔，对待病人要像对待自己的亲人一样温和，想病人之所想，急病人之所急；第二，英雄肝胆，指治病要有胆识，该出手时就出手，该用大剂的要用大剂。不要优柔寡断，错失时机，当用则用，敢于承担责任这叫英雄肝胆；第三，神仙手眼，你要明察秋毫，见微知著。看到很细微的症状，就要预计到在什么情况下会出现什么病，要看得清，辨得明；第四，菩萨心肠，要关心、体贴病人，像菩萨那样的慈悲。我听了后，懂了。不但做医生这样，做人也应该这样。我1938年毕业，到现在70多年，虽然我谨遵师训，但离章老师的要求还很远，还要不断学习，现在我也没有放松学习。

我每天用眼睛的时间也还有十几个小时，因为我这个人比较愚钝。人家过去说我是书呆子，不抽烟，不喝酒，不打牌，很少参加娱乐活动。娱乐在哪里，在书里头。我感到，书中有无穷无尽的东西，值得我们去领会。我一天不看书就觉得浪费年华，觉得对不起自己。早上起来，送过来的报纸浏览一下，有关的东西摘录一下，然后处理各地读者的来信。电话问病的，还有通过各种关系，在我不上门诊的时候来我家里看病的人。现在我一个礼拜上三个半天的门诊，除此之外，我也没时间去享乐。有些人退休了，到老干部的活动室去下下棋、打打牌，去娱乐娱乐，我无福消受，也不愿意去占用我的宝贵时间。虽然这样子做了，还是很不够，要知道的东西太多了，要学习的东西太多了，不懂的东西太多了。所以还要兢兢业业，抓紧时间，不断地去学习。

那时章老师对学生非常客气，不叫我朱良春，而叫我"朱世兄"，很亲切，把老师的架子淡化了，让人感到非常温暖。他非常关心每个学生的思想，关心每个学生的生活。1937 年，抗日战争爆发，我从家乡来到上海，我带了 100 多块银元，我父亲在南通，长江封锁了，上海是孤岛。住宿问题老师帮助解决了，住在一个同学的家里。吃饭呢，交通呢，都是要钱的，老师看我很节约，5 分钱也吃一顿饭，3 分钱也吃一顿饭。"朱世兄，你怎么能这样，以后来我家吃饭！"一天两天可以，怎么能老在老师家吃饭呢？后来，章次公先生就介绍我到红卍字会医院去坐诊。这是一个慈善机构，专门给难民看病，我就半天给难民看病，半天到章先生那里抄方学习。工薪 12 块钱 1 个月，我包括交通费共用去 8 块钱，多 4 块钱就买书。章老师对学生这样关心体贴，我就更应该好好学习。后来毕业了，送这个印章给我，是鞭策、鼓励我继续学习和工作。

我们要尊重老师，他的一个方药，一个治疗法则，都要去领会，才能得其要领。否则，随便抄几个方子，抄几味药，是不行的。因为每一位老中医，通过几十年的临床实践，都有独到的经验，这些活的经验是很宝贵的。我们不但要好好地继承，还要发扬光大，相互交流，共同提高。"勤笔免思"，勤记录，免掉你以后的思考。某一个人读书多了，他治这个病，喜欢用什么药，一下子记不起来，如果有记录，一查就知道。"有闻必录"，有好的东西就把他记录下来。这样子，汇集起来，就是一个丰富的经验记载。老中医随便说的一句话，在临床诊病时有机会用的时候用上去，是很有用的。

第三，实践是根本

中医的生命在于理论，理论的根源来自临床实践。是先有实践后有理论，实践多了，形成一个规律，就出现了理论。归根结底，中医的生命在于实践。检验实践的水平是看疗效，疗效是一切医学终极的目的。不管你是西医中医，是哪一科的，没有疗效的医学都是空的。只有通过实践才能不断地总结提高。实践出真知，只有实践才是根本的，才能得到发自内心的体会。如某一先生治疗某一个疾病，他的基本原则是用什么药，在辨证的指导原则下、什么情况下加什么药，什么情况下减什么药，都有一定的规律。他是这样做，我们拿过来，依样画葫芦，有了这个病我也用这个药，用了有效。我们就把他拿过来，这个老师用这个法则，用这些药确实有指导意义，通过我们的实践证明了疗效，就把间接经验变成了自己的直接经验。

所谓经验，就是经过你自己验证过的东西，验证过有效的法则和方药，得到重复和肯定。这种经验只有经过实践才能得到，否则纸上得来终觉浅。中医的书籍汗牛充栋，你到中国中医科学院的图书馆去看，那里的书堆积如山，让人穷毕生之力不可能把它全部看完，也不可能把它完全看懂。其中有一部分很好的东西，确实是很好。你怎么觉得它好？必须通过实践，通过验证，验证了证实它有效，那么我就把它肯定下来。下次遇到这种病，遇到这种类型的病，我就用这种方法。当然中医强调辨证论治，我总觉得所有的病和证都有一定的演变规律。桂枝汤嘛，就是桂枝汤证，麻黄汤嘛，就是麻黄汤证。当然，对体质比较虚的，我可能就不一定用麻黄汤了，体质壮实的我才用麻黄汤，这个要因证制宜，中医难学的地方就在这里。要因证制宜，因人制宜，因时制宜，因地制宜，随证变化，这就是中医的精髓。所以我们在研读经典之余，一定要勤实践，多领悟，从而把客观的、间接的经验变成自己的直接经验。

好多人得到一个好的方子，他就秘而不传，我认为这不好。很多人经验丰富，确实通过实践有很多自己的东西，也有别人的东西，经过他自己验证过的东西，就变成了他自己的东西。比如，张仲景有很多方药，是他的经验，我经过验证之后，这个方子很有用，就变成我的东西了，我就经常在用。经验，有些是直接的经验，就是在实践当中发现的，有很多就是间接经验，都是别人的，通过我再重复地使用，得到验证和肯定，就把间接的经验变成直接的经验，这样累积起来，经验才会更多。一个人的精力和智慧是有限的，只有更多地吸取人家好的东西才会不断提高。

中医药是中国传统文化的一枝奇葩，是独特的一门技术，当然，不仅仅我们大家和我国政府十分重视，世界上的有识之士也十分重视，所以我们更责无旁贷，要做出更大的成绩，为振兴中医药事业而不懈努力。历史上有"空前绝后"的说法，空前是以前从来没有的，但绝后就要打个问号，也可能是绝后，也可能不是绝后。星星之火，可以燎原。

　　下面谈一点我自己的体会。我经常说，很多老中医真的了不起，培养了很多的学生，不光培养附近的学生，还培养全国的精英，这种崇高的理念是值得我们学习和尊敬的。但是，老中医当中的一部分比较保守，传子不传女，说女儿嫁人就带走了，所以不能传给女儿，这太保守！因此我曾提出来："经验不保守，知识不带走"，倾囊而出。我们这一批老中医，尽我们的所知所能，竭尽全力地传授。希望大家，不要认为我们是前辈而不好意思，我们是同道，可以相互交流，可以提出你的看法、你的见解。我们懂的，当场答复你；我们不懂的，回去查查书，再思考，然后再答复你。过去我的一个学生何绍奇，这个人已经不在了，很可惜。是我20世纪60年代的遥从弟子。后来我推荐他到中国中医科学院方药中教授那里读研究生，当时任应秋教授主考，发榜时他为第1名。何绍奇为四川梓潼才子，曾与任应秋教授和过诗。何绍奇曾与我多年通信请教，我多次寄书给他。他非常坦诚，有时候他问得很深，我不能立即答复，就查书、思考后再答复他，所以我们师生感情很深。

　　最后我希望你们，如果你带学生，你就要爱他，在这里拜师，就要尊师，尊师和爱徒是相互的。最后祝你们一步一个脚印，天天有进步，不断有收获，最后终成大器，成为当代的扁鹊、华佗，为振兴中医药学术作出卓越的贡献。谢谢！

〔写于2005年6月，根据2008年11月
在同济大学"中医大师人才培养项目"讲演录音整理修订〕

展示特色优势， 促进中医发展

国家中医药管理局召开的"保持发挥中医药特色优势工作经验交流会"，对振兴中医事业具有重要意义，我谨表示热烈的祝贺。

中医的事业，是大家的事业，是中国的事业，也是世界人民的事业，需要大家一起努力，推动这个事业的不断壮大发展。但是，要搞好这项工作，必须摆正继承与发扬、传统与创新的关系。卫生部陈敏章老部长说得好："继承不泥古，弘扬不离宗。"要搞好继承，不能丢了传统，不能走了样，不能用西医的标准评价、取代中医，中医有自己的体系，有自己的标准。当然中医事业也是一个不断创新与发展的事业，只有创新，才能与时俱进，也才符合人民群众的需要。但是，创新不能背弃传统，不能丢了中医的特色，丢了特色，也就没有了优势。而特色优势，正是中医药无穷生命力之体现，精髓之所在，必须紧紧抓住特色，发挥其特色的优势，解决当前一些疑难杂症，减少化学药品的毒性和不良反应，"回归自然"，让人们享受健康长寿，颐养天年，度百岁乃去的幸福。

中医的特色优势，主要表现在天人合一的整体观，运用阴阳五行、四诊八纲为手段辨证论治，因人、因时、因地制宜，可以无往不胜，征服一些顽症痼疾，为人类健康作出应有的贡献。

中医的特色优势表现在两个方面，一是诊疗手段，二是临床技巧。

中医诊疗手段主要是望、闻、问、切，无损伤的四诊，其中尤为重要的是望诊和切诊。"望而知之谓之神""切而知之谓之巧"。望神察色，便知寒热虚实，气血盛衰；观舌苔色泽、形态，而知病在何脏何腑，病势深浅，阴阳胜复。脉诊更为一绝，凡精于脉理者，多能断病情，决生死，在处理危急重症时，尤为关键。据此便能正确地辨证论治，取得较好的疗效。目前某些医生对望诊、切诊多是形式而已，得其神韵、了然于胸者，已寥寥可数。这是应该切实狠抓的基本功，也是中医特色优势之所在，不可忽视。

当然，不排斥现代有关的精密仪器的检测，可以参合融会。但审证用药，还应以四诊八纲为准，否则便偏离中医辨治之核心，疗效必将受到影响。

至于临床技巧，这是取得疗效的关键，也是审视一名医者水平高下之标尺。实践出真知，"勤求古训，博采众方"，只有在中医理论指导下，勤于实践，广搜博采，善于汲取前辈活的经验，心领神会，方得个中三昧。国家中医药管理局连续举办全国名老中医专家学术经验继承拜师工作，随后又进一步遴选了 400 多名优秀中医临床人才进行研修，培养学术骨干，以及广东省中医院率先聘名师、带高徒的模式，都取得很好的效果。因为一位有经验的老中医，经过数十年的实践积累，均各有所长，高徒们汲取众长，为我所用，必能在较短时间里得到较大的提高，而成为明日之名师，中医药之特色优势必能得到继承与发扬。此外，某些独特传统的技巧和新的创获，也应及时加以弘扬推广，这也是中医药特色优势的一个方面。例如，广西中医学院附属医院黄英儒教授对舌诊有新的突破，他将舌面分成 9 个区域诊察疾病，判断疾病的病位、病性，非常准确；

北京申亚医药学技术研究所王炳申教授运用生物场效应诊病，使用生物场效应诊断仪筛选药物，达到对症下药、有的放矢的目的，效果很好（详见《人民政协报》2005-11-23，B2版）；湖北罗田万密斋医院闫群副院长应用量子共振检测仪与中医脏象全息技术诊察疾病，筛选药物，攻克疑难，提高疗效；西安惠群医院刘俊岑老中医祖传的"圈药"外治法，疗效很好，颇有特色。我认为这些是否可以组织有关人员进一步深入了解，经过论证，认为合理的再加以推广，将是特色优势的另一个层面。可能还有很多流传在民间的好经验、好方药，建议各省市中医管理机构予以调研，给予弘扬推广。

此外，在发挥中医药特色优势之际，还有一个问题，就是那些不法的游医，打着几代世医、祖传秘方的幌子，蒙骗患者，谋财害命，混淆视听，给中医脸上抹黑。对此必须严厉打击，肃清败类，整顿队伍，给广大人民一个好的印象。

继承与发扬，传统与创新，保持中医药的特色优势，是时代赋予我们的历史使命，任重而道远，艰巨而辉煌。相信经过大家的不懈努力，一定能把代表中华优秀文化的中医药事业发扬光大，长盛不衰！

〔写于 2005 年 12 月 4 日〕

为当今中医界脉诊进一言

"脉诊"向为中医学不可或缺的传统诊法之一，虽居四诊之末，却负冠冕之誉，故习俗称中医看病为"诊脉""方脉"，亦以"大方脉""小方脉"以概中医内科及其他各科；以脉性、脉理作为衡量医者诊疗水平之高低。以辞窥义，可见一斑。但观之当今中医界，言脉者泛泛，重脉者寥寥，部分中医仅视诊脉为装点门面的形式而已，令人慨叹。为此，拟就脉诊进一言，请同道指正。

一、脉诊是中医学遗产中的大雅余韵

上古医家在长期的临床实践中，不仅发现了"心主血脉"这一科学道理，而且揣摩出脉象的变化与个体抗病功能的强弱、病势盛衰的进退有密切关系，更进而测知诊脉可以确定病位。又几经淘炼，古法的大三部诊脉（遍诊法）到扁鹊这一代名医手中，简化为"独取寸口"，于是脉诊由这一转变，寸口脉诊定为万世章法。

《聊斋》曾说："书痴者文必工，艺痴者技必良。"因脉诊能直测脏机，见微知著，所以不少医家通过刻苦钻研，精研此道。《内经》早有脉要精微论、平人气象论、玉机真脏论、三部九候论等论述脉诊的专篇。《难经》相传为秦越人所作，主要对《内经》中脏腑经脉加以补充发挥，其中又以阐述脉法最为详备。对独取寸口脉法的论述，即达四分之一的篇幅，可谓寸口脉法的经典著作，所以后世多以独取寸口的脉法是由《难经》创立的。事实上，在成书以前，前人早在临床实践中不断探索，不断总结、创新，《难经》仅是集其大成，而以扁鹊为代表，故《史记》谓："至今天下言脉者，由扁鹊也。"《史记·仓公传》所载十多则"诊籍"，均是以脉测证，毫厘不爽，为现存典籍中最早、最完整的实例。其后，仲景《伤寒杂病论》中，每章均赫然冠以"平脉辨证"四字，是将脉法与临床实践密切结合的典范，书中脉证并举达 120 多处，记载脉象 69 种，值得我们认真学习体察。西晋王叔和祖绍《难经》而撰《脉经》，但文理深奥，不利研习。逮至明代李时珍著《濒湖脉学》，通俗易诵，成为入门必读之书。从浩如烟海的中医书籍中，无数的史记和案例，介绍了古人以"三指禅"了断生死、预知病变的精湛之笔，他们几乎仅持诊脉，就可明确断证，门外汉诧为神奇，同行者叹为观止。其实，一点也不虚妄，究其原委，皓首穷经，勤学苦研而已。

二、偏见和漠视，使之几成皮相

因为脉诊是高度集形象思维、抽象思维、逻辑思维、灵感思维于一体的应用之学，医者不仅需要有扎实功底，更要求长期刻苦、深沉、精细的揣摩体认，方能应之于手而了然于心，较之望、闻、问三诊更难掌握。所以古今言脉，探幽索微者少，直观浅测者众。尤其近代以降，现代医学日益发达之际，泛泛者因头绪难得，将脉诊蒙上一层唯心的玄学外衣，斥寸口分主脏腑为欺人之谈，贬诊脉测病为可有可无。当代一位有影响的医家的脉学专著中曾这样说："桡骨动脉的来源，它仅是肱动脉分支之一……推源而往，仍是由心脏出来的，也没有任何脏器是它的起根发源地，这些交代清楚了，看看它有分主脏腑的可能吗?"即使是章太炎这样的大儒,他因实实在在地体会到脉诊的可信可证,但难以究其理,只能叹曰:"实证既然,不能问其原。"近年来虽然许多热爱中医的科技工作者为解决脉诊客观化的问题定了不少规范,制了不少仪器,但从本质而言,距真正的脉诊,依然甚远。

东汉张仲景在《伤寒论》序言中慨叹地说:"省疾问病,务在口给,相对斯须,便处汤药;按寸不及尺……动数发息,不满五十;短期未知决诊,九候曾无仿佛……所谓管窥而已。夫欲视死别生,实为难矣!"时至今日,当然更甚了,乃至某些医者不大承认脉诊是科学可证的,这是一个可悲的现象。脉诊在长期的偏见和漠视中,后继乏人和后继乏术是非常严峻的了。

三、用全息论对脉学进行再认识

老友张琪教授说得好:"人们如果只从心脏和血管的生理观点分析中医的脉诊,势必把中医脉诊的价值贬低,因而脉诊的真正精华也将无从得知。"

20世纪80年代,从电子显像的全息效应观念,移植引申到中医领域,比较客观地解释了长期以来许多民间诊疗法的科学内涵,于是诸如鼻诊、耳诊、脚诊、脊诊、手诊,以至第二掌骨诊法,都得以用全息论的观点,解释得尽善尽美。说明了取人体任何一部分乃至一点,都可以测知和治疗全身每一组织、脏器的病证。

这一论点无疑是给中医理论,特别是脉诊揭去了神秘的面纱,赋予了科学的定义。我想,全息论也完全适用于阐释脉诊的脏腑分配法。更何况脉的形态、频率、节律、波幅,以及"胃、神、根"等尚难以文字描述的切脉的微妙感知,其神韵远在全息论以外。譬如一根竹管，依法制成箫、笛，几个同样的孔眼，可吹出五声八韵，抑扬顿挫，绕梁不绝。其变化之妙，全在孔眼的位置和声波振荡的轻重起伏耳。

李时珍说："脉不自行，随气而至，气动脉应，阴阳之义……血脉气息，上下循环。"并明确指出："两手六脉，皆肺之经脉也，特取此以候五脏六腑之气耳，非五脏六腑所居之处也。"说得多么贴切允当。那么，寸口切脉，以浮中沉的三部九候，消息其"胃、神、根"，参之以柯韵伯所述的"平看法、互看法、彻底看法"，出入时空之间，神而明之，洞悉脏机，当非难事。

四、临床诊脉要点

临床医生首要的是能辨证、识病，而诊脉是重要环节之一。因为脉象可以测知病情的性质和正气抗击病邪的趋势，以便于明确诊断，立法用药。特别是在病情复杂，病势险重，或者主诉和症状不相符合时，脉诊可以辨别症象真伪，预示疾病之吉凶，有利于对疾病的观察和及早防治。

脉诊既然如此重要，那么究竟怎样掌握呢？我的实践体会是从下列几方面着手的：

1. 认真体察 脉是可以用言语和笔录的，因为都是一些迹象，至于脉之"神韵精髓"，则需通过长期体察，才能逐步领会掌握，应于指下，了然于心。《内经》早就指出："持脉有道，虚静为保。"喻嘉言说得更为明确："有志于切脉者，必先凝神不分，如学射者，先学不瞬，自为深造，庶乎得心应手，通乎神明。"就能逐步掌握其真谛。要举、按、寻细察，寸、关、尺对比，左右互勘，自可得其要领。

2. 阴阳归类 脉之种类繁多，有的则似是而异，如何辨别呢？《素问·脉要精微论》说："微妙在脉，不可不察，察之有纪，从阴阳始。"可见"脉合阴阳"是切脉诊病最基本的法则和方法。李时珍《濒湖脉学》对 27 脉排列之次序，就是运用阴阳学说的基本理论和辨证论治的观点确定的。浮、沉、迟、数是纲领，与八纲正相对应：

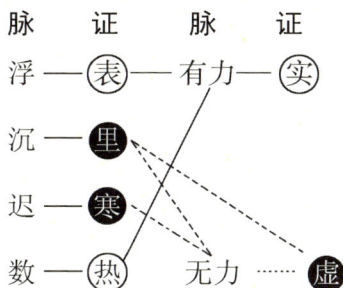

```
      脉   证        脉   证
 浮 ——（表）——有力 ——（实）
 沉 ——（里）
 迟 ——（寒）
 数 ——（热）   无力 ……（虚）
```

表、热、实为阳证；里、虚、寒为阴证，如此则八纲辨证中脉诊的关键问题就迎刃而解了。李氏具体指出，可分为阳脉、阴脉、阳中之阴脉、阴中之阳脉四类。

（1）阳脉：浮、数、实、长、洪、紧、动、促。

（2）阴脉：沉、迟、涩、虚、短、微、缓、革、濡、弱、散、细、伏、结、代。

（3）阳中之阴脉：滑、芤、弦。

（4）阴中之阳脉：牢。

这种分法，既符合《内经》的本意，又可在临证时执简驭繁，这是李氏对《内经》《难经》及仲景脉学分类的发展与升华，对后世有深远的指导意义。

3. 脏腑分部 寸、关、尺分候脏腑，是根据天一生水、地二生火的阴阳五行变化规律排比的（见图）。

	左手	右手
寸	火（心）	金（肺）
	↑	↑
关	木（肝）	土（脾）
	↑	↑
尺	天一生水（肾水）	地二生火（命火）

我 70 多年来的实践体会确是信而有证，历试不爽的。

4. 诊脉方式 诊脉时最好要用双手同时切脉，便于对比体会；诊脉时一定要坐正平位，以利血流畅通。三指按脉（总按法）可得到一个总的概念，然后再以示、中、无名指分别切脉（单按法），以比较脉气之强弱盛衰，获悉何脏、何腑病变。宋代精于脉学的刘立之，每以中指点取三部，有"刘三点"之雅号。但个人体会，示指敏感度似较中指为强。还需注意脉位异常之反关、斜飞之脉。

5. 胃、神、根 "胃"指脉的胃气，就是缓和有生气之脉，久病、重病见之，是为吉兆，多可转危为安。"神"是指下按之有力，又不散乱，亦是佳象。如按之散乱或若有若无，或轻按有，而重按则无者，或沉细之中候有依稀之状者，皆是无神之脉，预后不佳。"根"多以尺部为根，或以重取应指为根；如重按即无，或尺部难以触及者为无根，预后不良。

综上所述，诊脉确实可以揭示线索，洞悉病机，为立法用药提供依据，是应该深入体会，认真掌握的诊法之一。但是，其他诊法也不能忽视。《内经》云："四诊合参，庶可万全。"李时珍也不赞成单纯凭诊脉以断病，而是主张四诊合参、脉证并重的。他说："上工欲会其全，非备四诊不可"，这是客观全面的。作为临床中医工作者，为了发挥中医学的特色，我们精研望、闻、问诊法的同时，切不可忽视脉诊，这是继承、发扬中医学术不可掉以轻心的大事。

〔写于 1998 年 4 月〕

【修订感言】值得庆幸的是近一二十年来，中医界有识之士，对脉诊研究掀起一股高潮。世界中医药学会联合会、山东中医药学会、山东省中医药研究院先后成立了脉学研究机构，涌现出一批研究脉学的专家学者，他们在继承整理的基础上，结合现代医学，在脉学微观化、全息化等方面取得了令人瞩目的成就，对疾病可作定性、定位和定量的诊断，可以与 B 超、CT 相媲美，而且对辨证用药有精确的指导意义，这是十分可喜的事。例如许跃远、金伟、王光宇、寿小云诸氏，均各有所成，著书立说，创研新论，发现特脉，办班传授，对脉学的深入研究，振兴中医药事业，作出了不可估量的贡献，是令人钦佩欣慰的。尤其令人高兴的事，是我市白蒲阳光医院范建忠院长，毕业于南京中医药大学，勤奋好学，对中西医学均有造诣，尤于脉诊深究苦研，颇多体悟。在临床时，可以不用患者叙述，而能凭脉断病，直窥疾病的病因、病机、定位、定性，辨证施治，增强患者信心，提高疗效，为继承、弘扬中医学术，做了一件大好事，可喜可贺也！近日携其所著《现代脉诊与临床》书稿前来索序，翻阅之余，新意扑面，充分运用血流动力学、血液流变学、应激与神经内分泌免疫网络基本理论，对应人体内物质、能力与信息三大要素之间的关系，以解释脉诊的基本原理，提出新的脉诊观念、方法和技能。将传统脉诊之原理、技巧，用现代医学理论加以阐述，明晰晓畅，使"心中了了，指下难明"的古老脉诊现代化，读后可以快速掌握，得心应手，提高诊治水平，为振兴中医学术，作出卓越的贡献。

〔写于 2013 年 4 月〕

关于中西医结合工作的几点看法

毛泽东主席 1954 年就指出："重视中医，学习中医，对中医加以研究整理，并发扬光大，这将是我们祖国对全人类贡献中的伟大事业之一。"随后又发出"学了西医的人，其中一部分又要学中医，以便运用近代科学的知识和方法来整理和研究我国固有的中医和中药，以便把中医中药的知识和西医西药的知识结合起来，创造中国统一的新医学、新药学"的号召。周恩来总理也说："把中医整理出来，和西医比较有科学性的那部分结合起来，形成一个中国的医学。这个中国医学，不仅要为中国人民服务，而且要为世界革命人民服务。""时候已经到了，现在不结合，到什么时候结合？等老中医死了再结合？"中共中央为中医工作，还专门发了 56 号文件，强调"中医院要突出中医的特点，从门诊到病房要体现以中医药为主，但还必须配备现代化科学仪器设备，配备足够数量的中西结合的高级医生，以便用现代科学的知识和方法，研究、总结和提高中医的疗效及其他理、法、方、药的辨证论治规律，使中医院真正成为发掘、提高祖国医药宝库，培养提高中医中药人才和训练中西医结合骨干的基地"。这给我们明确指出中西医结合工作的重要性和迫切性，也指出了方向，是鼓励，也是鞭策。

无数事实证明，只有通过中西医务工作者的共同努力，才有可能快速地创造我国统一的新医药学。个人认为，开展中西医结合工作，具体可从以下 4 个方面着手。

一、以辩证唯物主义思想作指导，取中西医之长，走创新之路

我们要搞好中西医结合工作，必须首先坚持用辩证唯物主义思想作为指导思想。因为"不管自然科学家采取什么样的态度，他还是得受哲学的支配"。医学和所有的自然科学一样，总是受哲学支配的。中西医结合工作，必须依赖于唯物辩证法的指导，才能健康地发展。中医虽然是几千年来劳动人民跟疾病作斗争的经验积累，但由于它形成较早，受历史条件及当时自然科学水平的限制，中医理论对人体构造的细节、生命过程的物质基础缺乏微观的了解。同时在理论中也掺杂了一些糟粕，所以我们一定要遵照"古为今用，洋为中用""取其精华，弃其糟粕"和"推陈出新"的方针，给予有选择的继承和整理提高。西医是近代发展起来的，它借助已经发展到一定高度的自然科学工具进行研究，形成了独立体系，对进一步发掘提高中医学有很大的启发和促进作用。在强调西医学习中医的同时，我们中医工作者也要学习一些现代医学的基础知识，从而获得共同语言，才有利于加速搞好中西医结合的工作。中西医只能在发展中结合，在结合中不断发展提高。因此，中西医务工作者一定要团结一致，相互学习，取中西医之长，走创新之路。举例来说，中药泽泻在《神农本草经》中有"久服耳目聪明，延年轻身"的记载，说明它有延缓衰老作用。近年来在动物实验中证实了它是一种降低血脂及抗脂肪肝的有效药物，还能增加冠脉流量，临床验证，确有效果。又如莶闾子"主五脏瘀血，腹中水气""疗心下坚，膈中寒热"，用以治疗肝硬化腹水，也有显著疗效。白英主治"恶疮""女

子阴中内伤"，可以用治宫颈癌。根据《灵枢·五色篇》中"阙上者，咽喉也"的记载，于此穴针刺治疗白喉，止痛快，退肿速。又根据同篇"面王下者，膀胱、子处也"的启示，用"人中"来目测妇女子宫的大小、病变，我的学生林纬芬医师根据所见所闻，便在临床上检测300例男女人中形态、色泽的变化，进一步证实了它的诊断价值（详见《薪火传承卷》）。同时妇女做输卵管结扎时针刺人中，针麻效果也好。这些都是"古为今用"的例子。在读古典著作时，我们要用望远镜、放大镜，要"于无字处悟深意"，才能做好发掘工作，为中西医结合提供线索。

再从"洋为中用"举例来说，如《素问·金匮真言论》："阴中有阴，阳中有阳。平旦至日中，天之阳，阳中之阳也；日中至黄昏，天之阳，阳中之阴也；合夜至鸡鸣，天之阴，阴中之阴也；鸡鸣至平旦，天之阴，阴中之阳也。故人亦应之。"这是古人用自然界昼夜变化规律来说明人体阴阳消长变化的机制，启示我们掌握这一节律变化，更恰当地辨证、用药，来调节机体内在的功能，促使疾病早日康复。又如，现代医学认为梅尼埃综合征是由迷路水肿引起的，南通市中医院内科史载祥医师受到启发，就用降逆利水的赭石 30g、姜半夏 18g、车前子 30g、夏枯草 18g 制成了"晕可平糖浆"，与南通医学院附属医院五官科验证 183 例，有效率达 92%，疗程短，无不良反应。昆明山海棠是治疗变态反应性疾病类风湿关节炎具有良效的药物，考虑到慢性肾炎同为自身免疫性疾病，属第Ⅱ、第Ⅲ型变态反应，因此就用它治疗慢性肾炎，通过临床观察，发现它对慢性肾炎蛋白尿有较好的疗效。一些服用激素及环磷酰胺无效的病人，用之亦有效。但对混合型或肾功能不全有氮质血症者其效较差。胃下垂、肺心病，若从病理学上去认识，都有"瘀血"病变的存在，我们在辨证论治的前提下，加用活血化瘀药，疗效大大提高。再如，高血压患者经用平肝降压药收效不佳时，病人虽无瘀血征象，但心电图提示心肌劳损或供血不足者，加用丹参、川芎、红花等活血化瘀之品，往往使降压疗效显著提高，血压和临床症状均得到较好的控制。

这不是说中医完美无缺，毛泽东主席曾指出："决不能无批判地兼收并蓄。"又说："我们对中医须有全面的、正确的认识。必须批判地接受这份遗产，必须把一切积极因素保存和发挥，将来只有一个医，应该是唯物辩证法作指导的一个医，不是两个医。"我们要向这个目标奋勇前进。我们要运用控制论的黑箱学说，把中医学这个宝库打开，为人类健康作出更多贡献。要运用分子生物学手段，以多学科协作，共同来探讨中西医结合的理论，以加速创立我国统一的新医学新药学。我认为湖北中医学院与武汉大学的专家进行中医控制论的研究，运用电脑和现代仪器提供检测数据，改进中医传统的检查方法，提高辨证论治水平，促进了中医现代化，这是良好的开端，值得欢迎和重视。

二、辨证与辨病相结合，探索规律，创造新的诊疗体系

中医辨证，西医辨病，各有短长，因此必须给予有机的结合。证候是机体的病理反应，疾病是症状产生的原因，两者有因果关系。临床实践证明，证病紧密结合，对于发挥中西医诊治疾病的集合优势，探索临床诊治规律，提高治疗效果，推动中西医结合，具有重要的意义。

辨证论治是一个以朴素的唯物辩证观点认识疾病、处理疾病的"认识论"和"方法论"，它具有整体观和动态观的特点，是中医治

疗学中的精髓，是我们应该掌握的重点。只要我们正确地运用它，就能对某些疑难病例，获得比较满意的疗效。例如"血紫质病"是一原因尚未明确的体内紫质代谢紊乱的疾患，比较罕见。临床上曾遇到一李姓男性患者，28 岁，工人，近 1 年多来，每 3～4 个月必剧烈腹痛两日，当时排除了急腹症，仅作对症治疗。后经尿检发现大量血紫质而确诊，发作时用"哌替啶"，腹痛始趋缓解，经多方治疗均未控制其发作，遂来我院就诊。经辨证属于"脾肾阳虚"，用温补脾肾之品淫羊藿、熟附子、肉桂、炮姜、胡芦巴、党参、白术、小茴香、延胡索、甘草，届期没有发作，随访已愈。又如一肾盂肾炎患者，经长期应用清热、凉血、通淋等治疗，未能根治，仍有腰酸、低热、尿频等症状，尿检红细胞一直未消失，时轻时剧。后根据其症状及质红之舌，弦细而数之脉，辨证属于肾阴亏损，瘀热逗留，改予滋阴益肾、泄化瘀热之剂。5 日症情改善，10 日而趋稳定，继用六味地黄丸调治而愈。这使我们认识到辨证论治的卓越作用。但现在处在 20 世纪 70 年代，我们不能仅仅满足于辨证论治，它还有一定的局限性，我们不要国粹主义，隐讳自己的缺点，有破才有立。例如直肠癌早期的症状，往往易与痔疮或慢性痢疾混淆，如果不运用现代医学的方法早期确诊，就有贻误病情的不良后果。现代医学科学所做出的物理的、实验室的各方面的检查所得出的证据，已大大超过我们望、闻、问、切的诊察范畴，它对多数疾病能作出明确的诊断和认清疾病实质，中医的辨证较之还有不足之处，还要再提高，充实新的内容。例如急性肾炎，发热、浮肿等症状消失了，一般就认为已痊愈了，但小便检查仍有蛋白、管型及红、白细胞。又如黄疸型肝炎，黄疸虽已消退，但肝功能尚未正常，就不能说是已愈。再如 1 例伤寒合并中毒性心肌炎的患者，在伤寒痊愈时，脉搏无结代的表现，而心脏听诊心音低钝，第一心音明显减弱，心电图示一度房室传导阻滞、房室交界区性早搏。说明心肌炎尚未脱离危险期，可是患者精神、食欲均很好，苔、脉也无异常，这是"有病可查，无证可辨"。如不辨病，则易放松警惕，造成不愉快的后果。所以我们必须用辨证与辨病相结合的方法去认识和对待疾病，才能对疾病逐渐产生新的认识，为治疗提供更有效的措施。例如肺结核仅从肺阴虚着眼，单用养阴补肺的药，效果常不太满意，加用了具有抗结核作用的百部、地榆、紫金牛、白毛夏枯草等药，疗效就显著提高。大叶性肺炎的风温证，如果在辨证的同时加用大剂清热解毒药如鱼腥草、白花蛇舌草，疗程就可大大缩短。白血病如单从气血亏虚着眼，纯用补养气血之药，收效不佳，加用清热解毒、杀白血病细胞的药物，"扶正祛邪"并进，效果可以比较满意。这里要注意的是，在辨病的同时，切不可放弃辨证，我们不能机械地像去电影院似地"对号入座"，而要如帽子店、鞋子店似地对号发货才行。也就是说，我们既要针对某一病的共性，还须在人体不断适应的条件下联系其表现的情况，认识到不同受激的人体反应，重新建立一套以唯物辩证法为指导的中西医融会贯通的诊疗方法。例如用免疫抑制药治疗肾病综合征时，配合中药二陈汤以减少消化道的反应，配用当归补血汤加味以防止白细胞降低，疗效就更为满意。1977年肾炎座谈会在北戴河举行，一致反映慢性肾炎单纯用西药或单纯用中药的治愈率都不太满意，而中药配合免疫抑制药或激素，治愈率就可大大提高。这使我们进一步认识到，中医和西医两者虽然都是劳动人民长期与疾病作斗争的经验总结，都有极其宝贵的科学价值，但由于受到历史条件和思维方式等的限制，都各有其局限性，都须"取其精华，弃其糟粕"。辨证与辨病有机地相结合，推陈出新，达到相互补充，从临床到理论，探索其内在的统一规律，以逐步创造出我国统一的新医药学。

三、采风访贤，搜集单方验方，进行实验筛选，寻找新的疗法

通过采风访贤，搜集单方验方，进行实验筛选，可以找到新的有效药物以提高疗效，并有利于阐明其机制，为创造新医药学提供资料。明代吴又可在其《瘟疫论》里提到一病有一病之毒（指急性传染病的致病因子），如果能找到针对一病之毒的药物，就能提高疗效，而无须君臣佐使地增减，只要辨病就行了。这种特效方药是治病的理想工具之一，在目前可能还有人不同意这样做，深恐影响辨证论治的原则精神。我认为这是攻克疾病的一个措施，既不会削弱辨证论治的原则，还可以丰富治疗的内容，提高疗效，一举数得，何乐不为？例如，螃蜞菊原是民间用来治疗感冒发热的一种草药，通过动物实验和临床观察，用其片剂或注射剂治疗麻疹、流感、乙脑、肝炎、流行性出血热、腮腺炎等病毒性疾病，取得了较好的疗效。过去我院曾先后搜集民间一技之长的疗法，如季德胜同志的蛇药，陈照同志的瘰疬拔核药，成云龙同志治肺脓肿的金荞麦，得到全国医药卫生科学大会的奖状。此外，南京军区总医院经过动物实验，筛选到降脂的卓效药——细辛，而且只用小量（每日 2g）。如果从中医辨证角度出发，是不会选用这味药的。中国人民解放军第 181 医院采取"粉背雷公藤"治疗类风湿关节炎取得显效，我院验证 10 例，病人肿胀变形的关节均在数日内得到缓解，血沉下降，疼痛消失。因其有类激素的反应及胃肠道刺激症状，经加用有关中药后，这些不良反应即行解除，患者可以坚持服用而获根治。桂林市中医院用天南星科植物"卜芥"的根茎，治疗毒蛇咬伤有显效（治愈率

99％），还能治疗钩端螺旋体病（治愈率93.2％），除对肺出血型疗效较差外，其他类型体温平均2.2天内恢复正常。冰凉花治疗室性早搏、心衰，具有疗效较好、无不良反应的优点。蜂房研粉，每日1次用2～3g炒1枚鸡蛋治疗慢性支气管炎，60％以上的病人在3天内见效，有效率达92.6％，具有高效、速效，还有催眠、增加食欲及止血的作用。这些单方草药都来自民间，超过了常规方药的疗效，值得我们广泛地去发掘、应用。

有些复方，经过筛选，找到主要奏效的药物，简化了处方，有利于研究和总结提高。如治疗慢性粒细胞白血病的当归芦荟丸中共有11味药，经筛选后证实主要有效药是青黛1味。冠心苏合丸原是6味药组成，经动物实验证实扩张冠脉流量的是苏合香油和冰片。天皂合剂经实验筛选证实其主药是天花粉，又去掉了其异体蛋白，就完全没有反应了。天津传染病院用养阴清肺汤合仙方活命饮加减治疗局限性咽白喉，取得了良好的疗效。但是开始用药较多，后经临床筛选，用养阴清肺汤中的玄参、生地黄、麦冬、五味子，加入黄芩、连翘，制成"抗白喉合剂"，清热解毒作用较前加强，不仅退热快，而且假膜脱落迅速，经临床观察，疗效与白喉抗毒血清无明显差异。这些都启示我们，用这种方法能简化处方，找到主要有效的药物，便于总结提高。这种辨病用药与辨证论治是不矛盾的，可以相辅而行，为创造新的诊疗体系提供参考。

四、改革剂型，发挥中医中药的卓越作用，更好地为临床服务

为了方便使用，提高疗效，我们还要进行剂型改革，这样也有利于总结、阐明其机制。如参附注射液静脉滴注抗休克，醒脑静注射液治中风，就有利于抢救之用。要克服"一碗苦水"的现状，让

患者能及时吃到药。我们认为，改革剂型不会降低疗效，相对地还会提高疗效，又方便服用，应大力提倡，加以推广。

通过以上 4 个方面的实践探索，对开展中西医药结合工作可能有些帮助，为创造我国统一的新医药学提供些资料。为实现毛主席和周总理的遗愿，让我们认真学习，刻苦钻研，在实现"四化"的长征中，作出应有的贡献！

〔原载于《南通医药》1979 年第 1 期〕

【修订感言】这篇文章发表至今已经过去 27 年，回首以往所走过的道路，不免感慨万千。

中西医结合是我国特有的学术形式，已经走过了半个世纪，成就不少，值得肯定，也值得赞扬。中西医结合在党和政府的推动下，彻底改变了旧中国中西医学术上的对立，使中医与西医有机会进行学术交流。尤其是政府号召西医学习中医，对于印证中医疗效，提供技术支持平台，开展大规模的危急重症的中西医结合治疗，提高中医疗效，都起到了积极的作用。也就是说，中医与西医在临床技术上的结合，是非常成功的。至于中医与西医在理论上的结合，或者进一步创建统一的新医学，可以说收效甚小。事实说明，任何真诚、美好的主观愿望，如果背离了客观事物的规律，就难于取得预想的效果。

现在深入反思中医与西医，虽然都是治病救人，但是它们对于人的认识并不相同。中医紧紧依靠的是人的主观感觉，认为病人的主观感觉就是医生的客观依据，可以信赖，依据四诊就能判断病证的属性，据此立法遣药，就能取得很好的疗效。西医的诊断，为中医提供了证据，也就是古人所说的"尽见五脏症结"，而中医对于

"症结"的描述，并不用细胞分子，而是常用气血痰浊的聚散，其治疗也不是直接针对细胞分子，而是用中医概括的一套独特的语言进行辨证论治。由此可见，中医、西医属于不同的学术体系，不能用一个标准衡量，也不能任意地改造中医。

也就是说，中西医之间，可以互相了解，互相沟通，互相配合，甚至在将来创造出一个"结合医学"体系。但是，决不能急功近利，更不应该完全从西医的标准出发，肢解、改造中医。如果中医被肢解了，被改造完了，中医不存在了，那中西医结合也就没有依托了，也就会自然消失了。

值得说明的是，我们这样说，并不是出于保守。我的师兄姜春华教授就说过，中医不只是中医从业人员的，谁发扬了中医，谁就是继承人。我们还可以说，中医不仅是中国的，也是世界的，是人类共有的财富。我们只有出于一种历史责任，要保护好中医学术，使它不至于在当今各种理由的冲击下，被取代、被肢解、被消灭而已。邓铁涛教授形象地说中医是和氏璧，中医这个和氏璧，不为自己的处境悲哀，而为不被世人了解而心焦，这就是当代中医人的胸襟与抱负。

因此说，中西医结合的出路，关键在中国几百万西医要科学客观地认识中医，学习中医知识，正确运用中医药，不但能降低患者负担，提高治疗效果，而且有可能超越世界水平，创造出世界一流的治疗效果，展现中华民族优秀文化的深厚魅力，那才是功德无量的壮举。

〔写于 2006 年 2 月〕

辨证与辨病相结合的重要性及其关系的探讨

中医的"辨证论治"与西医的"辨病论治"相结合的重要性及其关系，我在1961年7月号《江苏中医》曾简要提及。今阅《中医杂志》1962年第1期孙世荃同志的《辨证论治和机体反应性问题》一文，颇为精辟，对其论点及远景之瞻望，我基本同意。兹将辨证与辨病相结合的重要性及其关系，略加探讨。

中医的"辨证论治"是针对机体各个部分以及整体的主要功能状态与病理活动，给予综合性的评定，提出恰当的处理。也就是根据病情，运用四诊八纲，结合病因，加以归纳、分析，区别证候的属性，辨识邪正的盛衰，推测疾病的转归，从而确定治疗原则与具体治疗措施。西医的"辨病论治"则是在寻找病源，明确诊断的基础上，针对病源用药的。证候是疾病反映的现象，疾病是证候产生的根源。因此，"证"和"病"是一种因果关系，具有不可分割的有机联系。个人认为，否定或肯定病和证的任何一方面，都是片面的、不完善的，而两者结合，则是创造新医药学派的重要途径。

辨证论治的优点，为不论对如何复杂的病情，都可依据症状，从阴阳消长、五行生克制化的规律中，运用四诊八纲的方法归纳分析，提出综合治疗的措施，但缺点则是对疾病产生的具体机制和明确的诊断缺少现代科学依据。例如西医对无黄疸型传染性肝炎的诊断，除了有关的主要症状外，还必须具有肝大、压痛以及肝功能异常等客观检查指标。而中医对该病的认识，则可有肝脾不调、肝郁气滞、阴虚肝旺、肝肾两亏、脾虚湿阻、血瘀癖积等不同证候归类，而这些不同证候也可同时出现在其他疾病的发病过程中。这种中西医之间在诊断上所存在的客观差别，如果不经综合参考分析，有可能导致医疗上的严重失误。例如直肠癌早期症状易与慢性痢疾混淆，如果不经运用西医学方法早期确诊，中西医结合，严密观察，及时给予相应的治疗措施，就很有可能导致病情恶化，癌肿转移，甚至不治。另一方面，也应看到，目前西医学对许多疾病本质的认识还不够全面透彻，许多疾病的发病机制还未能被完全阐明，如果单纯采取西医学"辨病论治"的方法治疗，有时临床疗效也不理想。如能"辨证"与"辨病"密切结合，研究疾病与证候的关系，探索临床诊治的规律，则相得益彰，对于今后医学的发展和提高，具有重要的意义。

继承发扬中医学，是我国医务工作者当前的一项光荣而艰巨的任务，而关键问题在于西医学习中医。几年来，许多西医同志系统学习中医以后，在中医文献整理和中医理论机制研究等方面取得了成绩；在临床实践方面，采用了许多中西医结合的疗法，如小剂量穴位注射、中药穴位电离子导入等。对某些严重、顽固的疾病，提出了恰当的中西医结合的治疗措施。如对伤寒之偏于湿重者，运用化湿宣中之中药配合氯霉素治疗；对慢性肾炎之水肿严重，久治无效，以脾肾阳虚为主者，以"壮火制水"法，适当配合氢氯噻嗪，脾肾阳虚而兼见阴虚者，以"温肾养肝"法配合激素治疗，效果大大提高。在病理机制方面，也有了进一步的探讨，例如上海市伤科研究所研究发现肾上腺皮质有调节钙磷平衡、促进骨折愈合的作用，并从中受到启示，进而运用中医"肾主骨"的原理对骨折患者进行治疗研究，证明补肾法确能改善肾上腺皮质的功能，维持骨的正常代谢，缩短骨折愈合的时间。这不仅提高了疗效，而且对中医理论的阐发也提供了宝贵的资料。

几年来，我们在临床研究工作中，也深深感觉到西医学的基础知识能给予我们很大启发与帮助，使我们找到了许多新的疗法。例如我们从蚯蚓液治愈下肢溃疡的经验中，理解到蚯蚓液具有修复溃疡面的作用，从而启发我们引用以治溃疡病，取得了良好的效果，倘若不结合"辨病"，而仅从"辨证"着眼，是无论如何不会采用这种咸寒之品来治疗的。又如脉见歇止，一般多属虚证，但在病理学上心脏往往呈郁血状态，因而启发我们采用"活血化瘀"之药治疗，也同样取得了显著效果。气管白喉是危急的病候，由于假膜堵塞气管和喉组织水肿常致窒息死亡，由此启发我们运用蠲痰（促进呼吸道分泌液亢进，使假膜易于脱落）、泻水（人工脱水，改善喉间水肿）的中药，拟订了"利气夺命散"（猪牙皂、金礞石、硼砂、白矾、芫花）治疗，使一度、二度气管白喉患者避免了手术的痛苦。中毒性心肌炎是一种死亡率较高的疾病，心肌受损呈断裂状态为该病致死之主因，因而联想到伤科药"七厘散"的应用，或于煎剂中加用血竭，使疗效显著提高。再如某些久治不愈的慢性纤维空洞型肺结核患者，其机体的活力和代谢情况，也就是组织修补能力，多呈沉滞不振的衰退状态。所以我们在治疗上不单纯固守养阴一法，一面采取具有兴奋作用的药以扶正气，一面又从纠正局部病灶的病理改变着眼，选用破癥散结、活血化瘀、解毒杀虫的药治疗，对于临床症状的迅速改善、病灶的吸收和空洞的闭合等，均具有良好的效果。我们还从疾病的病理变化着眼，分别从本草文献中有关主治

"恶疮""女子阴中内伤"，以及主治"五脏瘀血，腹中水气""疗心下坚，膈中寒热"的药物中，筛选出治疗子宫颈癌和肝硬化腹水的有效药物，也取得了一定成绩。

以上事例表明，中西医相互启示合作，辨证与辨病相结合，大大有利于发掘中医学这一份宝贵遗产，为治疗危害人民健康的某些顽固疾患，提供重要的研究线索。

〔原载于《中医杂志》1962 年第 3 期〕

【修订感言】 这篇文章发表于 44 年之前，历史唯物地看，应当说起过不小的积极作用，至今仍然是进行中西医结合的主要方法。但是，在具体理解、具体运用这一方法的时候，不可避免地出现了这样那样的问题，需要我们重新评价它的历史作用与现实意义，这才是认真负责的做法，也必将对于今后的研究提供新的思路。

半个世纪之前，中医是一种什么状况呢？

中华人民共和国的成立，宣告了一个旧时代的结束。然而，摆在亿万人民面前的是一种百废待兴的局面，贫困和疾病仍然严重地危害着人们的生活。在旧中国中医饱受被取消之苦，遍布于全国城乡的 50 万中医药人员的作用不但没有得到重视，反而受到卫生部门错误政策的无情摧残。它的生存与发展面临前所未有的困境，几乎到了难于生存下去的境地。

1954 年 6 月开始传达毛泽东主席对改进中医工作的指示精神，对歧视、限制中医的错误做法进行了纠正。在毛泽东的关怀下，中医走进了西医独占的医院，使其成为"综合医院"，并在全国成立了多所中医医院，这就为验证中医疗效、开展中西医结合，奠立了基础。1955 年起开展了大规模的西医学习中医的运动，这在从前是不可想象的，因为 20 世纪开始之后，中医长期被认为是不科学的，只有中医学习西医的必要，而没有大规模西医学习中医的可能。1955年底成立了中医研究院，希望使古老的中医学术能够逐渐得到科学的解释、验证，走进现代科学的殿堂。1956 年开始成立中医学院，使古老的中医学成为吸引有志青年的高等学府，从根本上解决了中医后继乏人和自生自灭的低素质循环的状况……这一切为中医的复兴奠定了基础。

从 1954 年下半年开始，随着中医进医院和西医学习中医运动的开展，在越来越多疾病的诊治中实现了中西医的团结合作，这是中西医结合的最初形式。中西医团结合作，就是在相互尊重，相互团结的前提下，双方在诊治同一病人的过程中进行配合和协作。主要采取西医诊断，中医治疗或西医共同治疗的方式，通过临床观察，对中医优于西医的独特疗效加以验证，然后进行总结加以推广，这是一种以临床观察为手段的科学研究。

各地中医机构的建立与恢复，促进了中医学术的发展。比如北京市公共卫生局自 1954 年下半年起，陆续在市立第三医院、儿童医院设立了中医部，在市立第七医院设立了中医门诊部，并成立了三百人门诊（量）的综合性第二中医门诊部，作为指导中医业务的核心，原有中医机构也予以充实扩大。至 1955 年 10 月北京市市属医院医疗机构共有中医门诊部 2 处，医院中医部 2 处，医院中医门诊部 2 处，针灸门诊部 1 处，参加工作的中医共 48 人。北京市公共卫生局在遴选参加医院工作的中医时，充分考虑到维护中医内部的团结，邀请北京市中医学会推荐人才。

通过半年的临床实践，新建立的中医机构在治疗上都取得一定的成绩。儿童医院中医部内科门诊有效率为 72%；病房会诊治疗有效率 68%；针灸科治疗有效率为 93%，针灸门诊部门诊治疗有效率为 88%；耳鼻喉医院用中医针灸疗法治疗急性扁桃体炎有效率为 99%。这些不可否认的事实证明，中医对很多慢性病、急性传染病、儿科疾病以及在正骨、痔瘘等方面都有宝贵的医疗经验和科学价值。此外，不少西医长期没有治愈的病例，经中医治疗后痊愈或病情减轻。如第三医院治好了支气管炎、心内膜炎、高热不退、胃痉挛等；儿童医院针灸科治好了四肢麻痹、痉挛、小便失禁、风湿性关节炎，内科治好了肾炎、小儿脱肛、腹泻等；第七医院还治愈了痛经、消化性溃疡、先兆流产等；第一医院针灸科治好了癔病、呕吐、关节痛等；第一和第二中医门诊部治好了闭经症、慢性消化不良、支气管炎、遗尿、慢性胃溃疡、面神经麻痹、半身不遂、关节痛、脱白、痔核、肛裂等病。

由于中医在治疗上具有显著疗效，西医开始认识到中医的作用，初步扭转了对中医盲目轻视和不信任的态度。在设有中医部的医院中，中西医间的相互了解、沟通加深了，已开始出现了一些中西医合作的事例。如治疗急性肺炎，一面输氧气，一面服中药；治疗支气管喘息，一面注射平喘药，一面服中药；还有在外科方面，有用中药红升丹治疗久不收口的外科手术感染等。西医的急救和诊断技术也帮助了中医从容治疗和更为确定的诊断。

在 1955 年 12 月 19 日中医研究院成立典礼大会上，石家庄流行性脑炎治疗小组同重庆市痔瘘医疗小组、唐山市气功疗法小组以及治疗血吸虫病药物"腹水草"的贡献者，一起受到卫生部的表扬，并接受了卫生部颁发的奖状和奖金。之后，河北省卫生厅组织编写的《流行性乙型脑炎中医治疗法》印行，郭可明也专门撰写了回答许多中医同道询问石膏用法诸问题的文章在《中医杂志》上发表。

先生还曾经受到毛泽东主席的接见，石家庄市中医院治疗"乙脑"的经验开始在全国"乙脑"流行地区推广。中西医生结合治疗小儿肺炎、黄疸型肝炎、急性胃肠炎、痢疾、扁桃体炎、上呼吸道感染、肠伤寒、斑疹伤寒、猩红热、白喉、流行性出血热、疟疾等疾病方面，都取得了很好的疗效。章次公老师此时也受命进入北京医院组建中医科，开展门诊、会诊工作。所有这一切，充分验证了中医药的疗效，让事实来说明中医药是科学的。

1958 年 10 月 11 日，毛泽东在卫生部总结第一届西医学习中医班的情况报告上批示说："中国医药学是一个伟大的宝库，应当努力挖掘，加以提高。"可以说这是中医学获得的最高评价，一向被认为不科学的中医学以及它的从业人员，此前是不敢奢望的。

以上事实说明，虽然直至 20 世纪 50 年代末仍有一些西医对中医抱有怀疑和歧视，但顽固的偏见并不能阻挡历史潮流。在卫生行政部门和中华医学会的推动下，毛泽东主席关于西医学习中医，整理与发掘中医学的号召，已经变成千万人参加的社会实践，越来越多的中医走进了西医医院的大门。吸收中医参加医院工作的初衷是为了推动西医学习中医，促进中西医团结合作，而客观上却起到了验证中医学术、提高中医疗效的作用。

正是在这样的历史背景下，辨证与辨病相结合的方法，逐渐由自发走向自觉，形成了一种模式。在反复强化之后，作为一种具有战略意义的法则被提到了人们的面前，起到了积极推动中医学术发展的意义。因此，我所提倡与强调的"辨证与辨病相结合"的精神，不仅是"合于时务"的务实之举，也是先师章次公先生"发皇古义，融会新知"和"双重诊断，一重治疗"学术思想的进一步发展。

但是，任何事物都有两面性，而且中医与西医毕竟属于不同的学术体系，中医学在充分了解了西医学的长处之后，也充分认识到了西医学的局限。尤其是疾病谱的变化，西医学在还原认识方法上的缺陷，以及化学合成药对人体不良反应的日益严重，使西方国家也开始进行反思，并逐渐认识到了中医学的优秀本质。在发生了这样明显变化的今天，如果仍然强调在西医的病名之下再行辨证，中医学术的独立地位就会受到影响。更有甚者，不少人把传统中医的灵活辨证，改造成了辨证型，人为地把患者分成几个证型，每一个证型对应一个处方，只要主症加次症等于某种证型，就机械地始终使用一个处方治疗，不许随证变化药味。为追求统计学意义，削足适履，不敢越雷池一步，不敢坚持中医的特色，把中医的辨证论治治病活法庸俗化、机械化，变成僵死的教条，背离了中医辨证论治的精髓，势必会失去中医的特色与优势，造成学术萎缩。因此，不能不引起我们的警惕，防止把辨证与辨病相结合的方法引入歧途。

〔写于 2006 年 3 月 1 日〕

辨证论治纵横谈

辨证论治是中医认识疾病和处理疾病的基本法则，也就是怎样辨别病证、进行治疗的过程与手段，这是中医的认识论与方法论的结合。它是针对机体各个部分及整体的主要功能状态与病理活动，给予综合性评定，提出恰当的处理方案。具体说，就是根据病情，运用四诊八纲，结合病因，加以归纳分析，区别证候的属性，辨别邪正的盛衰，推测疾病的转归，从而确定诊断与具体治疗措施的基本原则，从错综复杂的症状中探求病因（从证求因、从时求因）、病位（依机体反应状态而判定，如表里、上下、气血、脏腑、经络）、病性（据病理机转而决定，如寒化、热化或正气之虚实、病邪之浅深），并据此立法用药。不论病情如何复杂，或是比较隐蔽，一时尚难确诊的病证，都可以通过观察致病因子刺激机体所引起的反应性的变化（症状），推勘机体内在的变化。《内经》"有诸内，必形诸外"，就是这个含义。辨证论治是中医理论体系的独特之处，中医工作者如能熟练掌握之，并通过临床实践，对此客观规律加以总结，不断提高、丰富、发展之，就可使中医中药放出更为灿烂的光辉。所以我认为，如能掌握好辨证论治的规律，世界上就没有绝对的"不治之症"，而只有"不知之症"。

兹就辨证论治有关内容，提出个人的肤浅见解，就正于同道。

一、首先应该明确的几个问题

（一）学习辩证法，掌握客观规律

学习辩证法对我们的思维方法的培养，分析能力的提高，有重要的指导意义。灵活运用辩证法，在辨证论治过程中，就会抓住主要矛盾，找出头绪，看清问题，对复杂的病情，也能迎刃而解，而不至于头痛医头，脚痛医脚。这是因为各个人机体各部分的组织强弱、功能大小有时也不尽相同，一旦不能适应或抵抗疾病因子的侵害而发病时，大体情况虽相似，具体变化与药剂的反应却常有出入。往往同病同治，不能收到同样的效果，这其中存在着矛盾辩证法普遍性与特殊性的问题。辨证论治比较强调照顾个人的特殊性方面，提出了"同病异治，异病同治"的法则，丰富了我们治疗疾病的手段。例如，头痛原因有多种，首先应分外感、内伤两大类。外感中，风热头痛，治宜祛风散热；风寒头痛，治宜辛温疏解；阳明燥热头痛，又宜清泄通腑。内伤中，肝阳头痛，治宜平肝潜阳；阴虚头痛，治宜养阴柔肝；气虚头痛，治宜补气升清。再如胃痛之机转也有多种，是新病，还是宿疾；是本腑所致，还是它脏引起；是痛点固定，还是游走不定，都须细加辨析。一般而论，游走不定，得噫较舒的为气滞，治宜疏肝和胃；固定不移，饮汤水则呃者为血瘀，治宜养胃消瘀；痛势绵绵，得食则减，得按较舒者为中虚，治宜补中缓痛；胃部硬痛成块，按之更甚，饱嗳吞酸者为食滞，治宜消食导滞；烦渴喜冷饮，嘈杂呕吐者为热郁，又当清热安胃。凡此，都必须审证求因，从因论治。只有辨明主因，立法用药，才能药中肯綮。

（二）练好基本功，把握辨证方法

辨证论治是在中医理论指导下，运用理法方药一整套法则进行的。所以说，要把握辨证方法，就必须练好基本功。如对阴阳五行、脏腑经络、营卫气血、三因四诊、八纲八法等基本理论，均需精研掌握。中医学辨证的客观方法，集中体现在四大经典著作中，我们必须下苦功把它读懂、读通，该读熟的还要读熟，只有这样，在临证时才能触类旁通，灵活运用。《内经》是中医生理、病理、诊断、治则、摄生等方面的理论渊源，一定要下功夫精研。对仲景学说也要进行认真地研究，因为它是在《内经》理论指导下形成的，同时又丰富和发展了《内经》理论，《伤寒论》是将中医理论和临床实践加以结合而产生的中医诊疗学。仲景学说是质朴的、严密的，充满辩证法思想的。六经辨证的客观规律不仅适用于外感热病，同时也适用于内伤杂病。翻开《伤寒论》六经病都有一个客观标准，但是病有常，就有变。《伤寒论》把正治、变治、斡旋、救逆诸法讲得清清楚楚，但是它的核心，又离不开阴阳，离不开正与邪的斗争这根主线。它讲辨证立法，但又离不开八纲的具体应用。例如《伤寒论》56 条云："伤寒不大便，六七日，头痛有热者，与承气汤；其小便清者，知不在里，仍在表也，当须发汗。"此条说明"头痛有热"的症状在太阳病与阳明病均可见到，前者系风寒外束，后者因阳明燥热上冲，但要区别其为太阳表证，抑为阳明里证，又当审之于"小便"，若小便黄赤，里热炽也；若小便清，则病在表也。其辨证之精细，于此可见。当然，中医学也不是仅读了《内经》《伤寒论》《金匮要略》就了事，例如温病学说，就是《伤寒论》的延伸与发展，不能把它们割裂开来，问题是要从源到流进行继承与发扬。秦汉以来的历代主要著作，均需浏览深研，兼收并蓄，融会贯通，始能左右逢源，得心应手。

此外，还必须多读一些前人的医案，医案是临床的实践记录，是第一手资料，最现实、最生动的素材，是活的经验。一部好的医案，往往是一位医家数十年经验的结晶，我们可以从中领悟前人的辨证思想，学习到辨证论治的方法，其中有很多宝贵的东西，对提高我们今天的临床水平是有益的。所以我认为，读医案也是练好基本功不可或缺的内容。

经过前人实践已经肯定的东西，我们是要加以继承的。这些常规大法是经过历代医家反复实践而确定下来的。一般说，成方在组织配伍上，都有一定的法度，值得我们借鉴，只有在继承的基础上才能发展。刘完素曾说："用方不对病，非方也；剂不蠲疾，非剂也。"（《素问病机气宜保命集·本草论第九》）徐灵胎也说："按病用药，药虽切中，而立方无法，谓之有药无方；或守一方以治病，方虽良善，而其药有一二味与病不相关，谓之有方无药。"假使把药比做各种建筑材料的话，只有经过高明的建筑师，才能建造出高楼大厦来，建筑师之设计，犹如中医之理与法也。所以练好基本功是十分重要的。

（三）区别症与证，进行综合分析

"症"是症状，它是患者自觉的或医者他觉的反映。"证"是证候，它是医者把搜集到的症状进行综合分析而做出的客观判断。"证"不是简单的症状总和，它是经过把所有症状进行去粗取精、去伪存真的分析而获得的，因而能较准确地反映疾病的本质。虽然说中医也是讲辨病的，例如《伤寒论》中的六经病，特别是《金匮要略》中的杂病，是谈辨"病"的。但中医的某些病仍旧是一个证的概念，因而我们一定要懂得"证"的归类，掌握辨"证"的方法。中医的"证"，高度概括了病因、病机、病位、病性以及正邪斗争的实际状况。例如六经就有六经的证；卫气营血，就是卫分证、气分证、营分证、血分证；脏腑就有不同脏腑寒热虚实的证，脏腑之间的生克乘侮也可致不同的证。中医也有以汤名证的，如桂枝汤证、麻黄汤证等。柯韵伯《伤寒来苏集》就是一部"以证名篇，以论次之"的佳作。所以我们一定要懂得"证"的含义，临证时把证候归纳清楚，为正确的论治提供依据。在辨证时，不能以西医学的概念来乱套用药，例如对西医所说的"炎症"，在审证用药时，绝不能泥于"炎"字，概从"热证"论治，动辄施以苦寒清热之品，而应以八纲详辨之。具体地说，有不少慢性肠炎可用理中汤治愈，有的肺炎用姜附取效，妇女之附件炎用温经汤或少腹逐瘀汤常获痊愈等。

二、辨证论治的具体方法

（一）以四诊为手段，全面了解病情

要进行"辨证"，首先要"认症"。通过四诊（望、闻、问、切）搜集患者自觉和他觉的症状，了解病人的体质情况，既往病史，则是辨证的基础。望、闻、问、切四诊，不可缺一，古人云："四诊合参，庶可万全。"应当深刻领会。望诊为四诊之首，"望而知之谓之神"，不仅可辨识病邪之浅深，正气之虚实，而且对疾病之转归，也可预测。《素问·玉机真脏论》云："凡治病，察其形气色泽，脉之盛衰，病之新故，乃治之，无后其时。形气相得，谓之可治；色泽以浮，谓之易已……形气相失，谓之难治；色夭不泽，谓之难已。"可见望诊之重要。其余闻、问、切三诊，古人均极重视。我以为问诊是四诊中最基本的方法，每接触一个病人，首应耐心倾听患者主诉，对有关病史及治疗过程，重点加以详询，在倾听及询问中，应引导病人对主要有关病史过程加以详述，不能遗漏重要的症状。对过去曾服何药，服后有何反应，做过哪些治疗，效果如何等，均应

注意。例如在询问中了解到患者胃脘痛已 10 余年，近年来发作更见频繁，有黑便史，并知服过金铃子散等疏肝理气药未效，则应考虑从"久病多虚""久病多瘀"来处置。再如腰痛，有寒湿、湿热、肾虚、挫伤之不同，如腰痛在气交之变时增剧，多为寒湿；口苦而小便黄赤刺痛者，则为湿热；伴有头眩神疲，劳则更甚者，为肾虚；有跌打扭伤史，而舌见瘀斑者，则系挫伤。要从病史与疾病的因果关系中寻找线索。问诊周详，辨证明确，用药方可中的。脉诊也很重要，需下苦功体察，方得个中三昧。

（二）进行归纳分析，抓住主要矛盾

在症状全部搜集完成后，就要加以排队归纳，对错综零乱的症状进行分析，是一个严密的逻辑思维过程。分析的指导思想，不能离开中医学的特点，这就是整体观念。在重视整体观念的前提下，还要注意个体差异及阴阳转化，这就是动态观念。我们知道"证"的出现，是致病因素导致发病时机体反应的结果。"证"一方面反映了病理性损害，一方面是抵抗损害的生理性防御措施，所以说"证"反映了正邪斗争的实际情况。分析的方法是把众多的症状进行比较鉴别，去粗取精，去伪存真，由此及彼，由表及里地思索。既注意一般性，又掌握特殊性，从而得出正确的结论。分析成功的关键就看我们有没有抓住主要矛盾，而不为次要矛盾所缠扰。在归纳分析时，下列几点应搞清楚：

（1）病因：属于外感还是内伤，外感六气中属于何气，内伤系情志发病还是劳损所致，等等。

（2）病机：发病机制及证候属性如何。

（3）病性：分析疾病属性，以八纲作指导。

（4）病位：属于哪一经络或哪一脏腑的病变，还要注意症与症

之间的区别与联系。

这样就可以对疾病的病因、病机、病性、病位有一个完整的了解，就可以辨证论治。所以也可以说，中医有时虽不识此病，但只要识证，也可治愈疾病。

（三）注意辨明真伪，权衡轻重缓急

由于病情千变万化，在辨证的过程中，除了要注意抓住主要矛盾外，还要注意辨明真伪，只有这样，辨证才能得到比较正确的结论，治疗的步骤才能井然有序。例如慢性肾炎肾病期，不少患者既有神疲腰酸、两腿痿软、纳呆欠馨等阳虚气弱的一面，又有头眩而胀、血压偏高、烦躁亢热等阴虚阳亢的一面。在这样错综复杂的情况下，治疗上既要突出中心，又不能顾此失彼，其重点当以温肾扶阳为主，佐以育阴潜阳，这就有个轻重缓急的问题。又如曾治一位41岁女性患者，头眩而胀，口渴欲冷饮，烘热烦躁，裸卧冷地始舒，一派阳亢燥热之征，必须大剂清泄邪热，始能折其亢阳。但细察舌苔，色白微黄而腻，边有白涎两条，诊其脉弦滑，又为痰浊内阻之征，合而观之，证属肝阳挟痰，乃予黄连温胆汤治之，果获佳效。

通过临床实践，对慢性杂病个人有这样一点体会，即在证候分析发生矛盾时，"上下不一主从下，表里不一主从里"。可供临床参考。

三、辨证论治与现代临床

辨证论治是中医学的精髓，但是医学总是在不断向前发展的，我们应当不断丰富和发展辨证论治的内涵。在现代临床，我们在辨证论治的前提下，还要注意辨证与辨病相结合，一般与特殊相结合，

才能进一步总结经验，提高疗效。

（一）辨证与辨病相结合，可以提高诊断准确率

如果我们认为中医已有的一套辨证论治是十全十美，不需要再前进的话，我们就要犯孤芳自赏、停滞不前的错误。中医在宏观、定性、动态方面的研究是有其独到之处的，但在微观、定量、静态方面的研究则似有不足。中医现代化就要发挥优势，克服薄弱环节。随着科学的发展，今天有可能借助于各种诊疗技术，把疾病的症结搞清楚，有的也可能在疾病的早期就能发现，这就可能做到有的放矢，防止误诊，进而提高医疗质量。例如直肠癌的早期，其症状往往与慢性痢疾或内痔混淆，如果不经过肛门指诊、直肠钡检或乙状结肠镜检查，每致误诊，贻误病机。又如尿血病因很多，急性泌尿系感染、泌尿系结核、结石或肿瘤等均可出现尿血，不能不鉴别清楚。再如反胃也有功能性与器质性的本质差异。有些无症状、体征者，不等于无病变，只要从常知变，从外知内，从疾病的因果关系和疾病的变化比较中，就可做出较切实际的辨证论治。例如1例肠伤寒合并中毒性心肌炎患者，在伤寒痊愈时，脉象无结代的表现，而心脏听诊心音低钝，第一心音明显减弱，心电图示一度房室传导阻滞、房室交界区性早搏，说明心肌炎仍未脱离危险期，可是患者精神、饮食均佳，苔脉也无异常，如不详查辨病，则易于放松警惕，造成不愉快的后果。这是"有病可查，无证可辨"的例子。这些只有辨证结合辨病，才能进行恰当的治疗。现代医学对病理的认识也有很多值得我们吸取，如脉见歇止，是心气大虚的表现，但病理学提示，心脏往往呈郁血状态，我们据此参用活血化瘀法，收到了显著的效果。梅尼埃综合征由于迷路水肿而引起，采用镇降利水药有较佳疗效。由此可知，证候是疾病反映的现象，而疾病则是证候产

生的根源。可见证与病是一种因果关系，具有不可分割的有机联系，把两者结合起来进行研究，有利于提高诊断准确率和疗效。

（二）一般与特殊相结合，可以提高医疗效果

在具体用药上，要注意一般常规与特殊情况相结合，这对提高疗效很有帮助。例如急慢性肾炎水肿，以大剂量益母草（活血利水）配合辨证用药对消除水肿奏效甚速；以大剂量大青叶、板蓝根、白花蛇舌草（清热解毒、抗病毒）随证加味治疗乙脑；以六神丸治疗热病心衰及哮喘；以具有清热解毒、熄风定惊、消痈散肿、活血化瘀作用的"季德胜蛇药片"治疗散发性脑炎，均有显著的效果。因此，我认为辨证与辨病相结合，一般与特殊相结合，扩大了辨证论治的内容，有效地提高了医疗质量，是我们今后努力和发展的方向。

结语

辨证论治是以阴阳五行学说为理论基础，以脏腑经络学说为核心，以四诊八纲为辨证依据，以辨证求因、审因论治为原则的。它是中医学的精髓，是现代医学至今尚未认识的疾病变化和处理的独特规律，值得我们进一步探索其实质，更好地继承和发扬中医药学，为人类健康服务。

〔本文系 1984 年 4 月为日本汉方医学研修团访问南通时的学术报告稿〕

《内经》《伤寒杂病论》运用动物药之经验及其对后世的影响

中医学对动物药的应用，始于《内经》。张仲景更是一位善于运用动物药的大师。纵观《内经》《伤寒杂病论》中运用动物药的方剂，可谓理法俱备，法度严谨，寓意良深。这些宝贵的经验，对后世医学的发展，影响极为深远。兹撮其要，简述于次。

一、填精补虚，调理冲任

【原文】

帝曰："有病胸胁支满者，妨于食，病至则先闻腥臊臭，出清液，先唾血，四肢清，目眩，时时前后血，病名为何？何以得之？"岐伯曰："病名血枯。此得之年少时，有所大脱血，若醉入房中，气竭肝伤，故月事衰少不来也。"帝曰："治之奈何？复以何术？"岐伯曰："以四乌贼骨一藘茹，二物并合之，丸以雀卵，大如小豆，以五丸为后饭，饮以鲍鱼汁，利肠中及伤肝也。"（《素问·腹中论》）

【阐释】此为《内经》关于血枯经闭之论治。其血枯之由，一是由于"年少时，有所大脱血"；二是因醉后入房，伤精耗气之故，夫精伤血去，肝肾亏矣，故经文将"肝伤"特意点出。月经之生理，在于任脉通和太冲脉盛，而奇经八脉隶于肝肾，冲任二脉又起于胞中，肝肾精血亏耗，则冲任虚衰，安望其经行？治疗经闭，大法有二：血滞者通之，血虚者补之。今肝伤血虚，故当填精补虚，润枯泽竭。四乌贼骨一蘆茹丸由海螵蛸、茜草组成，另以麻雀蛋调研，该方旨意深矣！海螵蛸咸温下行，主女子赤白漏下及经闭血枯，又能涩精秘气；茜草既能止血治崩，又能补益精气；雀卵气味甘温，为补益精血之妙品；鲍鱼能通血脉，益阴气。于是精血得以滋填，化源不绝，冲任脉盛，经事自潮矣。

【浅识】我认为，《内经》此方实际上是一张通补奇经之祖方，一般说来，奇经病变都是大病、久病所累及。冲任二脉的病变，除因直接损伤（如手术）所导致外，大多起于慢性久病之后，所谓肝肾损伤，累及奇经。《内经》此证，亦由肝伤所致，这一认识，先圣后贤，都是一致的。需要着重说明的，此方之组成，有两大特点：其一，选用了雀卵、鲍鱼等动物药来填补精血，既是养肝肾，又是益冲任。后世医家所谓"味腥气秽，善走奇经"，即是受其启示。其二，以补涩为主，涩中寓通。海螵蛸、茜草不仅能固涩下焦，而且能通利血脉，所以说两味能行能止。为何要通？盖非通经气不能行，非通不能入脉，这是调理奇经的一个重大法则，足以启迪后人。

《内经》此方之应用十分广泛，除用于伤肝经闭外，还适用于崩漏，特别是暴崩。盖暴崩冲任失守，下焦不固，证情最急。个人认为，尽管在辨证上可以分为肝不藏血、脾不统血等多种类型，但治肝、治脾总有鞭长莫及之虞，莫若固摄冲任为先，待崩止后，再调肝脾，以治其本。雀卵不易得，鲍鱼价昂，可取其意，代之以鹌鹑蛋、鹿角胶、龟甲胶、紫河车、淡菜、阿胶之类，但需根据证候阴阳之偏颇，随证选药。用茜草、海螵蛸固摄下焦，加入紫石英、龙骨、牡蛎等以补其不逮，可以收效。此方还适用于带下病，近代名医张锡纯善用之。张氏谓："带下为冲任之证，而名为带者，盖以奇经带脉，原主约束诸脉，冲任有滑脱之疾，责在带脉不能约束，故名为带也。"制"清带汤"（生山药、生龙骨、生牡蛎、海螵蛸、茜草）治"妇女赤白带下"。单赤带，加白芍、苦参；单白带，加鹿角霜、白术。张氏此方，即从四乌鲗骨一藘茹丸引申而来。假使既有下元不足之见证，又有湿热瘀浊逗留之带下，张氏此方即欠熨帖。沪上名医朱小南先生对久病秽带用清润法，即以《内经》本方为主，除鲍鱼、海螵蛸、茜草炭外，加入味浊之品，如鱼腥草、墓头回、败酱草等，直达病所，殊堪效法。

此方合而观之如此，若就单味药而言，后人也不断扩大其应用范围。例如海螵蛸，不仅能收涩止血，而且能潜消宿瘀，是一味具有"通"与"涩"双重作用的良药。今人还用治咳喘，如姜春华教授用此药就有很多宝贵的经验。个人认为，海螵蛸治咳喘不仅取其能敛肺，同时还有溶痰之作用。但需注意，咳喘初期，表证较重者需慎用，否则应配合宣肺开表之品，方能无弊。

二、攻逐瘀血，荡涤邪热

【原文】

太阳病，六七日，表证仍在，脉微而沉，反不结胸，其人发狂者，以热在下焦，少腹当硬满，小便自利者，下血乃愈。所以然者，以太阳随经，瘀热在里故也。抵当汤主之。

太阳病，身黄，脉沉结，少腹硬，小便不利者，为无血也；小便自利，其人如狂者，血证谛也。抵当汤主之。

伤寒有热，少腹满，应小便不利，今反利者，为有血也，当下之，不可余药，宜抵当丸（均见《伤寒论》）。

【阐释】前两条，均冠以"太阳病"三字，其有恶寒、发热等表证，不言而喻。后一条曰"伤寒有热"，则其表证当不及抵当汤证为重。蓄血证的成因，论中点出："以太阳随经，瘀热在里故也。"当以热邪煎迫，引起络伤血溢而瘀结。血瘀证的临床表现，就论中所云，有发狂、少腹硬满、小便自利、身黄、脉沉结等。瘀热互结，证情不轻。就瘀血与表证两者之轻重来权衡，当破瘀为急，下其瘀结，则郁于里之热邪自有出路，表证亦自解也。此所以有取于水蛭、虻虫、桃仁、大黄之属也，唯抵当丸较抵当汤为轻耳。

【浅识】《伤寒论》从小便利与不利，作为蓄水与蓄血辨证之重要标志。盖蓄水者，病在气分，气化不行，故小便不利；而蓄血则病在血分，并不影响气化功能，所以小便自利。个人认为，这仅仅是言其常，而未能尽其变。假使瘀血阻滞，影响气化功能，不仅可见小便不利，还可见肿满之疾。从临床实际来看，风湿性心脏病、肝硬化腹水、肾衰竭等，均可见小便不利，或腹水，或肿满等证候。而此等疾患，均有不同程度之瘀血表现，假如仅就小便不利这一症状，从气分来处理，就难收到预期之效果，而有时采用破瘀药后，则可获得明显的功效，这是发人深省的。个人尝用水蛭粉治疗"风心病"证见心下痞坚、腹水、小便不利者，及"肺心病"而面浮、喘促、足肿、小溲短少者，其效较佳，可以佐证。

瘀血证可见"发狂"之神志症状，后世医家积累了不少用逐瘀活血法治疗癫狂、狂犬病之治验，就是受了仲景之启示。瘀血可致"身黄"，这是一个非常深刻的认识。《伤寒论》既阐明了"瘀热在里""寒湿在里"可致发黄，又指明了"瘀血"致黄，三者鼎足，成为黄疸辨证的重要纲领。所谓瘀血发黄，是指瘀血内阻，致使胆失通降而言。经验证明，凡瘀血发黄，用茵陈则无效，非活血化瘀不能奏功。当然，在药物的选用上，并不拘于抵当汤（丸）。《千金方》治身寒热发黄，用大黄、芒硝、归尾、桃仁、人参、桂木为末，酒服二方寸匕，就很有特色。其一，治黄不用茵陈；其二，攻下化瘀，辅以益气扶正，庶几攻不伤正。凡瘀血发黄，此方可作借鉴。如瘀热较重，可去桂木加牡丹皮，余如三棱、莪术、刘寄奴等，均可因证而施。

水蛭是一味具有逐恶血瘀血、破血癥积聚之良药。现代药理研究证明，水蛭主要含有蛋白质，其新鲜唾液中含有水蛭素，水蛭素能阻止凝血酶作用于纤维蛋白原，阻碍血液凝固，每 20mg 水蛭素可阻止 100mL 人血之凝固。水蛭分泌的一种组胺样物质，能扩张毛细血管，缓解小动脉痉挛，降低血液黏着力。其活血化瘀作用，殆与此药理机制有关。可用于消癥瘕积聚，如张锡纯之"理冲丸"（水蛭、生黄芪、生三棱、生莪术、当归、知母、生桃仁），对于一切脏腑积聚及妇人血瘀经闭不行，或产后恶露不尽而结为癥瘕者，有比较显著之疗效，还可用于冠心病之心绞痛。个人体会，凡证属气滞血瘀，经脉挛急，血运不畅之心绞痛，甚则心肌梗死，而舌与口唇有明显瘀斑时，在一般活血化瘀、理气通阳之剂中，加用水蛭粉 2g（胶囊装，分 2 次吞服），每获佳效。此外，对门静脉高压脾切除后血小板增多症、食管癌等，也有不同程度的效果。虻虫破瘀之力尤著，对癥瘕积聚、血瘀经闭、跌仆瘀结有效。但服后易引起暴泻，停药即止，虚人宜慎用之。

三、缓中补虚，逐瘀生新

【原文】

五劳虚极羸瘦，腹满不能饮食，食伤、忧伤、饮伤、房室伤、饥伤、劳伤、经络荣卫气伤，内有干血，肌肤甲错，两目暗黑。缓中补虚，大黄䗪虫丸主之。(《金匮要略》)

【阐释】 虚极羸瘦，虚劳成矣；腹满不能饮食，则后天生化无权，虚劳一时难复。推究病因，盖因饮食失调，或忧思过度，或饮酒过量，或房室不节，或饥饿劳伤，病始则伤气，继则血瘀，经络营卫因之湮塞，"肌肤甲错，两目暗黑"，即是瘀血之明征。宿瘀不去，则新血不生；经脉不通，则脏腑失荣。于是取干地黄、白芍等润剂以润血之不足，以大黄及蠕动唼血之水蛭、虻虫和蛴螬、䗪虫等以行死血，俾宿瘀得去，营卫周流，虚劳渐复矣。

【浅识】 仲景用虫类药治瘀血，《伤寒论》有抵当汤（丸），《金匮要略》有下瘀血汤，两者均系内有瘀血，身体未虚，故纯用攻逐，取其急治；此系五劳虚极，内有干血，故宜攻补兼施，徐图效机。䗪虫具有活血散瘀、消癥攻坚、疗伤定痛等多种功效，其特点是破而不峻，能行能和。《长沙药解》说它"善化瘀血，最补损伤"，故虚人亦可用之。如仲景治疗产后腹痛之"下瘀血汤"，以及治疗疟母痞块之"鳖甲煎丸"，均用之，可资佐证。大黄䗪虫丸以破瘀药为主，养血之润剂为辅，虽云"缓中补虚"，但毕竟是以祛瘀药为主之方剂。此方之应用，关键在于审证要明确，虚劳羸瘦确属瘀血为患者方可应用，否则每致偾事。故前人谓此方是治疗干血劳之良剂，当三复斯言。应用大黄䗪虫丸之标准，必具备肌肤甲错、两目黯黑、腹满不能食这三症，方不致误。许州陈大夫之"百劳丸"（当归、乳香、没药、䗪虫、人参、大黄、水蛭、桃仁），治一切劳瘵积滞，立意与此方仿佛，均为祛瘀生新，治虚劳因干血为患之良剂。

吾师章次公先生对仲景之学有精深之造诣，善用虫类药治疗沉疴痼疾。如对慢性肝炎和肝硬化的肝脾大、腹胀，善用攻补兼施之法，尝取蟅虫、蜣螂、蝼蛄、将军干（即蟋蟀）等，配合益气养血、补益肝肾之品，多能迅速控制症状。姜春华教授也喜用下瘀血汤治疗肝硬化，屡奏殊功。个人曾根据章师之经验，制订"复肝散"（红参须、鸡内金、紫河车、广郁金、广姜黄、三七、蟅虫、炮穿山甲）治疗慢性肝炎及早期肝硬化，大能消癥破积，缩小肝脾，改善肝质，恢复肝功能，增加食欲，并有提高血浆蛋白、纠正清蛋白/球蛋白比例倒置之功。

以上仅就《内经》《伤寒杂病论》中运用动物药的部分方剂作了粗略的探讨，不尽全面，如治疗疟母之鳖甲煎丸，治疗阴狐疝气之蜘蛛散，即未道及。但从上述举例，我们仍然可以从古人那里学到不少宝贵经验，对提高我们的辨证论治水平，丰富我们的治疗手段，有着重大的现实意义。

〔写于 1985 年〕

《伤寒论》理论的临床应用

　　在谈《伤寒论》之前，首先了解一下作者生前及其著作的社会背景。张机字仲景（公元150～219年），东汉南阳人，唐《明医录》谓仲景"举孝廉，官至长沙太守，始受术于同郡张伯祖"。时人言："识用精微过其师。所著论，其言精而奥，其法简而详，非浅闻寡见所能及"。说明仲景聪慧过人，精勤不倦，博极医源。他弃官从医，则是战乱频繁，疫病流行，有感于"余宗族素多，向余二百。建安纪年以来，犹未十稔，其死亡三分有二，伤寒实居其七，感往昔之沦丧，伤横夭之莫救，乃勤求古训，博采众方……为《伤寒杂病论》合十六卷。"《伤寒论》全书共13094字，习惯称为397条，113方。其实是398条，列方153方，其中重复者50方，实际单一出方为103方，而不是113方。所用药物计84种，其中植物药62种，矿物药、动物药、菌类药计22种，品种虽少，但辨证精审，组方严谨，药简效宏，垂法万世，我们应该很好地学习，认真继承、弘扬，为人类健康造福。

　　张仲景的《伤寒论》，是中医辨证论治理论体系的奠基之作。众所周知，此书之全名应为《伤寒杂病论》，由于历史的原因，仲景的原作被"一分为二"，初经晋王叔和编次整理，将《伤寒论》部分单独分出来，后来《伤寒论》又经宋代林亿等校订。即从宋代起留传下来的《伤寒论》和《金匮要略方论》两本书，其内容十分丰富和精湛，言简意赅，法简完备。本文仅就《伤寒论》一书中有关的理论，谈谈个人的临床体会。

一、《伤寒论》理论对前人的继承和发展

《伤寒论》不是一部医学理论专著，而是一部临床经验结晶之作。在仲景笔下，没有一条专门讲理论的条文，但并不意味着《伤寒论》没有理论，不讲理论。仲景是把理论与实践紧密结合起来，融理论于实践之中，以实践体现理论的。它揭示了疾病的变化规律，把理、法、方、药一线贯穿。如果这样说不错的话，那么，也可以说，398条条文，无一不是理论。

《伤寒论》里所包含的理论，都是仲景对《内经》理论的继承和发展。过去，国内外有不少学者，在研究仲景学说时，往往把《内经》与仲景著作割裂开，甚至妄加褒贬。这与仲景在《原序》中讲到的"勤求古训"及"撰用《素问》《九卷》《八十一难》《阴阳大论》《胎胪药录》，并平脉辨证"这些话是违背的，不符合科学发展的规律，也不符合客观事实。即以《伤寒论》的基础框架——六经而论，很显然，就是从《素问·热论》"六经"框架的基础上发展起来的，只不过仲景赋予了它新的内容，使之更加丰富和完善，从而更能指导临床实践。不看到仲景的创造发展是不对的，只看到创造发展而否定他对前人理论的继承，也是不对的。啰唆说来，无非想说明一点，即仲景《伤寒论》所包含的理论，不是凭空臆想的，而是对《内经》《难经》等医学经典著作的理论的继承和发展。他天才地采用了归纳法和类比法的逻辑方法，以六经、气血、八纲、八法为骨干而创立了辨证论治的医学推理体系，具有极高的理论价值和

实用价值，从而为后世尊之为医圣、为经典著作。这样，我们在研究《伤寒论》理论的时候，才能脚踏实地，做到心中有数，不致迷失方向、不得要领。所谓"知其要者，一言而终；不知其要，流散无穷"，就是此意。

我认为，仲景《伤寒论》中涉及的临床理论内容很多，比如：

一是外感热病中"先表后里"的原则。仲景指出："表未解，未可攻里。"这就是外感病治疗上的一个重要理论。因为无论表也好，里也好，都反映了正邪斗争的一定部位所在。治疗上就应该因势利导，如果病在表，却误用攻里，就会削弱在表抗邪的正气，从而助长邪气，为它入里创造了条件。初涉临床时，曾治一人，症见恶寒、发热、口渴、脉洪数、身有微汗，便认为当清里热，用白虎汤加味，结果两进而热不少退。转而考虑到前人所谓："一分恶寒未罢，便有一分表邪未解"，改用辛凉宣疏剂，一药即获畅汗，表解热退。这就证实了仲景之说，确系经验的总结。当然，仲景既提出"本发汗，而复下之，此为逆也；若先发汗，治不为逆。本先下之，而反汗之为逆；若先下之，治不为逆"，又指出"急当救里""急当救表"，明明示人如果里证为急，就可先救其里，后治其表。仲景对表里同病，也有表里同治之法（如桂枝加大黄汤），都说明了在这一问题上他的原则性与灵活性。

二重视"因人制宜"原则。《内经》很强调因时、因地、因人制宜的原则，仲景虽未说明，但可以看出他在三者的关系上，强调的是人。因为时（气候条件）也好，地（居住环境条件）也好，所影响的是人，所以《伤寒论》对于因人制宜，有许多论述。他虽然讲了什么情况可以发汗用什么方，但接着逐条地指出：尺中迟、尺中微者不可发汗，疮家、衄家、汗家、亡血家、胃中冷者不可发汗，就是充分考虑到阳虚、血虚、阴虚、中阳不足的体质。后世医家理解了仲景的意思，于是乎拟出再造散（阳虚体质兼表证者）及葳蕤汤、七味葱白饮（阴虚、血虚体质兼表证者）这样的处方。

这些理论性的东西，仲景都是通过临床实际体现出来的，我们不妨称之为"辨证论治理论"。而仲景的辨证论治理论，又是通过"六经"这个框架来展现的。当然，"六经"不仅是一个简单的框架，而是有它的实质性内容的。

二、"六经"理论简介

什么是"六经"？也就是说，"六经"的实质是什么？这是数百年来一直争论不休的一个问题。我个人认为，"六经"与"六经病"是两个不同的概念。"六经"这个名词，早在《内经》中就有了，《内经》的原意是指经络。仲景之太阳、阳明、少阳、太阴、少阴、厥阴意义有所扩大，不单指经络，而是包括了既是脏腑经络功能活动的产物，又是脏腑经络物质基础的气、血、营、卫、津、液在内，这实际上就代表了正常机体的实质和功能。"六经"就是用于概括整个机体的六个生理单位，当病邪侵犯人体时，"六经"又是具体的受病、抗病之所。"六经病"如"太阳之为病""阳明之为病"……仲景已经说得很明白，就是"太阳""阳明"……发生了病变。机体在病理状态下，也就是说，在正邪斗争的过程中，当然会出现若干症状和体征，而这些症状和体征，可以用寒热、虚实、表里、阴阳来加以本质的概括，所以"六经病"就不再是单纯的生理的概念，而是病理的概念了。既是辨证之纲领，又是论治的准则。

如果按照这样的认识，那么，仲景的"六经病"证治的内容，便包括了：❶疾病所在的部位（经络、脏腑）；❷疾病的性质（寒热、虚实、表里、阴阳）；❸在对疾病进行定位与定性的基础上确定治疗上的大纲大法。由于这三个方面都是辨证论治的基本内容，因此，"六经证治"在临床上就具有了普遍性的意义。有什么病不是脏腑、经脉、气血、津液的病变？没有。有什么病的性质能出于阴阳表里寒热虚实之外？也没有。就由于仲景由"六经"而突出了"证"，不同的病，有相同的"证"，可以按"证"治疗，这就是"异病同治"，亦即是"同证同治"。相同的病有不同的"证"，则按不同的"证"治疗，这就是"同病异治"，亦即是"异证异治"。也因为如此，所以柯韵伯才有"六经钤百病"之说，陆九芝才有"废六经则百病失传"之说。的确，懂得了上述"六经证治"的精神，则不仅可用以治伤寒、治温病，也可以用以治杂病、治百病。近贤刘渡舟教授说："把《伤寒论》看做治伤寒的专书，还不十分恰当，应该说，这是一本辨证论治的书。"任应秋学兄也说过："《伤寒论》实际上是一本疾病论。"这些都是很有见地的话，确实懂得了《伤寒论》的真正价值所在。我认为，六经的框架，源于《热论》而高于《热论》。六经证治的内容，则是仲景"勤求古训，博采众方"的结果，正是它奠定了中医辨证论治的基础。这是仲景的最大功绩，把理论与实践紧密结合起来，并用其崭新的内容去丰富理论，指导实践，能历1800多年而不衰，这在人类科学史上也算是一个奇迹吧。

三、"六经证治"在临床上的应用

（一）六经理论用于温病

清人陆九芝、近人张锡纯对温病的认识和治疗，都遵循了《伤寒论》阳明病治法。陆氏认为"阳明为成温之薮"，张氏对卫气营血、三焦之说，基本态度是不接受。当然，他们的认识，不一定对，没有看到温热之学是对仲景之学的继续与发展。但是在临床经验上，陆氏善用栀子、淡豆豉、大黄，张锡纯更以善用白虎汤著称，他以白虎汤加减衍化的方剂就有镇逆白虎汤、仙露汤、寒解汤、凉解汤、和解汤5首变方，治各有主，层次井然，别具匠心，可谓戛戛独造。1959年，河北石家庄郭可明大夫治疗乙脑用白虎汤的经验，就是用的张锡纯之法，郭可明乃张老之门人。更早一些的，比较系统地用六经来统一卫气营血，合寒温于一炉者，则有吴坤安著《伤寒指掌》，俞根初著《通俗伤寒论》。先师章次公先生也早就指出："要能认识伤寒、温病的统一性，在矛盾中求统一，在继承中取得发展。"近年来不少人主张"寒温统一"，如广州邓铁涛教授、江西万友生教授，就主张用"六经来统一"。这都可以看做是"六经"在包括温病在内的急性热病证治上的运用。虽然学术问题难免见仁见智，有些地方还需要进一步讨论，但那是另外一回事了。

（二）六经理论用于杂病

据近代经方大师曹颖甫说，丁甘仁先生"每当诊治，规定六经纲要""故其医案，胸痹用瓜蒌薤白，水气用麻黄、附子、甘草，血证见黑色用附子理中，寒湿下利用桃花汤，湿热则用白头翁汤，阳明腑气不实则用白虎，胃家实用调胃承气，于黄疸则用栀子柏皮，阴黄则用附子"（《丁甘仁医案》序）。丁先生是近代名医，曹先生是丁的好友。一读丁案，便知曹氏所言，确属事实。又曹作《丁甘仁先生别传》，谓丁氏曾问业于汪莲石，"汪令治伤寒学，于舒氏集注，最有心得"，可知其渊源有自。《别传》中还说丁氏"凡遇杂证，辄先规定六经，然后施治，尝谓脑疽属少阴，发背属太阳，皆不当误投寒凉"云云，再次肯定了丁氏临证善于运用六经理论指导的特点。曹氏这两篇文字，与丁氏的大量治验，有力地证明了"六经"不仅为伤寒而设，也完全能用以指导治疗杂证。

成都著名眼科专家陈达夫先生曾著《眼科六经法要》一书，即用六经来辨治眼病。

江西著名老中医杨志一先生，对血吸虫病的治疗也用六经理论为指导（详见《杨志一医案医话集》一书）。

至于急腹症的非手术治疗，近30年来进展很大，究其基础，主要还在于仲景阳明篇的有关论述，这是大家都熟知的事。

四、个人的临床体会

我治病既用《伤寒论》方，也采用时方，由于实际情况的需要，还有些自拟方。在这方面，我没有偏见，也没有偏好。宋代伤寒大师，我们江苏的许叔微说过："师仲景心，用仲景法，而未尝泥仲景之方。"我想这个态度是值得我们大家学习的。

兹依六经病顺序列述临床应用：

（一）太阳病方

太阳病方包括：一个是桂枝汤证类，一个是麻黄汤证类，一个是五苓散证类，以此三类为主，如再加上葛根汤类，就是四类方。其他有的是变证、坏病、兼证，实际上已不是太阳范围，或不是单纯的太阳病了。有人说，太阳病篇幅最大，证治内容也最多，所以太阳病也最多，这是不对的。如"发汗后腹胀满者，厚朴生姜半夏甘草人参汤主之"（66条），明明说是汗后出现的病变，还是太阳本身的病么？又如著名的泻心汤，除生姜泻心汤是由于汗后胃不和外，都是由于误治而成，五泻心证的病位都已不复在太阳，而在胃、脾、肠了。

1. 桂枝汤证类　桂枝汤证的特点是营卫不和。"营卫不和"之表证，是仲景的一个新总结，要说理论，这就是一个创造性的理论。桂枝汤能通阴和阳，调和营卫，发中有敛，以补为通。临床上根据这个特点，我用桂枝汤治杂病的汗出异常，包括多汗、自汗，或无汗，或某处多汗，某处汗闭，以及冻疮、低热、荨麻疹、冬季皮炎、皮肤瘙痒症、鼻炎（特别是过敏性鼻炎）等，只要符合营卫不和的诊断，无里热，苔薄白者，均有良效。此外，随证加减应用，更为广泛，例如：

桂枝汤加龙骨、牡蛎名桂枝加龙骨牡蛎汤，原治男子遗精，女子梦交，现用于治疗神经症、性神经衰弱、遗尿等，可益真阴、敛浮阳、调开合。小儿支气管炎后期，体虚邪恋，营虚卫弱，症见发热、咳嗽、多汗、面色苍白、精神萎靡、舌淡嫩、苔薄白，而出现心阳不振之变证者，采用桂枝加龙骨牡蛎汤以补虚扶阳，调和营卫，亦变法也。

桂枝加葛根汤，除用于表寒虚证兼有项背强痛，转侧不利者外，如重用白芍、葛根，并加赭石、龙骨、牡蛎，对伴有头项强痛的高血压患者，能显著改善症状，并能治疗落枕。原发性坐骨神经痛，乃风寒湿邪侵袭太阳经络所致，可用本方加附子以温阳祛寒，加重芍药、甘草之量以濡筋缓急，取芍药甘草汤意，对腿有缩短感之患者效佳。手术后肠粘连引起慢性不完全性肠梗阻，出现腹痛、腹胀、气上冲者，中医责之气机不畅，予桂枝汤加重桂枝量以温通气机，气机通畅，则痛胀自解，其剧者可加九香虫、蜣螂，当可速解。

心律不齐伴有胸满者，用桂枝汤去芍药治之。因其为阳气虚弱不能为血帅，而治节无权，遂成心律不齐，出现脉结代，伴见胸闷之候，有温阳通脉之功，因胸闷为阴盛，故去芍药。

胃脘寒痛用桂枝汤加高良姜、香附、紫苏叶能和营温中，行气止痛。

桂枝汤加当归身、肉苁蓉、杏仁、白蜜治老年习惯性便秘，能和胃养血，润肠通便。

桂枝汤加黄芪、饴糖，即黄芪建中汤，对胃脘疼痛、喜温喜按、嗳气吞酸、大便稀溏、面色少华、神倦肢软、舌淡脉弱之脾胃虚寒型之溃疡病及慢性胃炎、慢性消化不良，有补气建中、缓急止痛之功。

桂枝汤加鹿角片善通督脉而治肾虚腰痛。

桂枝汤加土茯苓、豨莶草、䗪虫、炙蜂房治类风湿关节炎而关节变形者，能温经通络，泄化瘀毒，而消肿定痛。

桂枝汤去芍药加五味子、干姜、细辛治寒咳气逆，能温肺定咳。

桂枝汤加佛手、砂仁善治体虚妇女妊娠呕吐，有和营调气、安胃降逆之功。

桂枝汤加附片、瓜蒌、薤白治阳虚型冠心病胸痛，能温阳宣痹，通络止痛。

桂枝汤去芍药加黄芪、地龙、归尾、红花治脑血管意外后遗症偏瘫，有化瘀通络，振颓起废之功。

桂枝汤加归身、天麻，重用大枣治贫血眩晕，有养血和营、补气定眩之效。

总之，桂枝汤证是以营卫不和（桂枝法）、中阳不运（建中法）为主要目标。

2. 麻黄汤证类　麻黄汤的特点是无汗表实、表寒。麻黄汤是辛温解表、发汗定喘之重剂。凡肺炎初起、上呼吸道感染、喘息型支气管炎和支气管哮喘者均可使用。

外有风寒，里有郁热，用麻杏石甘汤，为治疗肺炎、支气管感

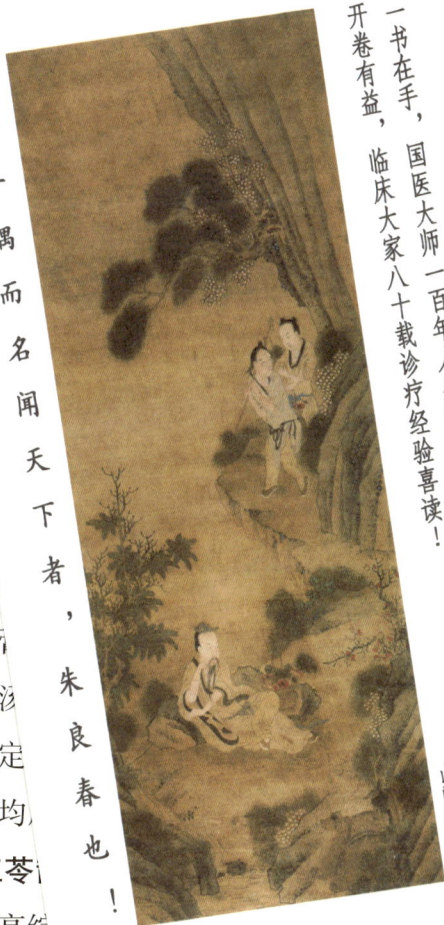

山间采药图

染　　　　　　　　　　　良方。

　　　　　　　　　　　　青龙汤有特效。

方中　　　　　　　　　　汤加茅根、益母草有效，

湿性　　　　　　　　　　表、一身重痛之慢性风
同时寒　　　　　　　　　即发者，得微汗即愈。
者，服　　　　　　　　　口气不能外达而上背冷
　　　　　　　　　　　　背冷自除。

麻　　　　　　　　　　　芍甘草汤，用于一身
尽痛、　　　　　　　　　风湿性肌炎，有散
寒、除湿　　　　　　　　

　　对于　　　　　　　　加秦艽、忍冬藤、
连翘、石　　　　　　　　

　　麻黄　　　　　　　　毒性肺炎，有宣
泄清解、定　　　　　　　

　　以上均　　　　　　　

　　3. 五苓　　　　　　　肾炎、尿潴留、
颅内压增高综　　　　　　温阳化气，健脾
利水。

　　至于阴虚　　　　　　

　　（二）阳明病

　　阳明病也分经、腑两证。

　　1. 经证　在经者为无形热邪弥漫上、中二焦，当清，用白虎或
人参白虎。这在急性热性病中应用的机会很多，热甚必然耗津伤气，
所以仲景用白虎加参的处方，比单用白虎者为多。清代顾松园不用

99

参，用麦冬、竹叶。历代善用石膏者，明代有缪仲淳，清代有余师愚、江笔花、顾松园、吴鞠通以及近代的张锡纯。他们之用石膏，虽各有体会，但无不以仲景为宗。白虎汤多用于急性传染病或非感染急性热病之极期阶段，如乙脑、流脑、流行性出血热、大叶性肺炎、败血症等，以清热生津，除烦止渴，控制病情之进展。白虎汤也用于杂病，如胃有郁热之胃炎、糖尿病、历节病之属热属实者（多见于急性风湿热）。

本方加苍术名白虎加苍术汤，加桂枝名白虎加桂枝汤，此二方近代多用于治疗急性风湿热之关节疼痛明显者，有较佳之疗效。

2. 腑证 在腑者，为热邪与燥屎相合，搏结于里，此时用清法，则无异扬汤止沸，因此必须釜底抽薪，才能解决问题。三承气汤及后世的三一承气汤（实即 3 个承气汤同用，其药物组成，也就是大承气汤加甘草）、增液承气汤、黄龙汤等，都是临床治疗急性热病里热实证常用之方。在杂证方面，则尤以急腹症时应用它的机会为多，如急性阑尾炎、肠梗阻等，均可服用之，能峻下热结，解除梗阻。

（三）少阳病方

如果说，太阳为表，阳明为里，那么，少阳处于半表半里。实际上少阳主要是以正虚邪恋为其病机，所以半表半里之少阳病，宜用小柴胡汤以和解表里。所谓"和解"也主要是指扶正达邪的治法。和法的代表方小柴胡汤在临床上应用也很广泛，如肝炎、慢性胆囊炎、疟疾、腮腺炎、低热、鼻病、梅尼埃综合征，只要符合往来寒热、心烦喜呕、默默不欲食、胸胁苦满（闷）中之一二条，投之均有良效。至于小柴胡汤证兼太阳之表者，则用柴胡桂枝汤；兼阳明之里的，则用大柴胡汤。前者常用于流感发热，后者常用于胆囊炎、胆石症、急性胰腺炎等。又日本学者常用柴胡加龙骨牡蛎汤治疗癫病，老友周康用此方去人参、大枣、生姜，加桃仁、红花治疗精神分裂症，有较佳疗效。

（四）太阴病方

太阴病为脾胃虚寒证，但也有热证，由于太阴属脾土，故多为湿热。如果说太阴只有虚寒而无实热，就太绝对了。有人说三阳为表证、热证、实证，三阴为里证、寒证、虚证，这也太简单化了。三阳也有里证、寒证、虚证，三阴也有表证、热证、实证，这就是事物的多样性，一般中的特殊。当然原文说过"自利不渴者，属太阴，以其脏有寒故也，当温之，宜服四逆辈。"而且提出"宜服四逆辈"，但是仅就"自利不渴"而言，也有湿热的一面，原文中没有的，我认为可在太阳篇以及与太阴为表里的阳明篇里找，如泻心汤证，就是治脾胃湿热的方子，而不见于本篇，见于太阳篇。不能说凡是在太阳篇的就一定是太阳病，只能说放在太阳篇，以示其病之来路而已，或者说是被整理者搞乱了，也未可知。

太阴病本无理中方，理中一方见于霍乱篇。临床上理中汤、丸常用于治疗虚寒性胃炎、溃疡病、慢性肠炎。

太阴实热证，多为湿热阻于中焦，仲景的生姜、半夏、甘草三个泻心汤，以苦降辛开为组方宗旨，大大启发了后人治湿热之法。临床用以治疗胃肠疾患湿热俱盛者，如胃炎、溃疡病、肠炎等，都可以加减使用之。

（五）少阴病方

少阴为水火之脏，水脏指肾属足少阴，火脏指心属手少阴。少阴篇的四逆汤、四逆加人参汤古称回阳救逆，实际上是强心剂。先师章次公先生对仲景治疗热病考虑到心力衰竭这一点，曾多次撰文称道。20世纪80年代天津南开医院将四逆汤制成注射液，用于抢救休克，收到很好的效果。认为四逆汤有升压、改善微循环、强心、镇静的作用。至于附子的用量，当因时、因人制宜（不仅是四逆汤）。我的经验，可从小剂量（6g，9g）开始，如无反应，可以递增，并宜用制附子，或先煎半小时始妥。近年来与山西李可老大夫交往，很有启发。他对《伤寒论》做过精深的研究，特别是使用附子，大大突破常规用药，并取得显著的疗效。他认为凡是有阳虚征象者，必重用附子，不得少于 45g，视病情可用至 90g，150g，200g。四逆汤救治心衰，确有回阳救逆之功。但他认为四逆汤虽补阳而救脱不足，需配合张锡纯救脱而补阳不足的"来复汤"，才能互补而臻完善。他创"破格救心汤"重用制附子、山茱萸后发生了质变，更增入磁石，吸纳上下，维系阴阳。麝香开窍强神，开中有补，是扶正固脱，救治心衰，乃至全身衰竭的效方。方中关键是附子非重用不足以奏功，伍以炙甘草，既可解附子之毒，又可以甘缓之性使姜附逗留于中，则温暖之力绵长而扩达于外，使逐阴回阳之力持久（请阅山西科学技术出版社印行的《李可老中医急危重症疑难病经验专辑》）。李老的经验，值得我们认真学习，但必须认证准确，始可放胆用之，不可孟浪也。

【附】破格救心汤

制附子 30～100～200g，生姜 60g，炙甘草 60g，高丽参 10～30g（另煎浓汁兑服），山茱萸 60～120g，生龙牡粉 30g，磁石粉 30g，麝香 0.5g（分次冲服）。加水 2000mL，文火煮取 1000mL，5 次分服，2小时 1 次。

炙甘草汤也见于太阳篇，我认为应该是少阴病，其治在心。此方的加减方，可用于急性热病后期心阴损伤，如叶天士、吴鞠通的复脉法（即本方去参、桂、姜，加三甲——龟甲、鳖甲、生牡蛎），也可用于阴虚型虚劳。各种原因引起的心律失常而证见阴虚或气阴两虚者，用仲景原方有良效，可以补气滋阴，养血复脉，同时还可以用于心房颤动及心房扑动，以及风湿性心脏病而出现心律不齐，伴见心悸气短、脉细弱结代者。也可用于手心多汗（手心为心包络所主，心包络为心之外卫，与心并论，汗为心液，多汗乃心阴不足，故宜益气敛阴以止汗）与舌裂（舌为心苗，阴血不足，则舌生裂纹），亦有佳效。方中人参不宜入煎剂，而以研粉吞服为好，除急救用大剂量煎汤服，其他不必用大量，一般每次以1.5～3g即可。

少阴篇的麻黄附子细辛汤、麻黄附子甘草汤，都可用于急性肾炎初起而见脉沉弱、面色苍白、舌淡的患者。而真武汤又为慢性肾炎、心衰、肺心病常用之方。真武汤去生姜加人参，名附子汤，用于心衰患者，更为恰当。

（六）厥阴病方

厥阴篇情况比较复杂，陆渊雷先生曾称厥阴病是千古疑案。近阅忘年交刘力红教授所著《思考中医》（即《伤寒论导论》）一书，对厥阴病之阐发，可谓是"破千古之疑"也。他认为消渴是厥阴病最重要的一个证。三阳之渴，多有特征：太阳之渴用五苓散，阳明之渴用白虎汤，少阳之渴用小柴胡汤化裁。三阴病中，太阴没有渴，即使有渴，也不欲饮，所以三阴只有少阴与厥阴有渴。少阴之渴是下焦虚有寒，不能制水，小便色白，一派阴寒之象，其渴需用四逆汤类。除此四经之外的，一切不典型的口渴，皆属于厥阴渴的范畴。凡是口渴而不具备上述四经特征表现的，可以大致判断这是与厥阴相关的疾病。因此，口渴，特别是渴而不欲饮，渴而能消者，对于厥阴的诊断无疑就具有重要的意义。而厥阴病治渴的专方，则非乌梅丸莫属。消渴包括糖尿病在内，最新研究表明，胰岛素的不足，仅仅是一个方面，而更主要的原因，是机体组织细胞对糖的利用发生障碍。血糖高，不是糖太多了，却是机体组织处于缺糖的状态。正是由于不足，为了补充不足，所以才出现易饥的现象，实质上应该设法解决糖利用过程中的障碍，糖尿病的诸多问题，才会迎刃而解。糖的代谢、利用障碍，是"土"系统的障碍，而根本则在"木"系统，而木又为"水"所生，涉及肝、脾、肾三脏。所以乌梅丸的组合，温热药占七味，寒凉药仅三味，且重用乌梅，"将欲升发之，必固酸敛之"。该丸除治蛔厥、久利、消渴，尚可用于颠顶头痛、睾丸肿痛等病。这些见解，很有启迪。个人认为，厥阴病的主要病机是寒热错杂，主要病变脏器是足厥阴肝。其治法，寒热错杂者，寒热并用，热胜清热；热而实者，清而兼下，寒胜温脏；虚而寒者，用温而兼补，大率不过如此。对急性热病入于肝经而见高热、惊厥、动风、伤阴者，原书没有明确描述与方治（335 条"厥应下之"，350 条白虎汤，可能有关，但亦语焉不详），后世羚羊钩藤汤可以补充。至于篇中的乌梅丸，除常用于胆道蛔虫症见寒热错杂者外，还可用于慢性痢疾、滴虫性肠炎、脑震荡头痛等疾患。脑震荡头痛乃外伤后引起气血紊乱，阴阳不相顺接所致，与厥阴病之病机相符，故取本方，使气血平顺，阴阳顺接，其恙自除。

四逆散用于肋间神经痛、胆道蛔虫症偏气郁者（加乌梅、川楝子）、泄利后重（加薤白），以及慢性肝炎、胆囊炎、胆石症、乳腺炎、胃炎等疾患。白头翁汤用于急性肠炎、痢疾，先师章次公先生常用此方治痢，重用秦皮，加木槿花、木香、红茶、槟榔、地榆等，收效更佳。

五、结语

《伤寒论》的理论，简言之，就是辨证论治的理论，它是通过"六经证治"具体表现出来的。千百年来，一直指导着中医临床实践，后世许多新的总结和新的框架，前者为八纲八法，后者为温热病的卫气营血、三焦辨证方法，都是在六经证治的基础上发展起来的。

六经证治的实质，主要包括了对疾病按照经络、脏腑定位和按照表里虚实寒热阴阳定性以及在这两个基础之上确定的治疗大法。这三者构成了辨证论治的基本内容。

六经辨证体现了中医学理、法、方、药的一致性，论证立法，以法组方，相当严谨，往往不容丝毫假借。当然，由于时代的发展，对于疾病的认识更加深入准确，治疗手段也有所发展，新的药物和新的方剂不断涌现，大大补充了仲景之学。但仲景的《伤寒论》不仅仍是中医临床体系的奠基石，具有历史意义，而且其辨证论治的法度，足资后世学习研究，更具现实意义。师仲景之意，用仲景之法，得仲景之心，对今日临床水平的提高，仍然是必要的。

《皇汉医学丛书》在"医诫十则"里指出："医有上工，有下工。对病欲愈，执方欲加者，谓之下工。临证察机，使药要和者，谓之上工。夫察机要和者，似迂而反捷。此贤者之所得，愚者之所失也。"要做到临证察机，使药要和，就学习《伤寒论》来说，不仅要辨病脉证并治，还要"审察病机，勿失气宜"。我们一般对病机比较重视，但对"气宜"则往往注意不够，也就是对时相、运气不仅不重视，而且知之甚少，就距"上工"很远了，就很难成为"苍生大医"。

为了深入学习《伤寒论》，更灵活地运用《伤寒论》之方，解决更多疑难杂症，建议中青年同道，利用时间读一读《思考中医》（广西师范大学出版社出版）这一本好书，必得大益也。

〔原载于《中医药研究杂志》1985 年第 1 期，2006 年 2 月增订〕

对《金匮要略》两个方证之我见

仲景学说是中医学宝库中的一颗璀璨明珠，早年我就曾赞美它是"伟大的真理，科学的预见"。为了中医事业的繁荣，我们亟待对它进行更为深入的探讨，以期从中找出大量规律性的东西，从而和现代科学结合起来，使之出现一个新的飞跃。仲景原著，文字简朴古奥，很多问题，见仁见智，不尽相同。本着"双百"方针的精神，拟先从《金匮要略》中拈出两个方证，略陈管见，并就正于明哲。

一、黄疸病篇小建中汤证

《金匮要略》黄疸病篇载："男子黄，小便自利，当与虚劳小建中汤。"此条所指之"黄"，是"黄疸"抑为"萎黄"，曾引起历代医家的纷争。从仲景原著来推敲，黄疸的成因，大致有"瘀热在里"和"寒湿在里"之不同。盖瘀热或寒湿之邪郁遏在里，以致胆汁失于疏泄则外溢，而黄疸作矣。故泄化瘀热或温化寒湿，以利胆退黄，实为治疗之基本大法，所以治黄疸用小建中汤，则颇为难解，纷争之由，殆于斯也。综合历代注家之见，大多认为此条所指之"黄"，当是贫血之"萎黄"，而非黄疸。如《医宗金鉴》云："妇人产后血崩，发黄色者，乃脱血之黄色，非黄疸也。今男子黄而小便自利，则知非湿热发黄也。询知其人必有失血亡血之故，以致虚黄之色外现。斯时汗、下、渗、利之法，俱不可施，唯当与虚劳失血同治，故以小建中汤调养营卫，黄自愈矣。"目前的教科书亦多附会其说。然而颇堪商榷的是，如果此条所指之"黄"，确如一些书籍所称，是"属于虚劳范围的萎黄证"（语出湖北中医学院主编之《金匮要略讲义》），为何仲景不将此条列入虚劳篇？是错简？抑有他故？

我为此曾经留心黄疸患者，结果发现部分患者在黄疸的同时，出现心动过缓，以西医学的认识来分析，当是胆红素刺激心脏迷走神经之故。进一步观察，就发现这样一个症候群：黄疸病已入后期，周身黄染退而未净，目黄消退不明显，困惫乏力，心悸怔忡，脉细缓或细数，甚至结代；心电图出现心律失常（窦性心动过缓或过速，室性早搏或房性早搏，或窦性心律不齐）；肝功能常见轻度损害，每每缠绵难愈。揣其病机，当是肝病传脾，胆邪及心。因思其对证方药，确以小建中汤较为恰当。此方建立中气是矣，而和营卫，即兼可治心，正如《难经》所云："损其心者，和其营卫。"桂枝能达肝，芍药能利胆，即寓有调肝之用。随证出入，多能收效。我因此联想到现代医学所称之"胆心综合征"，觉得《金匮要略》此条，别有一番悟境。

首先值得研究的是胆病及心的问题，《素问·生气通天论》所谓"一阳发病……其传为心掣"，就已经指出了胆病可以引起心掣不宁。从经络学说的角度来看，足少阳胆经的支脉，"以下胸中，贯隔"，与手厥阴心包经交会于天池穴，经脉相通，胆汁溢于络脉，循经内扰心脏，以致心脉瘀阻，可以出现心悸怔忡，这是"邪实"的缘故。另一方面，胆为少阳春升之气，李东垣曰："春气升则万物化"，所以《内经》云："凡十一脏，取决于胆也。"胆病则生气索然，使其他脏器相互影响，出现一连串的病理反应。再者肝胆互为表里，胆病常由肝病影响而来，肝胆有病，疏泄不利，势必导致消化功能障碍。后天化源不足，气血亏虚，心失所养，于是悸动不宁，这是"正虚"的因素。所以黄疸引起的心律失常，其证候特征是本虚标实，气虚血瘀。因此，出现结代或缓或数之脉，也是意料中事。结脉可由气血凝滞而发生，代脉则表示脏气虚衰，完全符合上述病机。至于现代医学所称之胆心综合征，可以出现腹痛，但在心脏的主要病理变化是心律失常。它的成因，是胆道感染后引起心脏功能改变或诱发心脏功能改变，而胆道感染的程度往往与心脏功能改变有着密切的联系。随着胆道感染得到控制，心脏功能也可相应地改善，乃至恢复正常，当胆道感染再次发作，心脏功能可再次出现异常，提示了胆心之间的病因关系。《金匮要略》此条质朴无华，点出"小便自利"一症，尤堪玩味。诚然，湿热发黄小便恒不利，萎黄则小便自利，但若黄疸已至后期，邪少虚多，小便未尝不自利也，其状颇类虚劳，故曰："当予虚劳小建中汤"。至于条文中"男子黄"三字当活看，女子亦可发生。这一方证虽语焉未详，但细细推敲，与胆心综合征的病理不无暗合之处。

我曾治一男性患者，32岁，患黄疸型肝炎已近3个月，迭经中西药物治疗。周身黄染大多消退，但目黄仍较明显，唯感心悸不宁，胸膺偶有刺痛感，小溲时黄，大便尚调，舌苔花剥，脉细缓而结代，心电图示窦性心动过缓和室性早搏，肝功能轻度损害。脉证合参，乃肝邪犯脾，气血亏虚，心脉瘀阻之候。遂予益气化瘀、建中和营之剂。处方：

| 生黄芪 30g | 当归 10g | 桂枝 6g | 生白芍 15g | 丹参 12g |
| 红花 5g | 生地黄 15g | 天花粉 10g | 淮小麦 30g | |

连服 20 余剂，脉转调匀，目黄渐退，精神趋振，后复查肝功能已正常。

基于以上论述，我初步认为《金匮要略》此条所指之黄，是黄疸。至于小建中汤可治萎黄，则是异病同治，未可等量齐观。病有常必有变，用小建中汤治黄疸即属变法，当是肝胆之病，伤及脾气，进一步损及心气者，可以出现心悸、怔忡一类证候。这就启示我们认识胆病及心的病理变化，它与胆心综合征的病理有吻合之处，值得作更深入的研讨。仲景在黄疸病篇列入此条，当可补其治黄疸用"汗"（如麻黄连翘赤小豆汤）、"消"（如硝石矾石散）、"下"（如茵陈蒿汤）、"清"（如栀子柏皮汤）、"利"（如茵陈五苓散）诸法之未备也。

二、关于"气分"证和桂枝去芍药加麻黄附子细辛汤

《金匮要略》水气病篇载："气分，心下坚，大如盘，边如旋杯，水饮所作，桂枝去芍药加麻黄附子细辛汤主之。"何谓"气分"？尤在泾云："曰气分者，谓寒气乘阳之虚，而病于气也。"水饮之得以停聚，乃气运失职使然。楼英指出了气分病水的机制，并将其与"血分"做出了鉴别："气分谓气不通利而胀，血分谓血不通利而胀，非胀病之外，又别有气分、血分之病也。盖气血不通利，则水亦不通利而尿少，尿少则腹中水渐积而为胀。但气分心下坚大而病发于上，血分血结胞门而病发于下；气分先病水胀，后经断；血分先经断，后病水胀也。"此条值得研索的是：既然病属气分，水饮聚于心下（胃脘部），此方为何不用一味理气之品？此条与本篇所载"心下坚，大如盘，边如旋盘，水饮所作，枳实白术汤主之"之证似乎相仿，为何方药迥异？这一气分证的产生，是哪些脏器的病理反应？

水饮聚于心下，最多见的有两种情况，一为脾失健运，一为心阳失旷。前者，为《素问·至真要大论》所谓"太阴之复，饮发于中"也。盖脾病则不能制水，中枢失运，升降失司，津液不归正化，以至饮聚于胃。后者则因心阳不足，心气内结，寒水内停而发生，与肺肾的功能失常，尤为密切。从心肺关系来看，两者同居膈上，一主血，一主气，相互为用，病变相因，例如心阳不足，就可导致肺之宣发、肃降功能减弱，使停聚的水液无以下输膀胱，排出体外。从心肾关系来看，心阳根于肾阳，肾阳不足，则心阳为之衰弱，以致水湿潴留，如肾阳亏虚不能化水，还可出现寒水凌心的病机。这两种情况，病因各别，证情上有轻重之殊。我以为仲景在水气病篇所主的"枳术汤"与"桂枝去芍药加麻黄附子细辛汤"两方，就是为这两种证情示人以用药大法的。仲景称枳术汤证曰"边如旋盘"，而称桂枝去芍药加麻黄附子细辛汤证为"边如旋杯"，虽系一字之差，但其中极有分寸。诚如程云来所云，如盘不如杯，"是水饮散漫之状"；而如盘复如杯，"是水饮凝聚之状"。前者健脾强胃，消痞祛水可矣；后者则健胃药不能缓其苦，非振奋心阳，温运大气不为功。

从临床实际来看，一些风湿性、肺源性等心脏病的患者，在病情发作期，恒可见心下坚大如杯，因此我益信此条"气分"证乃心气内结使然。考诸家之注，唐容川见病颇真："此证是心肾交病，上不能降，下不能升，日积月累，如铁石之难破。"提示非大剂温阳散结不为功。除心下坚满外，这类患者常伴有下肢浮肿，进一步可出现腹水，其腹水的征象类石水，但与石水似同而实异，盖一则病源于心，一则病源于肾，当然，在治则上有某些可通之处。

心气内结造成的病理产物除水饮以外，必有瘀血的存在。然而行水消瘀之剂，不过治标而已，且伤正气。仲景则着重温运大气，以助气化，真正抓住了疾病的本质。盖大气运转，则宿瘀自消，停饮自散。唐容川对此方的解释较为精当："方中用麻黄、桂枝、生姜以攻其上；附子、细辛以攻其下；甘草、大枣补中焦以运其气，庶上下之气交通，而病可愈。所谓大气一转，其结乃散也。"但犹有剩义，尚待发挥：例如麻黄一味，就取其散寒邪、通心气、破坚积、利小便等多种作用。邹润安认为，麻黄气味轻清，能彻上彻下，彻内彻外，故在里使精血津液流通，在表则使骨节肌肉毛窍不闭，在上则咳逆头痛皆除，在下则癥瘕积聚悉破也。现代药理研究认为，麻黄中所含的麻黄碱，其作用与肾上腺素相似，但较和缓而持久，主要作用为松弛支气管平滑肌以及兴奋心脏、收缩血管、升高血压等。近几年来，不少报道表明，一些含有麻黄配伍的方剂，如麻黄附子细辛汤、阳和汤等，对病态窦房结综合征有较好的疗效，可以证明其确有通心气和发舒心阳等作用。余如桂枝能通心阳，行水气；附子能温阳强心；细辛既是心经引经药，又有散寒透窍作用。故我认为本方是一个良好的强心行水剂，至于本方可以泛用于治疗各种阴水，如陈修园于此方中加一味知母而创订"消水圣愈汤"（见《时方妙用》），治水肿有效，不过是对经方的活用罢了，不能与此方所适应的"气分"证混为一谈。

我曾治一妪，61岁，夙患肺源性心脏病，3个月前，因咳喘、心悸、腹水而住院治疗月余，诸恙均已平复。近因受寒、劳累，诸恙复作，咳喘较剧，夜难平卧，心下坚满，按之如盘如杯，腹大如鼓，下肢浮肿，小便不多，面色灰滞。舌质衬紫、苔薄，脉沉细。心阳不振，大气不运，水邪停聚不化，予桂枝去芍药加麻黄附子细辛汤原方。连进5剂，咳喘遂平，心下坚满已软，腹水渐退，但下肢依然浮肿。续予原方加黄芪、防己、椒目，连进8剂，腹水退净，下肢浮肿亦消十之七八，再以温阳益气、调补心肾之剂以善其后。

综上所述，此条所述之"气分"证，并非一般寒邪凝聚、气滞不通之候，实基因于心阳式微，心气内结，在肺源性、风湿性等心脏病发作期最易发生。凡心阳不振引起的饮停心下（胃脘部），用一般健胃消痞剂无效，必须强心利水，始克奏功，而桂枝去芍药加麻黄附子细辛汤的主要作用即在于此。这种审因论治的方法，乃是仲景学说的特色之一。

〔原载于《江苏中医杂志》1982 年第 5 期〕

论《千金方》的学术成就和学术思想

在我国医学史上，唐代著名医学家孙思邈（581—682）是一位相当杰出的人物。孙思邈，陕西耀县人（今铜川市耀州区），自幼聪颖好学，读百家书，明阴阳术数之理，尤精导引医疗之术，淡于仕途显达，甘愿医隐济世。更潜心著书立说，系统总结唐以前有关医药资料，结合他从医80年的实践经验，于7世纪中期先撰《备急千金要方》30卷，233门，方论5300首，系统地总结和反映了《内经》以后，初唐以前的医学成就。后又于682年为补充《备急千金要方》而撰《千金翼方》30卷，收载了唐以前的医学论述及方药，还采录了不少国外的医学资料，内容丰富，切于实用，后世称《千金方》。他的两部《千金方》，承先启后，影响深远，值得我们认真学习和研究。

一、《千金方》的学术成就

（一）集初唐以前医经、方书大成之作

孙思邈毕生从事医疗，如其所谓"吾十有八而志于学""白首之年，未尝释卷"。他以百岁以上的高龄，多方勤求博采，因而收集宏富。林亿等在《校正千金要方·序》中说他"上极文字之初，下讫有隋之世，或经或方，无不采摭"。从《千金要方》卷首的"大医习

业"里也可以看出来，他既重医经，又重方书。

他所辑录的医学经典著作，有重要的文献学价值，常常是我们今天学习、校勘《内经》《伤寒论》等古医书的重要参考资料。当然，他不是一个简单的收集者，而是既"述"之又"论"之，有取有舍，反映了他的治学态度和研究方法。从他采撷《内经》的内容看，他对藏象、诊候两个部分比较注重。中医的藏象学说，是在整体的运动变化的思想指导下，对人体生理病理认识的归纳和总结，诊候则是认识和分析疾病的方法，这都是临床上最实用的。《金匮要略》是宋人王诛发现，经林亿等辑存而公之于世的，而早于林亿400多年的《千金要方》，却差不多囊括了宋本《金匮要略》的全部内容。《伤寒论》虽然曾经晋人王叔和整理，但在孙思邈选《千金要方》时，连这个本子也没见到，他因而有"江南诸师，秘仲景要方不传"的感叹。一直到他晚年，才把他看到的《伤寒大论》按"方证同条，比类归附"的方法编进《千金翼方》伤寒卷中，这实际上是我们今天所能看到的最早的《伤寒论》的本子。我国最早的药物学著作《神农本草经》，大约汉末即已失传，是以仲景序中无《神农本草经》之名，华佗弟子吴普乃为之辑述，梁代陶弘景再加整理，后来又都失传，现在我们看到的是明清时代的辑本。日人森立之和孙星衍的辑本，其依据除了诸家本草，便主要是《千金方》。

《千金方》里收集的医方，不唯数量多，而且有的来源很早，有的竟远出仲景之前。如《千金要方·杂补》中的"夏姬杏仁煎"，夏姬是春秋时郑穆公之女；《千金翼方·养性服饵》中的"周·白水候散"则更早，近年出土的《武威汉代医简》中就有好几个"白水候方"。另外，《千金方》中有的方子还远及异域，如"万病丸"就是古代印度名医耆婆的方；阿迦陀丸、匈奴露宿丸等，也都是来自国

115

外的方子。《隋书·艺文志》载龙树、耆婆，以及婆罗门、西域医学著作共 10 种，计 80 卷，可惜迄今荡然无存，只在《千金方》中留下这点儿吉光片羽了。方书之盛，起于汉魏六朝，此时方书计有百数十种，其中葛洪的《玉函方》《肘后备急方》，范汪的《范东阳方》，陈延之的《小品方》，以及徐之才的《药对》等，为其最著者。其中对孙思邈影响最大的是《肘后方》，盖《肘后方》中"率多易得之药……所在皆有，皆单行径易，篱陌之间，顾眄（miàn 面）皆药，众急之病，无不毕备，家有此药，可不用医。"（《抱朴子》）这正与孙思邈"博采群经，删裁繁重，务在简易，以为备急"的旨趣相同。此书曾经散失，后来经陶隐居增补，名之为《补阙肘后百一方》，但亦失传。我们现在看到的，是金代杨用道根据《千金方》《外台秘要》《证类本草》等加以整理而成的，是为《附广肘后方》，而此书之刊行则是在元祖至元年间，因此我们有理由认为《千金方》中搜集了不少葛洪方。又《小品方》在唐代曾经是与仲景《伤寒论》比肩之著作，如林亿等在《千金要方·后序》中说："臣尝读唐令，见其制，为医者皆习张仲景《伤寒》、陈延之《小品》……则《小品》亦仲景之比也，常痛其遗逸无余……究寻于《千金方》中（指《千金要方》伤寒卷），则仲景之法，十居其二三，《小品》十居其五六，粹乎哉！"林亿等是拿《千金要方》和陶弘景《补阙肘后百一方》《外台秘要》——对勘之后才得出"十之五六"这个结论的。又据《外台秘要》知，唐以前研究伤寒者有八大家，仲景为其最著者，但并不是说其他各家一无是处，特别是《小品方》值得我们重视。如《千金要方》的伤寒卷转引《小品方》云："古今相传，称伤寒为难治之疾，时行瘟疫是毒病之气，而论治者不判伤寒与时行瘟疫为异气耳……考之众经，其实殊矣，所宜不同，方说宜辨。"寒温异

116

气，治法不同，这个认识在当时是很难得的。在治疗上，《小品方》也与仲景一派有同有异，《千金要方》伤寒卷就收载了不少这一派的处方，这为我们研究古代伤寒流派提供了宝贵的资料，如风温之葳蕤汤，滋阴清热解表；热结于里，气阴两伤之生地黄汤，养阴扶正，泻下攻邪。这些对于仲景之学，真可谓"补其阙失，匡其不逮"了。

应该指出，孙思邈的功绩不仅仅为我们保留了大批古代医学资料，而且把这些资料分之以门类，绳之以理论，证之以经验，合为一家之言。如脚气一病，他就结合了晋代支法存、仰道人的经验和宋齐之间释僧深的经验，"取其所经用灼然有效者"用于临床，"不过十日，可得永瘥"。

《千金方》作为集初唐以前医经、方书大成之作，对推动医学的发展起到了重要的作用。宋人叶梦得《避暑杂话》谓其"妙尽古今方书之要""今通天下言医者，皆以二书为司命"。《千金要方》成书后不到几十年，就传到国外，日本的《医心方》、朝鲜的《医方类聚》，不仅收载了孙思邈的医论、医方，而且在写作体裁也是模仿《千金方》的，由此可见其影响之深远。

（二）我国医学史上第一部临床实用的"百科全书"

《千金方》的内容相当丰富，具有广泛的实践基础。书中妇科、儿科、五官科、内科（包括伤寒、热病和杂病）、疮痈、外伤、痔瘘、解毒救急、针灸、食治、养生，等等，各科独立成篇，分门别类，有论有方，已初具专科规模。所以已故名医黄竹斋先生称《千金方》是"第一部临床实用百科全书"。

以妇科言，《千金方》在体例上"始妇人而次婴孺"，并最早把妇科从内科杂病中分离出来，别立方论。其内容则先从求子开始，依次为妊娠、养胎、胎前诸病、产难、产后，然后再另叙月经、带下、杂病等疾患，基本上勾画出了中医妇科学的轮廓。在治疗上，《千金方》对经、带疾病擅用活血祛瘀，如治痛经、经闭、经水不利、久漏、带下不止、坚癥积聚、不孕，多以大黄䗪虫丸、抵当汤、桂枝茯苓丸、下瘀血汤诸方化裁，俾瘀去而新生，气血调达，经脉宣通而病自去。对胎前等疾患则重在调理脾胃，如恶阻用半夏茯苓汤、茯苓丸，子肿用鲤鱼汤，皆其例也。对产后疾病，则主张以调补肝肾为主，多用血肉有情之品，大为后世叶天士赞赏，取法而倡为调补奇经之说。

儿科著作在唐以前基本上阙如，仲景不载，古《颅囟经》早佚（现存者为宋人伪托，而且价值也不太大），所以孙思邈以"乳下婴儿有病难治"，而撰《少小婴孺方》。这当是现存文献中较为完整的、最早的儿科专篇。卷中初生出腹、哺乳、乳母卫生、育儿等法，相当于"总论"；发热、豌豆疮（天花）、口疮、鹅口、咳喘、客忤惊厥、伤食、遗尿、肠寄生虫等，相当于"各论"。儿科四大证中唯缺麻疹，可能是因为当时秦中尚无此疾。《千金方》对不少儿科疾病有细致的总结，如痫（实即惊风）之一病，竟详列证 20 条，病因则分风、惊、食三类，又指出直视瞳子动、手足瘈疭、反张脊强、喜惊、腹满转鸣下血、口噤不得乳、汗出发热、为卧不悟 8 条为"危候"，都很有临床意义。

孙思邈对内科杂病采用了按脏腑归类的方法，在占《千金方》全书 1/3 强的篇幅里，比较系统而完整地论述了各个脏腑的生理、病理、诊断和治疗方药，所载处方 700 余首，差不多每一门类中都有一些名方，至今仍广泛地用于临床，如苇茎汤、温胆汤、驻车丸、犀角地黄汤等。后世许多名方，亦多由此嬗变而出，如七味白术散、二陈汤、生脉散、十全大补汤、地黄饮子、琼玉膏、保元汤、凉膈散、龙胆泻肝汤、苏子降气汤等。《千金方》对临床症状的描述比较详细，对疾病的病机、发展变化、预后转归有丰富的经验，如消渴病人多于骨节间发痈疽而卒；"脚气不得一向以肿为候，亦有肿者，有不肿者"，其不肿者，如见少腹顽痹者，呕吐即是"脚气冲心"之候；吐血后，虽觉虚羸少气而心中不闷者多自愈，若烦躁、闷乱不安、呕吐，而医又与黄土汤、阿胶散止涩，则往往至于不救。这些经验都是很宝贵的。

《千金要方》和《千金翼方》列有目、鼻、口、唇、齿、喉、耳、面病专篇，皆有论有方，如衄血一例，就详列了 16 条病因。目病、面病都各有 81 首处方，内服、外治、复方、单方，靡不具备。面病门中用于洗手、洗面的澡豆（即香药皂），就有 7 种不同的配方。

《千金要方》卷二十五备急诸方，门类繁多，其方亦颇简便，对许多急证，可以就地取材，挽危亡于顷刻。兹以为例说明之：《千金方》记载的狂犬病是古代文献中所载最早且内容最多的，其观察很细致，如谓狂犬咬人，"七日辄一发，不发则脱也"，但"要过百日乃得免耳"，还须"终生忌食犬肉"。此外，同书食治卷还记载，虽未经狂犬咬伤，若误食狂犬肉，亦发狂犬病，这些与目前的记载都是一致的。在治法上，附方竟达 32 首之多。其中以"狂犬脑傅伤口上，后不复发"，系录自《肘后方》，而其他单方，则多系孙氏经验方。在所咬处用灸法（毒蛇咬伤亦同），尤为有效疗法。盖火热能使其毒性蛋白凝固、破坏也。

上述可以看出：一方面《千金方》对于唐以后医学开始向着专科方向发展，以及各科专著的不断出现是有直接影响的。如蔺道人的《仙授理伤续断秘方》，陈自明的《妇人大全良方》，钱乙的《小儿药证直诀》，王致中的《针灸资生经》等专科著作，以及张洁古的《脏腑寒热虚实用药式》等，都从《千金方》中吸取了营养。另一方面，不少临床医家直接从《千金方》中得到了切于实用的有效方药，以至"稍闯其藩篱，亦足以医术鸣"（虞抟《医学正传》）。如此等等，都说明《千金方》不愧为"第一部临床实用百科全书"。

（三）开一代医风的里程碑

徐灵胎在《医学源流论》里指出"仲景之学，至唐而一变"，他是针对孙思邈的《千金方》而言的。他认为《千金方》出而"古圣制方之法不传矣"。其实，《千金方》对于《内经》、仲景之学是有继承、有发展的，他所攻击的，正是孙思邈有独到看法或创造性发挥的地方。

过去，一般都认为孙思邈在医学理论上没有什么成就，这是不对的，如读一读原著就知道了。兹举《千金要方》卷十三至卷二十的几个例子来说明之。

他认为，"心开窍于舌"的提法不妥，只能说"心气通于舌"。因为"舌非窍也""心之窍，寄见于耳"。从理论上说，心为火，肾为水，其间有一个水火既济的关系，同时手少阴心经之络亦会于耳中；从临床上说，有的耳鸣患者须从心治，始能有效，如《千金要方·心脏》篇之远志汤，即主治心虚怔忡耳鸣。

又如命门之说，他既以十四椎下之穴为命门，又提出"命门者，在心上一寸"（《千金要方·心脏》），这是一个新的提法，惜未见其有关论述。

关于五脏不足调于胃，他说："胃满则肠虚，肠满则胃虚，更满更虚。气得上下，五脏安定，血脉和利，精神乃居。故神者水谷精气也，五脏不足调于胃。"（《千金要方·胃腑》）这是对《内经》有关精神的发挥，进一步明确指出胃肠之"更满更虚"，是人体气机上下的枢纽，水谷是生命活动的根本，而"五脏不足调于胃"，对后世补土派是有影响的。

关于劳则补其子，《千金方》提出："心劳补脾气以益之，肝劳补心气以益之，脾劳补肺气以益之，肺劳补肾气以益之，肾劳补肝气以益之。"这一提法，是以《内经》五脏相关理论对经验做出的总结。宋人许叔微于此曾进一步加以阐发，并引验案以证之（见《本事方·卷九》）。

这些例子都说明，《千金方》的作者并非全是"述而不作"，他对不少医学理论问题还是很有见解的。当然，他的更大的成就在临床上，他对那些没有写成文字的医疗经验的搜集、验证和总结所下的功夫更大，成就也更大，而且以此而开一代医风。

首先，是对专方、专药的总结。专药、专方、专病之说，似始自《神农本草经》和《伤寒杂病论》，如《伤寒论》六经病皆有专方、专药。《金匮要略》中百合病三用百合，胸痹之用瓜蒌、薤白，亦为专药。随着时代的发展，对疾病的认识也愈加深入，对药物功效的认识愈加丰富，新的药物不断被发现，因此，专方、专药必然越来越多。《千金方》在这方面所做的工作，成就最大，如疟疾，仲景虽用蜀漆，但未用之作专药；《千金要方》治疟34方，就有17方用了蜀漆或常山。此外，还最先记载了新的抗疟专药马鞭草、牛膝和海螵蛸。《千金方》治痢，以黄连、干姜为专药，热痢亦用干姜，冷痢亦用黄连。此外，还记载了石榴、石榴皮、乌梅、陈仓米等治痢有效专药。口疮，他以蔷薇花根为"圣药"，目前已知该药确为口腔真菌的有效抑制药。其他如急黄以大黄为专药，遗精滑精以韭菜子为专药，痔疮以槐实为专药，内痈以桃仁、冬瓜子为专药，等等，总结出了许多新经验。

其次，是通过这些新经验提出了新问题。这就是说，如果这些方药疗效很好，传统的理论却无法解释它，怎么办？以《千金方》治暴痢"服之无有不瘥"的乌梅丸为例，方中仅乌梅、黄连二味药，乌梅味酸性收敛，一般认为痢疾初起宜通，收涩太早，则有留邪之虞，但为什么用之有效呢？近年来，屡见用乌梅、黄连粉或单味乌梅粉治疗急性菌痢的报道，不仅症状消失快，而且细菌转阴也快。又如《千金方》的鲤鱼汤，治疗子肿及其他水肿、肝硬化腹水效果都不错，单用鲤鱼亦可，如果以"鲤鱼化龙行水"去解释，显然是荒谬的。再如耆婆万病丸，这样的处方，一方几十味药，根本不可能用传统的君、臣、佐、使之类的理论去解释，连孙氏本人也说，此方可用于多种痼疾，但其疗效却是"不知其所以然而然"。张璐曾说他用过该方，近人恽铁樵曾用之治疗自己的顽疾，《岳美中医案》中也载有 1 例用此方的治验。仅以这些例子就可说明，一方有效自有其道理在焉，如果传统的道理解释不了它的疗效机制，就说明理论已落后于实践了。这就提出了一个重要的问题，实践将促进理论向新的方向发展。当然，以孙思邈当时的时代条件，这个问题是不可能得到解决的，他看到了问题，而且做了许多努力，如他引进了古印度医学的"地、水、火、风"学说（《千金要方·卷一·诊候第四》），无非是希望在理论上有所发展。

二、《千金方》的学术思想

（一）主张医药普及

医药来自劳动人民的生产和生活实践，是人类的共同财富。可是，由于社会和历史的原因，一般人有了病得不到治疗，尤其是穷乡僻壤，缺医少药，人们连普通的医药常识也没有。正如孙思邈所说："食有成败，百姓日用而不知，水火至近而难识"（《千金要方·食治序论》），"世无名医，枉死者半"（《千金要方·备急》）。孙思邈于此痛心疾首，因而非常明确地提出了医药普及的主张。我们认为，这是《千金方》学术思想的基本方面。

这一思想的来源，当然与他笃信道教有一定关系。应当指出，孙思邈的一生差不多都是在民间度过的，他深知民间疾苦，他本人就是因为"幼遭风冷，屡造医门，汤药之资，罄尽家产"（《千金要方·序》）而立志学医的。所以他在《千金要方·序》中公然宣称，他的书"未可传与士族，庶以贻厥私门""欲使家家自学，人人自晓"，忽遇仓卒，便可按病索方，依方觅药，救危亡于顷刻。如他说："甘草解百药毒，实如汤沃雪，有同神妙，有人中乌头、巴豆毒，甘草入腹即定；中藜芦毒，葱汤下咽即定；中野葛毒，土浆饮讫即止，如此之事，其验如反掌，要使人皆知之。"（《千金要方·解毒兼杂治》）他在同书《妇人方序论》中也说："须教子女学习此三卷妇人方，令其精晓，即于仓卒之秋，何忧畏也？""常宜缮写一本，怀夹随身，以防不虞。"正因为他是如此热忱地主张医药普及，所以他倡言医德，对于医者胸怀褊狭，或故意神秘其术绝不传人等种种弊病，痛加针砭。他的《千金方》勤求博采，"广设备拟"，特别重视对民间多发病、常见病的治疗，一般书上所不载的许多疾病，在《千金方》中差不多都可以找到，同时简、便、验、廉的单方、验方在书中占了很大的比例，这都与这一学术思想有关，也使他的书具有讲求实效的民间医风的色彩。

"小单方能治大病，海上方气死名医"。可惜历来自视为"正统"的医家，于单方、偏方都不屑一顾，斥之为"摇铃串市""取用偏杂"，医理越讲越玄妙，疗效却很差。

（二）注重对方药的整理和研究

孙思邈平生毅力所注者为方药，两部《千金方》皆以"方"名书，汇集的处方多至 6000 余首，可谓前无古人。

他主张组方用药要"临事制宜"，认为，对于前人处方，应该根据病情加以增损，以切合之，不能胶柱鼓瑟，食古不化。"多从旧方，不假增损，其弊万端。"（《千金要方·处方》）不仅药味要有增减，剂量也应该视病情的轻重而酌定，病重则药重，病轻则药轻，"若学古人，徒自误也"（《千金要方·用药》）。他还指出，人有老幼男女之殊，体质有强弱盛羸之异，天地有南北燥湿之别，因此，处方用药务必要"临事制宜""随症增减"（《千金要方·处方》）。这些观点对于后世医家学派竞相争鸣，竞创新方，无疑有着积极的影响。当然，他的态度比较持平，没有张洁古等人那样偏激。

他并不是一概否定前人的方药，尤其是在继承发扬仲景之学方面，他下的功夫很深。有人说他与仲景不是一个路子，其实他很善于运用仲景方，如以炙甘草汤治疗虚劳脉结代，脉绝不出百日死，不限于伤寒；用真武汤、附子汤合方治疗寒湿痹，不限于水气。他如以肾气丸为补肾祖方，用于虚劳；以当归生姜羊肉汤治疗产后诸虚劳损，崩漏不止；以肾着汤（甘姜苓术汤）治疗寒湿腰痛、脾虚咳嗽多痰、妇人带下、老人中虚尿失禁，皆能抓住原方立方精蕴，进一步推广扩大其用。此外，他还往往灵活地将原方加以增损，以适应新的病情。如治子肿的鲤鱼汤，就是以仲景真武汤蜕变而出，去一味附子，加一味当归，遂变温肾行水之方，而为健脾利水、和营安胎之剂。仲景黄土汤，本用以治疗便血（远血），《千金方》去附子加干姜，移用于吐血，一便血、一吐血在病机皆属中气虚寒，不妨病异方同，而干姜守而不走，尤长于温中摄血，除非元阴暴脱的危证，实较仲景用附子为佳。又《千金方》治肺痈的苇茎汤，即显然是从仲景治肠痈的大黄牡丹皮汤悟出的，桃仁、冬瓜子活血、攻坚、排脓，为治疗内痈专药，彼为肠痈，故仲景用芒硝、大黄之攻下；此为肺痈，孙氏则取苇茎、薏苡仁之轻宣，此仲景不言之秘，其灵活精当如此，非学养精湛，经验练达者不可为之。正如张石顽说："不读《金匮要略》，何以知《千金》之法源；不读《千金》，何以广《金匮要略》之变法。"就从这一点上说，孙思邈也当是仲景的功臣。

《千金方》还善于把古方、经验方、单方、草药融为一体，古方的谨严，经验方的灵活，民间单验方的特效，兼而取之。如他治热毒痢的三黄白头翁汤，即是在仲景白头翁汤的基础上，加犀角、升麻解毒，苦参、石榴皮、桑寄生治痢，艾叶、甘草和中缓痛。桑寄生治痢，始自《千金方》，其后《滇南本草》《玉楸药解》乃有桑寄生治血痢的记载，近人研究桑寄生对多种肠道病菌有抑制作用。视之原方，疗效更胜一筹。笔者曾以此方治疗小儿中毒性痢疾，高热神昏，便下鲜血胶冻，疗效颇佳。又如肿胀，"腹大坚如石，服利下药不瘥者"，他认为不仅要利水，而且必须活血，用丹参、鬼箭羽等活血化瘀药，也都是很有见地的。《千金方》还有大量自出机杼之方，如温胆汤、温脾汤、枕中丹、独活寄生汤、谷疸丸、驻车丸、犀角地黄汤、紫丸（又名紫霜丸）等，皆为今日临床习用而疗效卓著的处方。

（三）主张临床采用综合疗法

《千金方》主张在临床上采用综合疗法，通过多种途径，积极地治疗疾病，使疾病及早向着有利于康复的方向转化。应该指出，建立在实践基础上的中医学，治疗疾病的路子是很宽广的，并不局限于内服药一隅，这个问题亟需加以重视。

1. 药疗与养生结合 两部《千金方》都有养生专篇。孙思邈称养生为"养性"，并且解释说养生即"习以成性论""治未病之先是其义也"。用今天的话说，也就是要养成良好的生活卫生习惯，与其既病而焦头烂额，不如讲究养生，以避免疾病的发生。这与《内经》的精神是完全一致的，但他不相信有什么"寿蔽天地，无有终时"，而是说："善养生者，可得一二百年寿命"。在养生方法上，他总结的绝大多数方法，也是切实可行的。如在精神情绪方面，他认为：人非草木，孰能无情，只不过应加以节制，无使太过而已。他批评王侯之家，美女数百，荒淫无度，"恣其情欲，命同朝露"，指出纵欲为害甚大，是"丧生之事"。因此无病当节，有病当绝，夫妇异床，"服药百裹，不如独卧"。在饮食方面，他指出，丰饶之地，人多早夭；俭啬之地，人多高寿。享用太丰，常常是导致许多疾病发生的重要原因之一。他批评"临盆大饱，贪味多餐"之害，认为"常须少食肉，多食饭及多蔬菜"。他并不完全赞成"静以养生"的方法，认为华佗所说的人体"当得小劳，但不使过极耳"，《吕氏春秋》所谓"流水不腐，户枢不蠹（dù 妒，虫蛀也）"颇有道理。因此，他在《千金方·养性》中采录了"老子按摩法"和"天竺按摩法"，实际上是两套简便易行的保健操，差不多包括了后世"八段锦"的全部动作。并且说，就是老人，每天能依此一二遍，即可收轻身、延年、健康无病之效。

2. 药疗与食疗结合 他在临床上很重视食疗，尝谓："药性峻烈，犹若御兵，兵之猛暴，岂容妄发，发用乖宜，损伤处众，散之投疾，滥殃亦然……所以医者当须先洞晓病源，知其所犯，食疗不愈，然后命药。"把食疗放在了先于药疗的重要地位上。是以在《千金方》各门类疾病中，既有药疗方，又载食疗方，如消渴之用生莱菔汁，黄疸之用芜青汁，脚气之用赤小豆，肝虚目不明之用动物肝脏，虚劳之用羊内脏、羊骨汤、猪肾汤，皆其范例。特别应该指出，《千金方》以食疗治疗虚劳，是对仲景侧重脾肾，甘温扶阳原则的重要补充。如《千金要方》肾脏篇常用鹿茸、鹿角、牛髓、鸡肝、马茎、羊肾、猪肾、羊头骨这样一些血肉有情之品补肾，其中用鹿茸、羊肾者，即占 27 方。对于阴精亏损，《千金方》又制桃仁煎、天冬煎、填骨万金膏等方，重用生地、酥、蜜、牛乳、胡麻、牛髓、天冬之类为膏，益阴填精，润沃枯朽，于仲景法外，又开一新的境界。

《千金方》食治篇计收载谷、肉、果、菜 150 余种，对每种食物的主治、性味、宜忌都有简明的记载。

3. 针灸与药治结合 孙氏两部《千金方》都有针灸专卷，他认为"针灸之功，过半于汤药""针灸攻其外，汤药攻其内，则病无所遁矣"。所以"知针知药，乃是良医"。

针灸在临床上确有很高疗效，据统计，临床常见病之宜于针灸者，竟有近百种之多。南京地区以针灸治疗急性菌痢，治愈率达92.4%，说明针灸之功，确实过半于汤药。针药配合，一定可以提高临床疗效。

4. 内服与外治结合 《千金方》还重视外治法，除针灸、按摩外，还大量采用药物熨、熏、洗、敷、贴、吹、摩、灌等多种治法。外治不仅可以配合内服药以提高疗效，而且有时单用外治法，疗效还明显地高于内服药。如《千金要方》所载痢疾灌药方即是一例。孙氏常用猪胆汁、丁香、黄柏、当归、苦参、白矾、雄黄、甘草、麝香、盐等作灌药保留灌肠。近年有不少报道，这一方法对慢性痢疾、慢性非特异性溃疡性结肠炎有较好的疗效。又如痹证，对疼痛剧烈，内服药止痛作用缓慢或正虚不任攻伐者，我们常用《千金方》所载的摩膏（当归、细辛、桂木、干姜、天雄、白芷、乌头、丹参、生地黄），或仿其意用川乌、草乌等浸酒精中，以棉球蘸之涂擦痛处，止痛作用较好。又《千金翼方》治胸痹胸背疼痛，用乌头、细辛、附子、羌活、花椒、桂木、川芎为末，帛裹，微火烤令暖，熨脚背，近人用于心绞痛、神经痛、癌转移引起的疼痛，均有一定疗效。以药枕治疗目病，也最早见于《千金方》。清代吴师机《理瀹骈文》曾说："外治之理即内治之理，外治之药亦即内治之药，所异者法耳。"由此可见，中医治病的途径甚广，可惜目前大多限于内服药一隅，不唯使古人的许多宝贵经验失传，而且临床路子也越来越窄，这是一个值得关注的问题。

〔原载于《江苏中医杂志》1983 年第 3 期〕

从一枚印章谈医者的素质

　　1938 年我从上海中国医学院毕业，拟返乡设立诊所，开业行医。临行前向章次公老师告辞，章师情意殷殷，谆谆告诫："章氏家风，是朴实无华，要养其志，毋暴其气；要敏于事，而慎其言。开业行医，走向社会，面对病人，是一个医生的开始，一定要兢兢业业，谦虚谨慎，继续学习，刻苦钻研，在实践中提高，在总结中创新；要'自强不息，止于至善''发皇古义，融会新知'。这是我一贯的主张，既要善于继承前人的经验，又要顺应潮流，汲取新知，融会贯通，才能有所创新，不断前进。"随后将一方寿山石印章赠余，文曰："儿女性情，英雄肝胆，神仙手眼，菩萨心肠。"章师指着印章说："这 16 个字，要永远牢记，身体力行，作为临床实践、济世活人的座右铭和做人的准则，才能成为一个名副其实的好医生。"章师还对印章的内容予以阐述，他接着说："作为一个医生，态度一定要温和体贴，对待病人要同亲人一样；对危急重症要敢于负责，当机立断，不可因循等待；既要胆大，又要心细，要见微知著，发于机先；更要有一个慈悲的菩萨心肠，多为病人着想，选取廉便验的方药，减轻病人的负担。贫病无力购药者，尽可能施诊给药，宁可自己简朴一点，尽力帮助病人，体现'医乃仁术'之旨。"章师最后还着重指出："医虽小道，乃仁术也，要以力尽之，方能尽其业，否则罪也。"这是章师对我殷切期望、谆谆嘱咐的箴言，迄今已历 67 年之久，章师已仙逝 45 年，然言犹在耳，恍如昨日，铭记于心，终身受益。

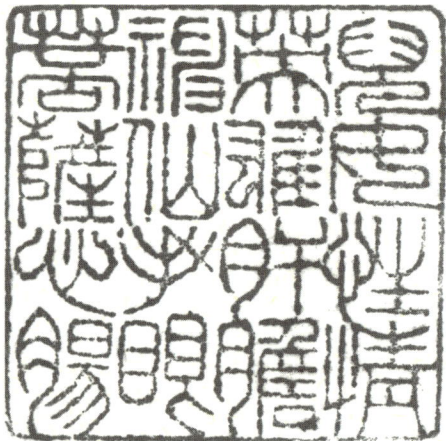

菩神英儿
萨仙雄女
心手肝性
肠眼胆情
。，，，

这方印章，过去我将其印在方笺上，时时对照，检点自己的学习和工作，深受其益。"儿女性情"，易于理解，但做到不易，必须严格要求自己，体贴病人之苦，才能热情对待病人，处处给予关怀照顾。"英雄肝胆"，是一个医生在处理危急重症、疑难杂症时的严肃态度，有果断的意志，勇于负责的精神，不患得患失，一切从有利于病人的痊愈出发，肝胆照人，全力以赴，正如清代徐灵胎所说："患大病，以大药制之，则病气无余。"凡病势急重的不论邪实或正虚，均宜用大剂重剂予之，使攻者可以胜邪，补者得以匡正。倘若病重药轻，必然杯水车薪，坐失良机，乃至不起，这是一个医者最应具备的素养，也正是章师告诫的"要养其志，毋暴其气"的意思。医生不仅要胆大，更要心细，也就是"琴心剑胆"的同义词。要能从错综复杂的症情中，找到主要矛盾，透过现象，看到本质，举一反三，才能击中要害，发于机先，如同神仙的手眼，明察秋毫，灵活快捷。至于"菩萨心肠",更是一个医生必须具备的基本素质。唐代孙思邈说："凡大医治病,必当安神定志,无欲无求,先发大慈恻隐之心,誓愿普救含灵之苦",这是作为一个医生的先决前提。"医乃仁术",必须要加强职业道德的塑造。当前医务界有少数败类,收红包,拿回扣,安之若素,毫不脸红,那是丧失一个医生最基本的道德水平,距离"苍生大医"的要求太远了,而是一个十足的"含灵巨贼"。《千金方》的大医精诚篇,值得我们重温一下,深刻领会,对当前医德、医风的纠正,是具有重要意义的。愚从医近 70 载,虽无重大建树,但谨守师训,未敢稍懈。今以章师馈赠之印章,公之于众,愿与诸同仁共勉之,为继承弘扬中医学术作出有益之贡献!

〔写于 2003 年〕

析章次公先生评论清代医家的几句话

章次公先生对历代医家的成就，有公允评论。兹就先生对清代6位医家之评述，略加阐析，以窥一斑。

"余尝谓清代医人中，有二奇人，曰四明高斗魁、玉田王清任；有二学人，曰吴县叶桂、吴江徐大椿；有二妄人，曰昌邑黄元御、元和陆懋（mào，茂）修。高王二人，奇而不诡，开创风气；叶徐二人，虽沿仲景，自有创获；若黄陆二人，直以齿牙胜人，然究其实，则枵（xiāo，肖，空虚也）然无物者。"

先生对清代6位医家的学术思想用了上述97个字，作了概括性评述，分为奇人、学人、妄人3类，要言不烦，画龙点睛，可谓的当公允。

先生对高斗魁、王清任二氏颇为赞赏，评价甚高，称其为"奇人"，但"奇而不诡，开创风气"。指出高王二氏在学术思想上超出陈规，异乎寻常，但奇而不诡，并不无理诡辩，亦未脱离实际，而且还有所创新和前进。这正是他们对学术的发展和延伸，是我们应该继承发扬的学风。

　　高斗魁，字旦中，又号鼓峰，清代著名医家，浙江四明（今宁波市）人。著《医家心法》《四明心法》《四明医案》（1728 年印行）等书。曾与明末清初思想家吕留良（1629～1683）结交（1661），讨论医学，对吕后来研读医笈，并为人治病，有一定影响。论医宗旨，近于张景岳，"治病多奇中""起痼扶衰，悬决生死日时，多奇验"。在其医案中，有用大剂人参、熟地黄等治愈温病重症的记载。自创新方，多有奥义，如治肝火郁于胃中，以致倦怠嗜卧，饮食不思，口燥咽干，曾订滋肾生肝散（六味地黄加当归、白术、柴胡、五味子、炙甘草），方中六味滋肾，逍遥生肝，组方明确，增损灵活，取水能生木之意。此法在叶天士治胃脘痛用石决明、阿胶、生地黄、枸杞子、川石斛、粳米，魏玉璜治胁痛用一贯煎等养胃汁之前。而高斗魁此法，又受到赵养葵《医贯》治木郁先用逍遥散，继用六味地黄汤加柴胡、白芍之启示。

　　高氏滋肾生肝散、疏肝益肾汤（六味地黄加柴胡、白芍）诸方，都是柴胡与地黄同用。魏玉璜一变其法，疏肝喜用川楝子，把柴胡换成川楝子，从这里也可以看出方剂演变的一个侧面。

　　王清任（1768—1831），字勋臣，清代著名医家，河北玉田人。他认为"著书不明脏腑，岂不是痴人说梦；治病不明脏腑，何异于盲子夜行"。因此他为了纠正古医书关于脏腑形态、功能方面记述的错误，能破除世俗观念，去义冢和刑场实地观察，并解剖动物作对照，历经 42 年而写成了《医林改错》一书，对前人认识上的一些错误，作了纠正和补充。尽管还有主观臆断之处，但这在封建社会里能这样做，已属很了不起的。其次，他在临床上强调气虚或气滞导致血瘀，主张补气、行气与活血化瘀相结合，而创订了许多补气或行气化瘀的方剂，如补阳还五汤（补气化瘀，通络振颓，治中风半身不遂，口眼㖞斜，语謇流涎，或截瘫、小儿麻痹等症）；通窍活血汤（活血通窍，治头面部血瘀所引起的头痛、昏晕，或耳聋年久，或壮年脱发，或白癜风，或妇女干血痨，也治脑震荡后遗症头痛头晕）；膈下逐瘀汤（功能活血祛瘀消积。治瘀在膈下，形成积块，或小儿痞块，腹痛有定处不移者）；少腹逐瘀汤（功能活血化瘀，温经止痛，对妇科多种疾病如瘀血内阻的痛经，或瘀滞寒凝的少腹结块、疼痛，或术后肠粘连，或慢性盆腔炎有瘀象者）等，具有较高的实用价值。王氏是医学史上敢于实践和具有独创精神的医家。

高王二氏，确是"奇而不诡，开创风气"的典范，值得我们学习。

叶桂（1667～1746），字天士，号香岩，清代著名医家，江苏吴县人。继承父业，聪悟好学，博通经史子集，尤究心于医术，先后拜师 17 人之多，汲取众家之长，又有所创新，善治疑难杂症，多从脾胃立论。30 岁时，其医名与父名已同噪于大江南北。对温病尤有卓见，能跳出《伤寒论》的框架，创立"卫、气、营、血"为温病辨治之纲领，提出了辛凉解表、甘寒养阴、清热解毒、滋阴救液等法则，制订了许多实用的方药，为温病学的奠基人之一。他的《温热论》《临证指南医案》虽为其弟子所辑，但均系其实践有得之言，值得我们细细领悟。

徐大椿（1693—1771），字灵胎，晚号洄溪老人，江苏吴江人。博览群书，上自《内》《难》，下至元明著作，无不披阅，勤于著述，是清代写作较多的一位医学家，又是医学评论家，所评注之《临证指南医案》《外科正宗》，颇多独到见解。他认为《伤寒论》原是救误之书，随证立方，并无定序，乃删除六经门目，俾方以类从，证随方见，著《伤寒类方》，使学者可按证以求方，不必循经以求证，具有真知灼见。《医学源流论》乃短小精悍之医学论文汇编，颇多精辟之论。其他著述尚有《难经经释》《神农本草经百种录》《医贯砭》《慎疾刍言》《兰台轨范》等。徐氏说："五十年中批阅之书千余卷，泛览之书万余卷，每过几时必悔从前疏漏。"于此可见徐公读书奋发之勤和高尚谦逊的精神。

叶徐二氏之学术成就，虽沿袭仲景，但均有创新，所以章先生说他俩"虽沿仲景，自有创获"，乃富有学养之人，是很中肯的。

黄元御（1705—1758），字坤载，号研农，清代著名医家，山东昌邑人。博览经史子集，精研医经典籍，他主张："理必《内经》，法必仲景，药必《神农本草经》。"在临床思维上受张景岳之影响极大，重于温补。对经典著作中的错简，提出校订意见，著有《四圣心源》《伤寒悬解》《金匮悬解》《素灵微蕴》等书，有一定贡献。但其论医理、评诸家，常用偏激之辞，故章先生称其为妄人。

陆懋修（1818—1886），字九芝，号林屋山人，清代著名医家，江苏元和（今吴县）人。读书甚多，著述亦丰，有《世补斋医书》（1886年刊行），流传甚广。但过于尊经，思想保守，固执己见。对某些医著上的学术论点，每严词抨击，虽有中肯之处，但多偏执之见，对不同学术见解，往往加以否定。如认为"治温病法不出《伤寒论》之外"。并说："在太阳为伤寒，在阳明为温热。"认为阳明病就是温病，对后世温病学说的发展，是采取否定态度的。斥王清任的亲临刑场观察脏腑，是教人在杀人场上学医道。又如《临证指南医案》卷五温热门之席姓案，乃热邪误治入脏之坏证，恙已至极期，叶氏立育阴清邪法以挽救之，可谓煞费苦心。但陆氏却予否定，认为"古人治温，决不育阴"，并说："犀角、石菖蒲二味，并开心窍，送邪入心。"用牛黄清心丸，乃"助犀角送邪入心"，这是极大的偏

135

见。因已神烦呓语，呼吸喘促，正气大虚，阴液耗竭，育阴正所以清热，犀角及清心丸，也为挽救坏证危局而设，有何不是呢？章先生对此曾作中肯的评述："后人欲评前哲之学说，最不可先有成见，成见横梗胸中，其流弊为武断。九芝批此案，成见既深，武断毕露。滋水制热之法，用于热病，至叶氏乃有步骤、有条理，从存津液至生津液，实为叶氏之最大业绩，吾人不可一概抹杀也。平心论之，叶氏自有其不可及处，尊信太高，诋毁太过，俱非持平之论。"这是很公允的。

黄陆二氏，虽然读书很多，著述亦丰，但过于尊古，偏执己见，对不同学术论点，往往采取否定态度，严词驳斥，一无是处，这就近乎"武断""诋毁"，所以章先生称其为妄人。至于章先生说他俩是"枵然无物者"，是指理论脱离临床实际，是空洞的理论家，不是实践家而已，并没有否定他俩在博览群书和医学上的成就，这是应该说明的。

章先生是务实派、革新派，很少用浮泛的理论作文章，辨证用药，力求实效。他最反对八股式、不切实际的空论，或臆测武断的主观意见。同时，他没有正统观念，提倡"发皇古义，融会新知"，在继承的基础上有所创新，有所前进。所以他评价高王二氏是"奇而不诡，开创风气"的奇人，赞赏叶徐二氏是"虽沿仲景，自有创获"的学人，批评黄陆二氏是"直以齿牙胜人"的妄人。章先生对清代六位医家短短 97 个字的评论，今天重温一下，还是值得在治学、临证时参考的。

〔写于 1992 年〕

组方用药在辨证论治中的重要性

中医辨证论治的"证"，是一个高度综合的概念，是人身整体的功能异常特定的表现，它不仅包括了病位、病性、病因、病势等疾病的四大要素，而且还是对正邪双方交争中时态的概括。证确定了，在中医理论指导下，处方用药与之紧密相应，就能取得好的治疗效果。因此，前人一再强调，"先议病（证）后议药"。清代李冠仙说："善调理者不过用药得宜，能助人生生之气"，是很有深意的。因此，组方用药在辨证论治中是十分重要的一环。

一、"先议病，后议药"是辨证论治的重要程序

为什么要强调"先议病，后议药"呢？因为证都没搞清楚，就谈不上正确的用药。现在这种现象在我们临床中是极其常见的。例如：

（1）病人痰多，医生说用点竹沥水。这在医院肺科（呼吸科）几乎成了惯例。如果是热痰，病人体质相对又比较好，尚属不错。但如果是湿痰、寒痰，患者中阳又不足，苦寒之品的竹沥，就不相宜了。

（2）病人咳嗽，医生往往投以止咳化痰药，或川贝枇杷糖浆之类，不知咳嗽原因极多，有寒、有热、有虚、有实，所以常常疗效

不够满意。从前读费伯雄先生评《医学心悟》止嗽散的一段话，说此方"不寒不热，温润和平，肺气自可安宁"，觉得评得很好。但在临床用起来就不是那么回事了。肺寒当温，肺热当清，肺虚当补，肺实当泻，才能有效。哪有一个方，不管寒热虚实都能有效的道理？

这些例子，都说明不管病情如何，便轻易处方用药是不足取的。必须先议病，后议药。

当然，另一个倾向则是侈谈医理，不重视方药。这在前人也是有的，前人医案中，不少在病理机制上大做文章，正如姜春华教授批评某前辈的医案时指出的："说理头头是道，用药丝丝入扣（实际上并没有切中病机），就是疗效不高。"所以，先议病，后议药（方），并不是不议药。下面先谈谈用方。

二、坚守"理、法、方、药"四个步骤组方用药

方剂是中医"理、法、方、药"的重要组成部分，理法明，方药效，理法指导选方用药，方药体现理法，所以很是重要。

但古昔之方，数不胜数，例如唐代《千金方》两部，共载方5300多首；宋代《圣惠方》载方15000多首，《圣济总录》载方20000余首，明代李时珍《本草纲目》附方也多至10000首，以朱元璋的儿子朱橚的名义编写的《普济方》更多至61739首。一个医生，不读其他书，不看病，穷一生之力，恐怕也记不住这些方之百一。记那么多也没有什么用处，《圣济总录》同名的麻黄汤就有60多首，记着有什么用？我们只要选记其中一部分，一小部分，就可以了。主要还是学习前人立方之义，组方之法。现在的大学教材《方剂学》仅选不到300首处方，只能视为基础，因为教材本来是为医学生编写的。我的意思，以这300首为基础也是可以的，但还要扩大眼界，

由此发展。学习古人更多的经验方，量不在多，而在懂得其中的奥妙。特别有些处方，是前人一生功力之所聚，如明代韩㦬（天爵）的《韩氏医通》，不见得有多少人读过，但从事中医的人都知道有一首"三子养亲汤"是他创订的。咳喘明显的以苏子为主药，痰多以白芥子为主药，食滞则以莱菔子为主药，功能顺气降逆、化痰消滞，治气逆痰滞而致的咳嗽气喘，痰多胸痞，食欲减退，苔黏腻，脉滑者有较好的疗效。

那么，怎样组方选药呢？应该按"组方法度"进行。所谓法度，是指治疗疾病的法则和组方规律。要紧扣理、法、方、药四个环节，辨证推理，按理立法，依法定方，据方议药，才能理明、法合、方对、药当，形成一个有机的整体，完善的方案，也才能取得疗效，治愈疾病。组方的基本规律是君、臣、佐、使的合理配伍。所谓"药有个性之特长，方有合群之妙用"。《素问·至真要大论》："主病之谓君，佐君之谓臣，应臣之谓使。"所谓君药，就是方中针对主病、主症起主要作用的药物（主药）；臣药，就是辅助主药加强主药疗效的药物；佐药，就是辅助主药解除某些次要症状，或是监制主药，消除或缓解主要药物毒性和剧性——减少主药不良反应的药物；使药，就是能够引导诸药直达病所的药物，或是具有调味、赋形等作用的次要药物。至于君、臣、佐、使组成药味的多寡，除了使药常用一二味外，其余都可依据症状的需要而决定。例如：

（1）麻黄汤主治伤寒表实，恶寒，发热，头痛，身疼，骨节疼痛，无汗而喘，脉浮紧。

麻黄汤 {
君——麻黄——开发腠理,发汗,宣肺平喘
臣——桂枝——解肌发汗,调节营卫,
　　　　　　增强麻黄发汗解表的作用
佐——杏仁——解肌,平降肺气,助麻黄治喘
使——甘草——协和诸药
} 发汗解表,
治表寒实证

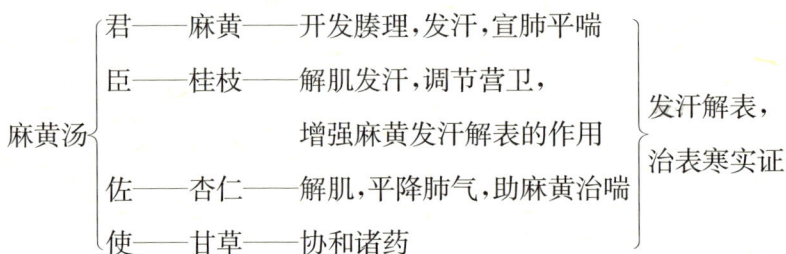

（2）大青龙汤主治伤寒表实里热，发热恶寒严重，全身疼痛，无汗烦躁，脉浮紧有力。

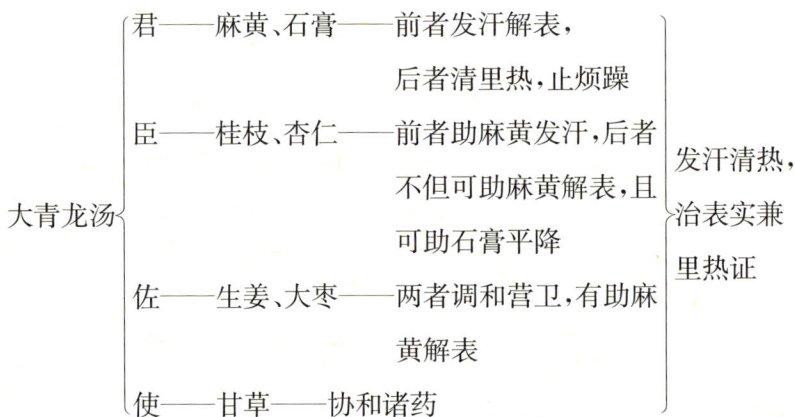

大青龙汤 {
君——麻黄、石膏——前者发汗解表,
　　　　　　　　　后者清里热,止烦躁
臣——桂枝、杏仁——前者助麻黄发汗,后者
　　　　　　　　　不但可助麻黄解表,且
　　　　　　　　　可助石膏平降
佐——生姜、大枣——两者调和营卫,有助麻
　　　　　　　　　黄解表
使——甘草——协和诸药
} 发汗清热,
治表实兼
里热证

从上述两方来看，每一个方子都有一个主治功能，也即所谓综合作用。中药复方中各单味药在功效上存在着相互促进、相互制约等复杂关系，从而决定了复方具有多途径呈现综合性药效的特点。在临床上对每一病证辨证明确后，就是立法用药了，也就是组方的过程，这个方是否能祛除导致该病证的病邪，或者解除那个病证的主要症状，就决定于方剂的组成是否恰当合理。要达到这个要求，除了掌握君臣佐使，分清药物的主次轻重外，还必须懂得药物的"七情和合"，以掌握药物组成以后的性能变化。

"七情和合"，早在《神农本草经》中就有记载，它是前人对药物配伍的经验积累，也是组方时必须掌握的基础。七情是指单行、

相须、相使、相畏、相恶、相杀、相反。除"单行"如独参汤，是用一味药物单独发挥作用外，其余六者都是说明两种以上药物配伍的关系。例如：

（1）相须：指应用两种功用相同的药物，从而增强疗效，如知母配黄柏，则滋阴降火的功效更强。

（2）相使：即用一种药物去配制另一种功效不同或相接近的药物，以使其疗效提高，如黄芪与茯苓配合，可增强补气利水的功效；大黄与黄芩配合，可使黄芩清热的效力更强。

（3）相畏：取一味药去抑制或降低另一味药物的毒性或剧性者，如半夏畏生姜，两者合用则生姜可减半夏的毒性，使其更能发挥镇降、止呕、祛痰的作用。

（4）相恶：利用一种药物去牵制或改变另一种药物的偏性，如生姜畏黄芩，合用则黄芩可减低生姜的温性，生姜可减低黄芩的寒性。

（5）相杀：指一种药物能解除另一种药物的中毒反应，如绿豆可杀巴豆之毒性。

（6）相反：两种药物同用可发生剧烈的不良反应者，如半夏反川乌，因为半夏和川乌，一温一燥，两者都有毒性，同用必然会加强毒性，容易产生不良反应。

从这里可以进一步知道，药物经过配伍以后，往往会产生复杂的变化，有的具有协同作用，可以增强疗效；有的具有拮抗作用，相配则降低疗效；有的甚至产生有害作用。在临床处方时常常有意地运用药物相畏和相恶的作用，降低某些药物的毒性，使其发挥独特的治疗作用，也往往应用药物之间相杀的原理，借用一些药物去解除另一药物的中毒现象。临床工作中，相须、相使配伍运用比较多，对于相反的药物，除确有把握和需要者，原则上都必须慎用，以免发生意外事故。但古人的十八反、十九畏，仅供参考，也不必过于拘执。

三、组方用药要善于吸取前人的宝贵经验

在组方时，许多古方，是前人实践积累的宝贵经验，值得我们参考应用。例如《伤寒论》的四逆散，药仅 4 味（柴胡、白芍、枳实、甘草），其组合严谨，法度井然。柴胡、枳实能升，能降，能开泄；芍药、甘草能收，能敛，能舒和；四药并用具有升降、开合、通阳、开郁之功能，可治疗内、外、妇、儿多种疾病。如合乌梅、川楝根皮、花椒，可治胆道蛔虫症；合左金丸可治脘痛吞酸；合木香、甘松、五灵脂可治脘胁疼痛；合丹参、黄精、郁金可治慢性肝炎；合茜草、丹参、三七可治早期肝硬化；合蒲公英、蜂房、僵蚕可治乳腺小叶增生；合当归、延胡索可治痛经；合郁金、川楝可治肋间神经痛；合蒲公英、金钱草、虎杖可治胆囊炎等。由此可见，对于前贤的经验方我们应该深刻地领悟其组合法度。

四、"治病必求其本"是治疗取效的中介环节

"治病必求其本"，求本、治本是中医治疗学的一条基本原理，"本者，阴阳也"。所谓"一推其本，使证悉除"，只要抓住病本所在，以药推之，所有异常状态，均可消除。"本"是一个最基本的中介环节，是治疗取效的中枢，许多治则、治法都反映着其中的规律。例如，"凡病，阴阳自和者，必自愈"，是通过"阴阳自和"的机制和过程发挥治疗功效。"壮水之主，以制阳光；益火之源，以消阴翳"。壮的是"水之主"，而不是水，更不是阳光；益的是"火之源"

而不是火，更不是阴翳。这都说明中药方剂的作用发挥在特定的中介环节上，通过中介环节的转化，最终表现为对"证"的治疗效应。

研究发现，桂枝汤具有多种双向调节功效，发热者有退热作用，体气虚寒者有温经作用；下利可止利，便秘可通便；高血压者可降压，低血压者可升至正常；心率快者可减慢，心率慢者可提高至正常；取微汗解肌可发汗而不伤正，对自汗出者可止汗而不留邪等。桂枝汤的这些复杂作用，是通过对丘脑、神经、消化道、机体整体功能等中介环节的调理，然后产生效应的。也就是针对"证"而调节人体脏腑、经络、气血间的协调与平衡的结果。

五、临病制方，灵活取舍

此外还有一个经方、时方的问题。这个问题，在清代比较突出。如徐灵胎、陈修园等医家，他们以《内经》《伤寒论》《金匮要略》为"经方"，因为《内经》附方不多，所以实际上"经方"也就是仲景方。曹颖甫先生有本著作就叫《经方实验录》。而以后世方为"时方"。重经方，贬时方，流风所及，也影响到现代人，现在也有人以"经方派"自诩。我认为所谓经方、时方之争毫无意义，仲景的绝大多数方的确不错，历1800年而沿用至今，如果无效是不会这么流传的。同时，仲景处方用药相当严谨，同一方，分量不同，作用各异。如小承气与厚朴三物汤，就是一片姜，一个枣，也不乱用，值得花工夫去学习和研究。但后世也有不少好方，也是千锤百炼，久经考验的，医学总是发展的，有继承，有创新，才有生命力。这些方，同样也值得学习和研究，例如大家熟知的补中益气汤、生脉饮、温胆汤、归脾汤、四君子汤、四物汤、二陈汤、银翘散、桑菊饮、安宫牛黄丸等。

再一个是用套方、板方的问题。套方，即通套方，大路货，前面已谈到，不问病情，便治以通套方的弊端了。这里谈"板方"，就是原方照搬，一味不增，一味不减。这在刚出校门的学生，极易有这个毛病，不奇怪，而在临证多年，仍然气虚四君子，血虚四物汤，肾虚六味地黄丸，心脾两虚归脾丸，一味不增，一味不减，就说明思维太简单化了，太刻板了，疗效自然不会高。

对此，金元医家就作出过批评。如刘河间说："余不遵仲景麻黄桂枝之法，非余自炫，理在其中焉。五运六气有所更，世态居民有所变，天以常火，人以常动，内外扰攘，故多火热之病，此一时，彼一时也。"张子和《儒门事亲·七方十剂绳墨订》说，无论什么人的方，"方不对证则非方"。张洁古还有一句著名的话，那就是"古方今病，不相能也"。总的精神是不墨守前人成方，前人成方，只不过是前人对证之药，岂可拘执，重要的还是临病制方。我在临床，就不受一切约束，前人的方，用之对证，当然要用，但不是照搬，总是随证加减，务期切中病证要害。更多时候，则是临病制方，对具体的病证作具体的分析和处理。当然也有一些我自己的经验方，是我多年临床中总结出来的一些疗效较好、相对固定的处方。但我在用自己的方时，也要视具体情况，斟酌、加减、变化。有时已制成成药，不好改动的，则根据具体情况，配合一些汤剂，或茶泡剂。例如我研制的益肾蠲痹丸，对痹证，包括风湿性关节炎、类风湿关节炎、增生性骨病、强直性脊柱炎、坐骨神经痛等，有一定疗效，但方中多用虫药，对阴虚者，服后会有口舌干燥的不良反应，我常配以生地黄、麦冬、石斛、白芍之类的汤剂；阳虚者，则常用附子、川乌、桂枝、淫羊藿之类汤剂。服后皮肤如出现痒疹，多系对虫类药异体蛋白的过敏，常配合徐长卿、地肤子、白鲜皮之类汤剂。胃脘不适者，则伍以凤凰衣、玉蝴蝶以缓之。

六、处方的味数及药物的用量因证制宜

关于处方的味数及每味药的用量，历来不一。《伤寒杂病论》共281方，其中五味药的有一半以上，晋代葛洪《肘后方》常以一两味药治病，每取卓效。叶天士的处方，90%以上只用六味，有的十来味。张锡钝的《衷中参西录》载方187则，90%以上的方剂，也不超过八味，而以五六味居多。但如李东垣，用药较多，前人称之为如韩信将兵，多多益善。我主张一般不受约束，但一般处方多在八味至十味。丸、散剂也以精简为原则，一般只有一两种。药物用量，视病情不同，需要时，主药可用至30～60g，如治痛风的土茯苓，治高血压、颈椎病的葛根，都在30g以上，始克奏功。本来江南医生，古昔皆以轻灵见长，处方用药趋于平淡，这可能与叶天士的影响有关。我的处方，无经方、时方之分，也无南北地域之见。我学叶天士的轻灵，是学他辨证上的过人功夫和处方用药不拘一格，而非是什么病都轻描淡写。但重剂量，要"中病即止"，蒲辅周前辈主张："汗而无伤，下而无损，温而无燥，寒而无凝，清而无伐，补而无滞。"以免诛伐无辜，药过病所，这是很中肯的。

七、识药与识病同等重要

理、法既明，选方之后，仍需选药。所以医生在用药上必须不断地下功夫。古人说，"用药之妙如将用兵，兵不在多，独选其能，药不贵繁，唯取其功"。你是指挥员，你就必须熟悉你手下的战士，有什么长处，有什么缺点，谁跟谁组合起来，可以互补，然后最好地发挥各自的长处，否则，没有不误事的。用药也必须真知药物的

性味、作用、配伍。前人在这方面下苦功夫的不少，如张锡纯几乎对所有的药都亲自尝过，所以用起来才得心应手。从前学医之初，还要先认药，现在医和药长期脱离，不说尝药，连药什么样也不知道。我的老师章次公先生对药物也深有实践经验，在他"精研药物"思想的影响下，我对于药也一向较为留心。

现在有一种倾向，中医治病的范围越来越小，用药也越来越少。有人曾统计过某省一位名老中医的处方，几百张方子中，只不过三十几味药，不外党参、黄芪、白术、茯苓、陈皮、鸡内金、藿香、半夏、当归这些，这在大城市的医生中恐怕比较普遍。什么病都是这三四十味打转，这很成问题。

我主张传统用药之外，还应当拓宽视野，广泛采集民间方和民间草药，来提高我们的疗效。如我常用的一枝黄花，治疗各种感冒，效果就很好，因为此药既可解表，又可清热，有抗病毒作用。我常用葎草来清热、利尿，此药对结核病有特殊效果，还可以治疗血尿、尿酸性关节炎、脉管炎、慢性肺部感染。

如果说，医生不识病证，而治不好病，那么，不识药方，也同样会治不好病。因为方与药，也是辨证论治重要的组成部分。

〔写于 1998 年〕

小议中医学的"三把宝剑"

偶读协和医科大学与北京医科大学联合编辑出版的《分子生物学前沿技术》对"中医学"的诠释，很有启发，也甚受鼓舞：

> 中医学是人类文明的一大结晶，是伟大的医学瑰宝。中医学实际上早已在使用现代科学哲理的两把"宝剑"，即宏观平衡和模糊逻辑。它还应用第三把"宝剑"，即亚宏观调节。三剑齐挥，对付疾病的功力会更大。但由于传统中医理论的封闭性和较少证伪性，致使与现代科学（包括西医学）缺少共同语言，这是中医学受到的最大挑战。因此，未来中医学有可能逐步借鉴现代科学（不是依靠，也不是被验证）中一切有用的知识来充实自己，更好地使用"三把宝剑"，更显著地提高防治疾病、促进健康的水平。此外，中医学中的特殊领域，如气功、针灸、经络和传统药物作用等，其内容丰富多彩，不少现象现代科学知识无法解释。在这些领域中，未来医学有发挥和研究的机会，可能成为人类潜在的能力开发的先河。

这是现代医学家对中医学的重新认识和客观评价，对中医工作者来说，是启发、鼓舞，也是促进、鞭策。爰简要地作些阐述，谈一点个人的浅见。

20世纪50年代毛泽东同志早就说过："中国医药学是一个伟大的宝库，应当努力发掘，加以提高。"中医学确是"人类文明的一大结晶，是伟大的医学瑰宝"。中医学通过先民们长期实践探索，并汲取了当时的天文、地理、哲学的学术精华，融会冶炼，不断总结升华，从而成为中华民族传统文化中的一枝奇葩。中医学具有独特的理论和诊疗体系，总括地说，就是"辨证论治"，它是以阴阳五行学说为理论基础，以脏腑经络学说为核心，以四诊八纲为辨证依据，以辨证求因、审因论治为原则的，是中医学的精髓所在。我们祖先早已使用现代科学哲理中的两把宝剑，就是宏观平衡和模糊逻辑。《素问·阴阳应象大论》："阴阳者，天地之道也，万物之纲纪，变化之父母，生杀之本始，神明之府也，治病必求其本。"阴阳辩证统一的法则："天地之道"就是自然界的规律；"万物之纲纪"，一切事物的纲领；"变化之父母"，变者化之渐，化者变之成。变化包括量变、质变、渐变、突变，事物内部的矛盾相互作用与转化，都离不开阴阳这一根本法则。"生杀之本始"，阴阳是一切事物生长、衰亡的规律，贯穿于整个发生、发展过程的始终。"神明之府也"，变化莫测谓之神，事物昭著谓之明，宇宙事物变化是极其复杂、微妙的，有的明显易见，有的隐匿难测，但都出于阴阳，只要掌握阴阳之变化，就能认识一切事物。所以"治病必求其本"，本者，阴阳也。

所谓"宏观平衡"，就是宏观的整体观念，"亢则害，承乃制""阴平阳秘，精神乃治，阴阳离决，精神乃绝"，这是中医处理疾病的根本原则。"以平为期"，矛盾解决了，疾病就痊愈了。有时我们对某些疾病，一时还搞不清楚，但只要调理阴阳，使之平衡，疾病就能向愈。宏观平衡的"辨证论治"似乎是一把万能钥匙，也是一个临床医生水平检测的尺子，我们要在这方面下苦功夫熟练掌握、灵活运用，才能发挥中医的特长和优势。

"模糊逻辑"就是弗晰逻辑（Fuzzy Logic）、多值逻辑的一个新的研究领域。在现实世界里有很多问题的界限不是清晰的，甚至是很模糊的，例如那个高个子的男人，多高才算高个子，并没有个明确的数字。模糊逻辑在中医学里应用广泛，如苔薄白、苔厚腻，薄与厚仅是概念认知；又如气虚、血虚、肝肾两亏，究竟虚到什么程度，没有一个确切的标准，量化不够。但在中医临床应用上，许多中医同道，却又似乎有一个共同的认识，不会有多大的差距，辨证用药也不会有大相径庭的出入，是长处，也存在缺点。因此，需要研究这些不清晰的、模糊的问题，使之清晰化，以获得明确的量化结果，才是弗晰逻辑的目的。我们现在采用现代许多科学仪器，以及舌诊仪、脉象仪等，就是要完善模糊逻辑。

至于第三把宝剑"亚宏观调节"，我的理解就是辨证论治与辨病论治的结合，中医不只是辨证，同时也在辨病，既用复方，也不排斥专病专药。这样三剑齐挥，征服疾病的能力，将能得到更大的加强。

由于历史的原因，我们不否认传统中医理论有一点封闭性和较少的证伪性。但随着时代的发展，特别是 1949 年中华人民共和国成立以来，党的中医政策指引，走中西医结合的道路，现代中医学在广泛继承、整理的基础上，已经"逐步借鉴现代科学（不是依靠，也不是被验证）中一切有用的知识来充实自己，更好地使用'三把宝剑'，更显著地提高防治疾病、促进健康的水平"，并走向世界，为全人类造福。

该文中还强调地说："中医学中的特殊领域……其内容丰富多

彩，不少现象用现代科学知识不能解释。在这些领域中，未来医学有发挥和研究的机会，并可能成为人类潜在能力开发的先河。"诚如所述，中医药的宝库中，未能发掘阐扬的、未知的、潜在的内涵，还有大量的内容，例如美国斯坦福大学（Stanford University）医学院 Peter Kao 发现中药雷公藤中有一种有效成分 Triptolide 能抑制过分活跃的免疫系统，阻止感染，杀死癌细胞，这是对未来有重大影响的重要药物之一。类似这样的例子是不少的，正等待我们努力去发掘，并进一步发扬光大。

〔写于 2004 年〕

给有志于学习中医的青年同志的一封信

近来收到许多读者来信，要求我谈谈如何学习、提高和发掘继承中医学遗产的问题。现谈一点个人的肤浅看法，仅供参考。

一、熟读中医经典

这里的关键是如何学，主要从以下经典入手。

(一)《黄帝内经》

中医典籍，浩如烟海，初步统计有 8000 多种，10 万余册，而且仁智之见，也不完全一致。究竟从何入手呢？我认为在基础理论方面，首先要花一定时间学习《内经》，中医学的基础理论首先源于此书，我们从中掌握了阴阳五行、气血津液、脏腑经络、病因病机、诊断治则、养生保健等基础理论的主要方面，就为学好中医打开了大门。但要学好它，并非易事，必须具有勤奋、刻苦、踏实、坚韧不拔的学习精神。因为《内经》成书于春秋战国至秦汉之际，文字简古，存在许多古字、古义，特别是古代文字由篆化隶，由古转俗，假借、误写以及错简衍脱，这就给学习造成了困难。因此，首先还要对古汉语下一点功夫，其次要弄懂一些同音而简写的字。例如，脏腑写成藏府，肢写成支，纳写成内，妊写成任，旺写成王，凭写成冯，澼写成辟，孔隙的孔写成空，腧写成俞等。又如营和荣，泣

151

和涩，卒和猝，侠和挟，罢和疲，能与态等字，由于音近义通，常互用之。再次要熟读一些主要经文，这对深入理解义理，逐步领悟，非常重要。可以先读李中梓的《内经知要》，或薛生白的《医经原旨》，然后再阅读张景岳的《类经》。《类经》经四十年的编撰，始获完成，作者根据素、灵现存材料，结合医学的实际应用，分为摄生、阴阳、藏象、脉色、经络、标本、气味、论治、疾病、针刺、运气、会通十二大类，凡三百九十篇，比杨上善的分类扼要合理，且说理比较精细清晰，是一部最切实用，非常完备的注本，应该经常翻阅。在学习《内经》主要内容和学术思想时，应抓住如下几个重点：

（1）阴阳学说是《内经》的主要指导思想，是朴素的唯物辩证法则。

（2）五行是事物运动变化的规律，是一种取象比类的方法。

（3）四时六气是推演疾病发生的规律，是机体与环境统一的理论基础。

（4）脏腑经络学说，是中医生理和病理的基础，是从整体观和动态观指导临床辨证论治的主要依据。

（5）营血是形体营养的来源，卫气是机体功能的动力。

其学习程序则可概括为四个阶段：❶通读原文，窥其全貌；❷熟读警句，掌握精髓；❸独立思考，兼参校注；❹前后对照，指导实践。

（二）《伤寒论》

《伤寒论》主要是讨论外感热病的书，也可用治许多杂病，乃"发明《内经》奥旨者也"。共398法，103方。全书都是教人辨证的法则准绳，后世誉为"辨证论治"的典范，是十分重要的典籍。需先熟读条文，然后对其同中之异、异中之同的鉴别点加以掌握，就能灵活运用于临床，指导实践，收到佳效。例如麻杏石甘汤用于风温（肺炎），白虎汤用于暑温之偏热者（乙脑），大柴胡汤用治少阳、阳明同病之心下满痛（急性胰腺炎及胆道感染），大承气汤用于里实热结证（急腹症），茵陈蒿汤用治湿热黄疸（急性黄疸型肝炎、胆囊炎等），白头翁汤用治热毒血痢（急性菌痢），乌梅丸治蛔厥与久痢（肠蛔虫、胆道蛔虫及过敏性结肠炎），四逆汤用于少阴病之亡阳厥逆（休克），等等，都是验之有效的《伤寒论》的著名方剂。后世许多医药学派都是在《伤寒论》的基础上发展起来的。其中值得探索之处甚多，如证、因、脉、治、理、法、方、药等，既是指导临床的规律，又蕴含着精湛的理论。因此，认真学习《伤寒论》有其十分重要的现实意义。可以先看成无己的《注解伤寒论》，因其说理中肯，比较详明，以此为基础，再适当参阅有关注解，自可融会贯通。

（三）《金匮要略》

《金匮要略》是杂病专集，计 25 篇，608 条，共列处方 226 首（附方 28 首），它论述了内、妇、外科 44 个病证的病因、诊断和治疗。全书理、法、方、药齐备，证病明辨，审因论治，立法定方，层次井然，贯穿着辨证论治的精神。仲景曾在序言中自许其书："虽未能尽愈诸病，庶可以见病识源；若能寻余所集，思过半矣。"这绝非浮夸之词，而是有事实根据的。如葶苈大枣泻肺汤治咳逆上气、喘鸣息迫（肺水肿），越婢加术汤治皮水（急性肾炎），还魂汤治急喉风（声门水肿），备急丸治心腹胀满、卒痛如锥刺、气急口噤（急性肠梗阻），甘麦大枣汤治脏躁（癔病）等，均历验有效。因此，对其主要条文，即 1～22 篇的 400 条，最好能熟读，临证时始能灵活运用。第 23 篇的杂疗方，不少是治危急重症的有效方药。24～25 篇是救治食物中毒的方药，亦有参考价值。我们要从辨证论治角度学，从辨证论治角度用，才能得其要领。尤在泾《金匮心典》的注解，条理清晰，可以先行阅读，以便对《金匮要略》有一比较明确的认识，然后再参阅其他注家之言，自可了然于胸，灵活运用了。当然，从今天的临床实践来看，《金匮要略》尚有脱简错讹令人不解之处，我们不能"抱残守缺"，要本着仲景辨证论治的精神，予以校勘补正，这无疑是落在我们后学肩上的重任了。

（四）温热学说

温热学说是在《内经》《伤寒论》基础上的发展，其中吴又可的《温疫论》、叶天士的《温热论》、吴鞠通的《温病条辨》是主要著作，要先通读，然后对主要部分加以精读。

《温疫论》为治温热成疫者最有体系之书，与治非疫之温热迥异，应有所识别。《温热论》乃叶氏治温病经验之总结，非学验俱富者，不能分析入微；非老于临证者，不能道其底蕴。对温热传变层次，卫、气、营、血阐述精湛；对辨证、察舌、验齿诸法，极为透辟。《温病条辨》是吴氏在继承《内经》《伤寒论》之基础上，对叶氏学说加以发挥而成，其三焦分证，较之叶氏又深了一步。书中立法 236 条，处方 198 首，然撷其要，总不出清络、清营、育阴之法，虽不足以言三焦分治，但与三焦辨证之理，实不能相离。明乎此，则得全书之真谛矣。其他如余师愚的《疫疹一得》，戴天章的《广瘟疫论》，一以善用清泄见长，一以精于辨证著称，两书可以为学习《温疫论》的参考读物。杨栗山的《伤寒温疫条辨》，吴坤安的《伤寒指掌》，乃辨伤寒、温热不容误治之著作，均有参考价值，其方药亦多切实用。至于王孟英之《温热经纬》则为温热之类书，集诸家之精华，值得一读。

（五）其他医籍

以上诸书，是中医的主要著作，要先攻读。当然本草、方剂也是必读之书。在此基础上，再参阅历代著作，如《巢氏病源》《千金方》《外台秘要》，金元四家及明清诸家著作，乃至近世杂志、资料，扩大自己的知识面，为临床打好基础。

同时，还要读一些前人的医案，可以启迪思路，指导自己的临床实践，有助于提高辨证论治水平。近贤俞根初之《通俗伤寒论》内容极为丰富，亦应细读。叶天士《临证指南医案》《柳选四家医案》《章次公医案》等，均可借鉴。

二、跟师临证

我觉得光有书本知识不够，还要虚心地学习老中医活的经验。许多老中医都具有较深的学术造诣和丰富的临床经验，他们都有各自不同的、书本上找不到的活的经验。因此我们要谦虚诚恳、勤奋踏实地向他们请教，学习他们执简驭繁的辨证经验，机动灵活的临证应变方法，以及高尚的医德。总之，学习他们的长处、优点，就可以使我们少走弯路，获得许多珍贵的知识。过去叶天士先后拜师请益者达十七位之多，可算是一位善于虚心学习的前辈了。这种虚心请教、兼收并蓄的精神，今天仍然值得我们学习。

三、发掘民间经验

中医学源于亿万群众与疾病作斗争的实践，其经验一部分被整理成文，另一部分则继续流传在民间，并在实践中不断得到补充和发展，这是中医学总汇中不容忽视的一个支流。我们注意深入民间，采风访贤，努力发掘流传于民间的单方、草药，也是一种学习。如季德胜治蛇伤、陈照治瘰疬、成云龙治肺脓肿的经验，都是发掘于民间。在采访过程中，首先要目光敏锐，要承认这些有一技之长的民间医生是"贤"，然后才能有"求贤"的渴望，才能"礼贤下士"，虚心地向他们请教，把他们的经验继承下来。当然对这些经验，必须用现代的科学方法加以验证、总结和提高，才能上升为科研成果，为中医学增添光彩。

总之，一是认真读书，打下坚实的理论基础；二是理论联系实际，坚持跟师临证实践，掌握治疗技能；三是深入群众，挖掘具有特效的土方土药，三者不可偏废。

学习中医的道路是艰辛的，但只要我们具有坚韧不拔的意志，刻苦勤奋的精神，谦虚谨慎的态度，救死扶伤的医德，坚持在长期的实践中锻炼，一定能逐步地成长为一个名副其实的人民中医的。

〔写于 20 世纪 60 年代初〕

《问斋医案》 选析

《问斋医案》（简称《医案》）乃蒋宝素先生集 40 余年经验而成。是书选案精审，议论明快，立法用药，颇多创见，谨选数篇阐析之。门人朱步先参与整理，附此志念。

一、痰饮

（一）剿抚互用，治有专方

痰饮乃人身水湿津液所化，以质之清稀者为饮，稠浊者为痰。饮停既久则生痰，故痰饮往往并称。考《内经》有饮积之说，无痰证之名。《素问·至真要大论》云："岁太阴在泉……湿淫所胜……民病饮积心痛。"又云："太阴之复……饮发于中"，专责脾之为病。诚以"饮入于胃，游溢精气；上输于脾，脾气散精；上归于肺，通调水道；下输膀胱，水精四布，五经并行"，始能维持正常的水液代谢。脾病则升降失其常度，津液不归正化，聚为痰饮。痰生于脾，变幻多端；饮聚于胃，泛滥无常。蒋氏云："前哲有言，痰为百病之母，奇病异疾，多属于痰。痰之变幻不测，胸喉气哽，浑如怪石交撑，口角流涎，竟似惊涛乱泻，时觉身中之气运，若荡舟于逆水，夜多妄梦，其极至迷。""痰随气行，无处不到，入心则烦惑，莫能自主；入肝则恚（huì，发怒也）怒，意不存人；入肺则悲哀不解；

入脾则无故多思；入肾则恐惧，如人将捕。""入于厥少二经，绕咽循喉，渍于咽喉之间，如梅核之状，咯不能出，咽不能下；流注阳明之络，则肩背牵疼。"种种症状，难以尽述。

对痰饮的治法，蒋氏汲取了前人有益的经验，矫其偏颇，指出："痰本津液精血之所化，必使血液各守其乡，方为治痰大法。若但攻痰，旋攻旋化，势必攻尽血液脂膏而后已。"这就不是见痰治痰，而是见病治源。痰饮证多呈虚实错杂之象，为达到"将化未化之痰"引之归正，"已成之痰"攻而去之的目的，他提出"十补一清""剿抚互用"的大法，这是很有见地的。尝用《椿田医话》（简称《医话》）桃花丸，以统治痰饮。该方组成为：

> **桃花**（清明节采下，不拘红白，单叶为妙，晒干）**120g，制半夏、制南星、制苍术、人参、云茯苓、陈橘皮、炙甘草、硼砂、浙贝母、桔梗、白芥子、白僵蚕、煅蛤粉、煅蚌粉、海浮石、海螵蛸、朱砂各30g，共为末，水叠丸，每服9g，滚水下**。（见《医案》痰饮门，用量系据原书并结合临床实际参订，下同）

方中桃花，《本草纲目》称其"利痰饮，散滞血"，有泻下作用，蠲（juān，除也）饮化痰，其功独擅，故重任之；人参、茯苓、苍白术、甘草斡旋中气，健脾助运；半夏、浙贝化湿痰；南星、僵蚕祛风痰；蛤粉、蚌粉化痰消积；硼砂能祛胸膈上焦之痰热；白芥子善搜胸胁停痰；海浮石软坚而化老痰；朱砂善坠惊痰；海螵蛸一味，《神农本草经》称其"主女子赤白漏下，经汁血闭……寒热癥瘕"，近代用治哮喘及胃痛吐酸甚验，足证其能消融肺胃之停痰积饮；再以桔梗开肺气，陈皮理气机，俾气顺则津液流通，痰饮自化。此方冶扶正、理气、分导诸药于一炉，培土健中以杜痰饮之再生。化痰消饮而祛体内之宿垢，俾风痰、湿痰、老痰、顽痰、惊痰、痰热、胶结在经络之痰悉获蠲除，洵为消补兼施、剿抚互用之良剂。

（二）随证化裁，通权达变

《金匮要略》分痰饮为四饮，即痰饮、悬饮、溢饮、支饮，又有留饮、伏饮之名。《医宗金鉴》指出："四饮亦不外乎留饮、伏饮之里，但因其水流之处，特分之为四耳。"蒋氏治痰饮，知常达变，他深明仲景"温药和之"之义，熟谙汗、和、下诸法，对治痰饮之苓桂术甘汤，治支饮之葶苈大枣汤，治溢饮之大、小青龙汤，治悬饮之十枣汤，治留饮之甘遂半夏汤悉多采用，极尽化裁之妙，往往配合桃花丸而奏功。痰饮久踞，若见痰瘀互阻、痰火内结等证，则随证化裁，泛应曲当。如他治1例痰饮胃痛，"经闭半载，带下频仍，血色不华，饮食减少"，用丹溪白螺蛳丸加减，以白螺蛳壳配合五灵脂、当归、川芎、没药等化痰行瘀，就很有巧思。

【案1】经以饮发于中，水气横溢，悬留胁下，咳唾引痛，脉沉弦，为悬饮。宜《医话》变体十枣汤主之。

> 大枣肉 10 枚，用芫花、甘遂、大戟各 3g 同枣肉炒焦，独取枣肉煎汤，下《医话》桃花丸 9g。（见《医案》痰饮门）

【按】悬饮一证，相似于今之渗出性胸膜炎，十枣汤为治悬饮之专方，此方能直达水饮盘踞之处，穿囊破癖，其功甚著。然毕竟为攻逐水饮之峻剂，形体实者，用之为当；体虚者，殊非所宜。而《医话》变体十枣汤，芫、遂、戟仅取其气，不用其味，乃寓攻于补法。

【案2】经以水饮内蓄，短气似喘，作渴，四肢关节痛如风痹，为留饮。宜《医话》变体甘遂半夏汤主之。

> 制半夏9g，用甘遂6g同半夏炒焦，独取半夏煎汤，送《医活》桃花丸9g。（见《医案》痰饮门）

【按】水饮留而不去，聚于胸膈，则气机升降被阻，故短气似喘；津液不得上承，故作渴；痰饮流入肢节，筋脉痹阻，故痛如风痹。痰饮所致关节痛与风痹治法迥异，戴思恭《证治要诀》云："痰饮流入四肢，令人肩背酸疼，两手软痹，医误以为风，则非其治，宜导痰汤加木香、姜黄各半钱。"前贤也有用指迷茯苓丸治痰饮所致臂痛者，临床均可参用。既然喘、渴、痹痛诸证均系留饮之所为，那么祛其癥结，诸症当即自解。甘遂半夏汤乃仲景用治留饮之专方，但甘遂性悍，后人畏而不用。而《医话》之变法，甘遂仅取其气，不用其味，变峻攻为缓攻。

【案3】肾水上泛，脾液倒行，饮伏于中，久成窠臼，盈科而进，呕吐如倾，屡发不已。许叔微用苍术以填科臼，编制二贤散以润下，是皆良法，更益以阴阳双补，异类有情之品。

> 制苍术、福橘红、炙甘草、人参、大熟地、左牡蛎、云茯苓、海螵蛸、五倍子，等份为末，水叠丸。早晚各服6g，淡盐汤下。（见《医案》痰饮门）

【按】痰饮久伏于中，可成"癖囊"。其说始见于许叔微，他认为："如潦水之有科臼，不盈科不行，水盈科而行也。清者可行，浊者依然停潴，盖下无路以决之也。"治宜"燥脾以胜湿，崇土以填科臼，则痰当去矣"，主用苍术燥湿行痰，这一认识和治法对后人颇多启发。我曾以苍术一味18g 1包茶饮之，治疗胃下垂甚效。朱丹溪对"癖囊"的认识进一步深化，指出："痰挟瘀血，遂成窠囊。"因为痰饮久踞，必致血液循环障碍；瘀血阻滞，又易使痰饮滋生；狼狈为奸，病势日进。蒋氏用方之妙，在于行痰消饮、化瘀软坚并施，辅以扶正之品，故全方消补合宜。他治痰饮，尝用异类有情之品，前人有五倍子治老痰、顽痰之说，牡蛎能软坚化痰，海螵蛸能化瘀溶痰等，用于此证，均很适合。

【案4】中枢不转，肝郁不伸，积寒积饮，吐食吐酸，间吐甜苦，木必克土，曲直作酸，稼穑作甘，炎上作苦，积寒化热，积饮化痰，舌苔黄焦，胸中热炽。先以左金、二陈加味，观其进退。

| 川黄连 5g | 淡吴萸 2g | 赤茯苓 10g | 炙甘草 5g |
| 制半夏 10g | 陈皮 10g | 酒炒黄芩 10g | 枳实 5g |

二诊：连进左金、二陈加味，胸中热减，呕吐亦轻，夜来神魄不安，时多惊惧，痰热化之不尽，上扰心包，仍以左金、二陈，参入泻心、温胆。

| 川黄连 5g | 淡吴萸 2g | 赤茯苓 10g | 酒炒黄芩 10g | 干姜 2g |
| 人参 5g | 枳实 5g | 淡竹茹 12g | 大枣 10g | |

三诊：左金、二陈、泻心、温胆共服8剂，神魄已安，痰饮已化，余氛未靖，尚宜丸剂缓缓以尽根株。即以原方10剂为末，水叠丸，早晚各服9g。（见《医案》痰饮门）

【按】阴凝饮聚为病之常，郁久生热为病之变。此证痰饮停聚于中，致使肝郁不伸，木郁则化热犯中，饮积遂生热化痰。肝火炎生，则胸中热炽；肝郁犯胃，则呕吐酸苦；痰涎沃心，神魄不宁，则惊惧、夜寐不安。欲降痰火，必解郁热；欲解郁热，苦味必佐辛味。苦能泄热，辛味属阳，取其能通散达郁。初用左金丸、二陈汤加芩、枳折肝涤痰；继则参用泻心汤、温胆汤泄热泻痞，兼通神明。人参、枳实、川黄连并用，泻痞无损正气，合乎阳明宜通补之旨。左金丸、二陈汤参入泻心汤、温胆汤，为痰热内郁之良治。药只9味，方括4首，组合严密，配伍巧妙，足见蒋氏化裁成方，确有功力。

（三）探本求源，重视脾肾

蒋氏云："《内经》有饮证，无痰字，盖痰因病生，非病因痰致。治其所以生痰之源，则痰自清。若但从事于痰，任行攻击，恐违实实虚虚之旨。"痰饮是病理产物，见痰休治痰，治病必求其本。虽然肺之宣发肃降、脾之健运、肾之开合失职，均可导致痰饮之产生，然而人之气化，原一以贯之。先生精辟地指出："五液皆属于肾，化生于胃，当以脾肾为生痰之源，肺胃乃储痰之器。"他尤重肾气。肾处下焦，为真阴真阳之寓所，生生之本也，气化之动力，源于阴阳一气之消息，补肾以激发气化，既可排泄蓄积之水液，又可防饮证之复萌。桂附八味丸，最为赏用，推其起源，殆本仲景治"短气有微饮"用肾气丸之微旨。先生经验，应用此方，若桂无佳品，则温阳力弱，常须加用鹿茸之属，其效始宏；若阴液受戕而阳亦虚者，则舍桂、附之刚愎，加龟甲、鹿角霜等血肉有情之品燮理阴阳；若肾阴虚者，则用六味地黄丸。以脾虚为主者，常用六君子汤加理气化痰药。若脾肾两虚则当扶脾固肾，六味地黄、六君合方作丸剂，刚柔相济，不失为守常调治之良法。所以他说："肾为先天，脾为后天，土为物母，水为物源，水土调平，脾肾强健，又何痰饮之有?"

调补脾肾是探本穷源之治，盖病为因，痰为果。但痰饮停聚，又可幻生诸病，所谓倒果为因，未尝不有先宜蠲饮化痰之例。识得标本缓急，临证庶不致手忙脚乱。

【案 5】前哲以脾为生痰之源，肺乃储痰之器。五液皆属于肾，化生于胃，当以肾为生痰之源，胃乃储痰之器为是。肾火上泛，胃液倒行，呕吐痰涎甚涌，食少、咽干、脉数，爰以六味地黄汤合《外台秘要》茯苓饮，从肾胃论治。

大生地 15g	粉丹皮 10g	建泽泻 10g	怀山药 15g
山萸肉 10g	云茯苓 12g	人参 5g	冬白术 12g
枳实 5g	陈橘皮 10g	生姜 5g（见《医案》痰饮门）	

【按】《内经》云："肾上连肺。"滋肾则金水相生，治节得行。此证脉数，乃阴虚之征；咽干，肺肾阴伤之象，故选用六味地黄汤，在滋肾中寓治肺之意。呕吐痰涎是饮蓄于胃，故选用《外台秘要》茯苓饮。一滋肾以开关门，一理胃以化积饮，地、丹不嫌其凉润，姜、术不厌其温燥。阴阳相协，赞助成功，其辨证之精当，选方之灵活，足堪效法。

攻、补、消诸法均能祛除痰饮，临证何以选择应用?蒋氏提出"六淫外入之痰，可攻可伐；七情内伤之痰，宜补宜温"的原则，很有参考价值。至于攻补兼施，寓攻于补，寓补于攻；或培补数日，暂以一攻，神而明之，存乎其人。

〔原载于《中医杂志》1982 年第 2 期〕

二、癃闭

（一）下病上取，泻肺热以行清肃

癃，指小便屡出而短少；闭，指小便涓滴而难行。临床常将小便不通统称癃闭（也叫癃秘）。《素问·宣明五气论》云："膀胱不利为癃，不约为遗溺。"然而膀胱仅藏溺也，其利与不利，又与肾气的运行、肝气的疏泄、肺气的通调、三焦的气化、督脉经气的灌注息息相关。故膀胱常为受病之所，而非生病之源。若肺热气壅，清肃不行，小便不利者，徒予分利无益，必须廓其上游，始克奏功。

【案1】经以膀胱为州都之官，津液藏焉，气化则能出矣。气不化液，由于肺热，清肃之令不及州都，烦渴乃肺热之明验也。延今六日，危急之秋，勉拟《医话》导引汤，应手为顺。

白丑末 5g	黑山栀 10g	云茯苓 10g	福泽泻 10g
白知母 10g	白通草 5g	细滑石 12g（布包）	生甘草梢 5g
琥珀末 2g（冲）	桔梗 5g	菊花根 15g	

二诊：昨进《医话》导引汤，癃闭虽通未畅，金令虽行未肃，依方进步可也。

白丑末 5g	黑山栀 10g	滑石 12g	生甘草梢 5g	桔梗 5g
萹蓄 12g	瞿麦 10g	车前子 12g	白通草 5g	蜀葵子 12g
灯心草 5g	菊花根 15g（见《医案》癃闭门）		

【按】癃闭属热属实居多，此热则不通、冷则不禁之故。昔李东垣治癃闭，恒以渴与不渴来辨识其热在上焦气分，抑热在下焦血分，殊为中肯。此证"烦渴"，故蒋氏曰："此肺热之明验也。"肺热则清

肃不行，气化不及州都，病从肺而及于膀胱，癃闭以作。《医话》导引汤，顾名思义，导者，导心肺邪热从小肠、膀胱而出；引者，引金令下行，使其直达州都。白丑（即牵牛子）善泻气分湿热，宣通三焦壅塞，凡湿热壅阻，气闭不通，小便不行，此为要药；栀子既能清泄膈上之邪热，与苓、泽、滑石、通草同用又能泻小肠、膀胱之热结，而奏通利之功，前人所谓"小肠火府，非苦不通"；知母清金化气；桔梗开通上焦。如斯则邪热蠲除，上焦痹闭得开，气能化水，小便自行。蒋氏治癃闭喜用菊花根，据前人经验，凡小便不通，诸药不效者，可用白菊花根捣烂，以生白酒冲和，取酒汁温服，甚验。菊花根有清热、解毒、利尿作用，加酒以行药势，实为热结癃闭之有效验方。

导引汤为肺热气壅之癃闭而设，若阴虚肺燥，金不生水，宣通则伤其气，淡渗则增其燥，即非此方所宜。我认为，《外台秘要》百合饮子（百合、桑白皮、通草、白茅根）较当，此方以清润见长，两相对照，颇便临床因证而施。

【案2】癃闭六日，诸药不应，大便亦闭，汤水不入，万无法想之中，勉拟倒行之剂。

> 生山栀 10g　　莱菔子 15g　　青盐 5g　　童子小便 3 杯（冲）
> 长流水煎，灌入喉中，用指探吐。（见《医案》癃秘门）

【按】癃闭用吐法，前人喻为提壶揭盖。此证汤水不入，诸药不应，从其所选药物来推测，当是痰热壅阻胸脘，气机闭塞使然。莱菔子能吐风痰，青盐能吐痰癖，配合生栀子、童尿，则胸脘痰热，一涌而尽，痹闭得开，升降复常，又何癃闭之有！吐法今人罕用，然用之得当，诚有捷效，故录之以备一格。

（二）因势利导，启下窍急则治标

癃闭一证，病因非止一端，若水液偏渗大肠，小肠因而燥竭；或湿邪阻遏膀胱经腑气分，小便不利者，则当因势利导，分利阴阳。从临床见症来看，肺热与湿阻下焦均有口渴见症，但两者病源有高下之异，且一系热盛伤津耗液，一系湿阻气不化津，病机截然不同，当潜心体认。须知癃闭不拘于分利一法，但也不可无分利之法，全在医者审察病因，对证发药。

【案3】经以大小不利治其标，小便闭癃，最为急症，急宜通调水道，拟《医话》下输煎主之。

赤茯苓 10g	猪苓 10g	福泽泻 10g	车前子 12g	白通草 5g
滑石 12g	甘草梢 5g	萹蓄 12g	瞿麦 10g	陈麦秸 30g
西瓜子壳 15g	菊花根汁 3 杯 （冲）（见《医案》癃闭门）			

【按】此即分利之法也，湿郁下焦，气化不行者宜之。方中罗列大队淡渗之品，其中滑石、菊花根等尚能清湿中之热。陈麦秸，《简便方》载其"煎浓汁频服"，能治"小便不通"。西瓜子壳，《本草撮要》载其"治吐血，肠风下血"，先师章次公先生认为它还有平肝降压、利小便的作用。诸药合用，能迅开膀胱之气闭，利尿作用较强。

【案4】小便不通，大便亦闭，先通大便，小便自行。

生大黄 12g （后下）	白丑 5g	猪牙皂角 5g （见《医案》癃秘门）

【按】 此证始则小便不通，继则大便亦闭，乃膀胱溺满，支撑回肠所致。此类证候，前人有先通其小便，俾溺行而大便自通者；亦有先通其大便，而小便自行者，当因证制宜。此宗张景岳"大小便俱不通者，必先通其大便，则小便自通矣"之说，务先通其腑气。然病已急矣，非峻剂难以奏功，除选用大黄、牵牛子（白丑）通下外，更妙用猪牙皂角，以其擅开关通窍，疏利大肠痹阻，与大黄、牵牛子共奏通下之功。此方药力精专，蒋氏之胆识，于此可见一斑。

（三）升清降浊，补中气而助斡旋

癃闭病发于中者，常因中气不足所导致。《素问·玉机真脏论》云："脾病不及，则令人九窍不通。"后世也有"九窍不和，皆属胃病"之说。若饥饱失时，损伤脾胃，中气不足，清气下陷，则影响膀胱气化，可致斯疾，易发于虚人、老人和孕妇。治疗当宗"塞因塞用"之旨，以补药助其疏通。蒋氏曾治一人，"妊娠胎压膀胱，小便不利"，予大生地黄、当归身、大白芍、川芎、新会陈皮、柴胡根、绿升麻、东洋参、枳壳养血安胎、益气升陷而奏功。

【案5】 上闭下不通，气升水自降，宜东垣补中益气汤。

人参5g	生黄芪15g	冬白术10g	炙甘草5g	当归身10g
陈橘皮5g	春柴胡5g	绿升麻5g	生姜5g	大枣肉10g

二诊：两进补中益气汤，升清降浊，癃闭已通，节制已行，金令直达州都，气液化归常度。是方本非通利，盖小便利与不利，中气为之斡旋。真阴本亏，再以景岳补阴益气煎以善其后。

生地黄 15g　　人参 5g　　怀山药 15g　　当归 10g　　炙甘草 5g

陈橘皮 5g　　柴胡根 5g　　绿升麻 5g（见《医案》癃闭门）

【按】人之清气不可一刻不升，浊气不可一刻不降，而中焦则为清升浊降之机括，阴阳交泰之枢纽。今脾气受损，清气下陷，浊气上逆，阴阳否隔，气化不行，小便不利，故予补中益气汤以斡旋中气，俾脾能散精，金有所恃，清肃得司，气化得行，而小便自利。此方并非通利，而通利已在其中。复诊予景岳补阴益气煎，更有妙思。盖脾气亏虚，益气升阳可矣；若脾阴不足，又将何以散精？此方乃补中益气汤之变方也，以熟地黄、山药易黄芪、白术（案中用生地黄），对脾阴不足、清气不升者尤为熨帖，蒋氏引用其治疗气阴两虚之癃闭，是深得景岳之薪传者。

（四）通补兼施，益肾气以利膀胱

肾与膀胱，脏腑相连，气化相关，故癃闭与肾脏的关系尤为密切。若肾阴虚无以化阳，或肾阳虚气化不及，可见小便不利。蒋氏根据"肾司二便"的理论，从大便不通有阳结、阴结之不同，将阴虚燥热之癃闭也称之为阳结，阳虚不化之癃闭也称之为阴结，恰如其分地采取滋阴化阳或温阳化气之法，颇能示人以规矩。

【案6】肾主二阴而司五液，年逾七十，阴液就枯，素昔二便牵疼，今乃小便癃闭，脉软无神，证属棘手，勉拟六味滋肾挽之。

生地黄 20g　　粉丹皮 10g　　福泽泻 10g　　云茯苓 10g

怀山药 20g　　山茱萸 10g　　白知母 10g　　川黄柏 5g

油肉桂 3g（见《医案》癃秘门）

【按】此证从"素昔二便牵疼"来看，可见为患已久。一般说来，闭系暴病，癃系久病。此类患者，往往始则小便淋沥，久之则闭而不通。盖高年真阴大虚，膀胱干涸，无阴则阳无以化，是以小便难行，斯时若妄予分利，譬如枯井求泉。方以六味丸滋养真阴，合滋肾丸坚阴化阳，甚为合辙。

【案7】便有阴阳二结，溲亦宜然。脉细、皮寒、食少、小便不通，为阴闭，宜金匮肾气加减主之。

```
熟地黄 20g    粉丹皮 10g    福泽泻 10g    怀山药 20g
山茱萸 10g    云茯苓 10g    制附子 10g    油肉桂 5g
车前子 12g    白通草 5g    琥珀末 2g（冲）（见《医案》癃秘门）
```

【按】肾阳不足，周身功能衰减；寒凝不化，膀胱窍闭不通，故予金匮肾气丸加减，温肾化气为主。车前子其性滑利，滑可去着，直走膀胱而行水道。凡癃闭不通，下焦多有瘀滞，琥珀能化瘀滞，行水气，故选用之。又《济生方》琥珀散"治小便不通"，取琥珀末6g，用萱草根或灯心草煎汤调服。方中琥珀、通草并用，即取琥珀散之意。综观全方，补肾气之不足，化膀胱之水邪，标本兼顾，立意周匝。

综上所述，蒋氏治癃闭，从整体着眼，明辨虚实，讲究气化，法随证立，方依法定，切中肯綮。其种种治法，约言之：开肺者，浚其源头也；渗利者，通其下流也；补益者，增其动力也。气化行于州都，小便自行。须知此证属实者多，即使虚证，常多虚中夹实，切忌呆补滋腻，纵投补剂，补中要有流通之意。上列诸法，并非治癃闭之全貌，例如血瘀膀胱，水道被阻之候，即未论及。然而其辨证论治之精神，确属可法可师，就其意而扩充之，是在于后之学者。

〔原载于《黑龙江中医药》1982 年第 3 期〕

三、痢疾

（一）持肠中生痈之说，约治痢三法

【案1】经以肠澼便脓血，即痢之赤白，乃暑湿君火为患。广肠生痈，与溃疡同法，故有身热、脉浮大、噤口不能食之忌，色如烂鱼肠、屋漏水之变。见在腹痛，里急后重，赤多白少，其色鲜明浓厚，能食，身凉，脉小，无足虑也，宜《医话》香连顺气汤。

> 川黄连 5g　广木香 5g　鸡心槟榔 5g　生大黄 10g　当归身 10g
>
> 赤芍药 10g　枳实 5g　黄芩 10g（见《医案》痢疾门）

【按】痢疾一证，多发于夏秋之交，乃暑湿、食毒郁蒸阳明，挟糟粕积滞，进入大小肠，倾刮脂液，化脓血下注所致。蒋氏认为：痢疾"盖痈疖、流注、疮疡之类，即《内经》肠澼之证也"。他用《内经》《难经》有关条文来论证这一观点，如《素问·脉要精微论》："脉数动一代者，病在阳之脉也，泄及便脓血。"此"脓血二字，明与痈疡相似"。《素问·至真要大论》："少阳在泉，火淫所胜，注下赤白。"此所言"风湿相火，伤于阴络，血液化为赤白，即痈疽化脓之意"。《难经》："溲而便脓血"，系"以痢之赤白名脓血，即是痈疡之类"。在《医略》中，蒋氏还考证了张仲景、巢元方、孙思邈、刘河间、朱丹溪、张景岳、吴又可诸贤对痢疾的论治，认为诸家"论痢疾证治之理正与痈疡机宜暗合，但未有直言痈疖、流注、疮疡之属，生于膜原，连络肠胃之间，脓血内溃，渗入肠中，漂澼

而下，为痢之赤白者"。蒋氏特表而出之。今知痢疾脓血便的产生，是由于细菌毒素作用于结肠黏膜，使结肠黏膜发生过敏性炎症，病原菌及其他肠道菌在此基础上产生破坏作用，扩大局部病变，使肠黏膜产生糜烂和溃疡，分泌大量脓性物质以及由于肠黏膜血管扩张使血液渗出，混合而成脓血便。志贺菌属（痢疾杆菌）主要侵犯结肠，愈近肛门端，病变愈严重。由此可知蒋氏所持痢疾为广肠生痈、溃疡的观点，是很有见地的。

基于这些认识，蒋氏认为："治痢之法，当参入治痈之义。"因之约治痢三法：一曰攻发，"如有表，败毒散、小柴胡汤；无表，芍药汤、承气汤皆攻发之剂也"。二曰托补，"气虚四君子汤、补中益气汤等；血虚四物汤、六味地黄汤等皆托补之剂也"。三曰收涩，"滑泄、休息，桃花汤、养脏汤、椿根皮、罂粟壳、乌梅、诃子等皆收涩之剂也。"

案中所提的"身热、脉浮大、噤口不能食"之忌，前两者可从缺少胃气来认识。但蒋氏因主痢疾与痈疡相通之说，便认为"痢之所忌，身热、脉大、噤口不食，亦痈疡之所忌也；痈疡所忌脓色清稀，尘腐如屋漏水，亦痢疾之所忌也。"所以他见到此证"腹痛，里急后重，赤多白少，其色鲜明浓厚，能食，身凉，脉小"，便断然曰："无足虑也。"盖亦犹痈疡之顺证也。香连顺气汤出自《椿田医话》，该书亦为蒋氏所整理，分载于《医略》各门。此方从洁古芍药汤化裁，为痢疾初起之要方。方从调气、活血、解毒、排脓着手，调气则后重自除，行血则便脓自愈，而大黄之通利解毒，尤为要药。

（二）辨赤热白寒之非，从气血分治

【案 2】白痢乃热伤气分，犹痈疽出白脓之理。

> 白丑末 5g　　白头翁 15g　　黄芩 10g　　金银花 15g　　生木香 5g
> 尖槟榔 5g　　桂府滑石 12g　　炙甘草 5g（见《医案》痢疾门）

【案3】 赤痢乃热伤血分，阴络受戕，甚于白痢，防成休息。

> 赤芍 10g　　当归身 12g　　黄连 5g　　黑东栀 10g　　川黄柏 10g
> 犀角片 1.5g（磨冲）　　　大生地 15g　　制军 10g（见《医案》痢疾门）

【按】 白痢、赤痢在辨证上的意义，过去的认识颇不一致。唐代孙思邈曰："冷则白，热则赤。"宋代严用和曰："大凡伤热则为赤，伤冷则为白……冷热交并，则赤白兼下。"可见赤热白寒之说，曾经较长时期笼罩于医坛。至金代刘河间出，力辟其谬，他说："夫痢者，五脏窨毒，解而不散，或感冷物，或冒寒暑，失饥不能开发，又伤冷热等食；或服暖药过极，郁化成痢，古人以白痢为寒，赤痢乃热，误也。今人疮疖初发，刺开乃血，多日成脓，何为先热而后寒也？"至于痢下赤白为寒热相兼之说，河间辩道："岂能寒热俱盛于肠胃而同为痢乎？如生疮疖而出白脓者，岂可以白为寒欤！"至此，医风为之一变。先师章次公先生也认为赤热、白寒之说不足凭。蒋氏上承河间的学术思想，观其所论白痢、赤痢均如痈疽之成脓；白痢以热伤气分为主，赤痢以热伤血分为主，赤白兼见则气血俱伤。临床所见，白痢、赤痢均有属寒者，当结合其脉证加以分辨，而不可执一不变。

上列两案，白痢、赤痢均主通利，但一用牵牛子（白丑），一用制大黄（制军），以牵牛子入气分，泄气分之湿热；制大黄入血分，泻血中湿热。赤痢一案，以犀角、制大黄同用，配合黄连、黄柏、栀子、生地黄之类，以凉血解毒，对今之中毒性菌痢，邪毒内攻、扰乱神明，症见高热、昏迷、惊厥并舌质红、苔黄及脉滑数或沉伏者，可以借鉴。

（三）识噤口虚中有实，当通补结合

【案4】痢成噤口，本是危疴。舌苔黄厚，胸腹胀满，为有痰滞，或可挽回，勉拟《医话》参连顺气汤，应手乃吉。

> 人参 5g　　川黄连 5g　　生大黄 10g　　川厚朴 5g　　枳实 5g
> 玄明粉 6g（冲）　　陈仓米 15g　　荷蒂 3 枚（见《医案》痢疾门）

【案5】痢下呕吐，不能进食为噤口，勉拟丹溪法，尽心焉耳矣。

> 人参 5g　　川黄连 5g　　湘莲肉 12g　　白扁豆 15g　　赤小豆 30g
> 绿豆 30g　　真砂糖 15g（冲）（见《医案》痢疾门）

【按】噤口痢乃肠腑毒热，逆冲胃口所致。因毒热炽盛于内，火性炎上，胃土受戕，于是噤口不食，乃痢中之大证也。施治要领，宜大补胃气，兼行津液；泻火解毒，以降冲逆。但得胃开思食，方有转机。此病一般慎用攻逐，案 4 噤口不食，"舌苔黄厚，胸腹胀满"，显系正虚邪胜；胃虚固宜滋养，而邪热、痰滞之蕴结尤属当务之急。故用参、连开噤，大承气攻下邪结，陈仓米养胃气，荷叶蒂升清，扶正祛邪并行不悖。案 5 内无实积可据，但邪热熏灼，胃阴受戕，欲予甘寒滋养，又恐腻膈碍邪，方中参、连、莲肉同用，为丹溪先生法。白扁豆、赤小豆、绿豆之属，既为胃家所喜，又能和中解毒，且无滋腻之虞，很有巧思。

（四）休息痢经年不愈，应凉血医疡

【案6】痢成休息，犹痈疽成漏之理，以故脓血下注，经年累月不瘥，爰以《医话》赤松丸主之。

> 赤松皮 60g　赤石脂 30g　禹余粮 30g　椿根皮 40g　罂粟壳 20g
>
> 五倍子 30g　海桐皮 30g　五味子 30g　鸦胆子 20g（去壳）
>
> 上药研细末，水叠丸，早晚各服 9g，开水送下。（见《医案》痢疾门）

【按】大凡痢疾失治，或兜涩过早，易酿成休息痢，以致缠绵难愈。此证脓血下注，经年累月不瘥，足见肠黏膜溃疡久未愈合，故脓血漏下不止。此案所描述之症状，与巢元方论休息痢之乍发乍止，肠蛊痢之先赤后白，颇为相近，当亦包括阿米巴痢疾在内。余曩年用此丸治疗久痢不瘥，或阿米巴痢疾，颇为应手，值得深入研讨。赤松皮一味，能治痈疽疮口不合，有生肌止血之功，《杨氏家藏方》用治"肠风下血"，《太平圣惠方》用治"三十年痢（赤松上苍皮一斗，为末，面粥和服一升，日三，不过一斗，救人）"。故为治血痢经久不愈之佳品，此药今人罕用，未免有弃材之叹。椿皮清热燥湿，凉血止痢。此二味旨在凉血止血，生肌医疡。海桐皮除长于祛风通络，化湿泄热外，并可治痢。《海药本草》载其治"赤白泻痢"，《本草纲目》称其"又入血分及去风杀虫"。鸦胆子一味，为凉血解毒之要药，善治热性赤痢，单味治阿米巴痢疾有效。此二味旨在杀虫止痢。五倍子、五味子、赤石脂、禹余粮为收敛止涩、止血生肌之要药，此四味旨在固摄下焦气化，保护肠黏膜，加速溃疡面之愈合。罂粟壳取其收敛止涩、解痉镇痛之功。此方在凉血医疡中寓有杀虫之功，对热性久痢及阿米巴痢疾，可以应用。

（五）治血痢常法不应，需参用化瘀

【案7】血痢、肠风、脏毒相类，即《内经》肠澼之属。由于暑毒、湿热、相火互伤连络交经之处，化为脓血，流注肠中，漂澼而下，极难调治，非《医话》苦参丸，乌能奏效。

> 白苦参60g　　胡黄连30g　　地榆60g　　鸦胆子30g　　三七30g
>
> 刘寄奴40g　　蒲黄40g　　乌梅40g　　牛角炭30g　　羊角炭30g
>
> 上药研细末，水叠丸，明雄黄为衣，早晚各服9g，滚水下。（见《医案》痢疾门）

【按】此言夏令溽暑炎蒸，湿热蕴结，伤其脏腑之脂膏，动其肠胃之脉络，化为脓血，一如痈疽内溃，血痢以作。但血痢久延，往往留有瘀血、死血，用一般凉血治痢之药无效，所以"极难调治"。死血作痢，《丹溪心法》曰："其或下坠异常，积中有紫黑血，而又痛甚，此为死血证，法当用桃仁、滑石行之。"喻嘉言也有类似论述。此案症状未详，但从其用刘寄奴、三七等活血化瘀药来看，为夹有瘀血，殆无疑义。方用苦参、胡黄连、鸦胆子坚肠治痢，抗菌消炎。刘寄奴为破血通经药，用治痢疾，诸家本草罕见记载，考《如宜方》有用刘寄奴、乌梅、白姜等份，治"赤白下痢"者。今系赤痢，故去白姜，取刘寄奴、乌梅一通一涩，为血痢久延、内夹瘀血而设。又用三七配合刘寄奴增强活血化瘀之功。血余炭、牛角炭、羊角炭、地榆配合乌梅以收涩止血、护膜医疡；蒲黄生用有凉血活血作用，并可消肿止痛；雄黄以解毒整肠。如斯新血可止，宿瘀可散，血痢自瘥。凡血痢挟瘀，必参用化瘀之品，始克奏功。今知活血化瘀对于改善微循环，促进组织的修复与新生，抗菌消炎，对代谢及免疫等方面均有很大的作用，这可视为治疗痢疾的一个途径。

（六）疗阳虚久痢难瘥，予温摄之法

【案8】 阳虚久痢，须假草零。

> 五倍子 5g　　人参 5g　　　冬白术 10g　　肉豆蔻 10g　　炙甘草 5g
>
> 当归身 10g　白芍药 10g　罂粟壳 10g　　鸡子黄 2 枚（搅拌）（见《医案》痢疾门）

【案9】 痢下脓血清冷，同于溃疡里虚之候，宜十全大补汤加味主之。

> 熟地黄 25g　　当归身 10g　　白茯苓 10g　　冬白术 10g
>
> 炙甘草 5g　　上肉桂 5g　　生黄芪 15g　　制附子 10g
>
> 炮姜 5g（见《医案》痢疾门）

【按】 下痢脓血，多属于热，但也有夏日恣食瓜果冷物，脾阳大伤，或痢久不愈，阴伤及阳，而呈虚寒之象者。其见症或下痢血水，或如屋漏水，或血色紫暗稀淡，或痢下腥秽，或完谷不化而色不变、小便清白等。前人尝以先水泻，后脓血，为脾传肾，谓之"贼邪"；先脓血，后水泻，为肾传脾，谓之"微邪"。前者难治，后者易愈，说明痢疾多关脾肾。大抵久痢未有不亡阴者，也未有阴亡而肾不虚者。夫肾为胃关，开窍于二阴，肾气不充，势必滑脱难禁。久痢之补益脾肾，调燮阴阳，当随证有所侧重。上列两案，叙证过简，以药测之，案8以脾阳虚为主，肾虚为次；案9则为命火大虚之候。草零，即五倍子，治阳虚久痢，用其单味为末调服，此取其法；今知五倍子对痢疾杆菌及铜绿假单胞菌（绿脓杆菌）都有抗菌作用。参、术、草补益脾气；肉豆蔻暖脾胃、固大肠；罂粟壳收涩固脱；

鸡子黄血肉有情，功擅补血滋燥，前人有用以治痢者，张仲景立"猪肤汤"治少阴病"下利咽痛"，实寓此意。案9命火大虚，乃予十全大补汤加附、姜以补益气血，大补命门，以复肾中真阳，而固门户。此证虽以阳虚为主，然阴液已亏耗于前，阳气复耗伤于后，故温阳必与育阴并行，附桂与地归同用，方能于阴中求阳，阳中求阴，立方自不失于偏颇。

此两案与外证溃疡里虚用补法同义，乃着眼于整体调节，这是中医论治的一大特色。

综上所述，蒋氏治痢，上穷《内经》《难经》之奥旨，下采诸家之精华，搜罗有效验方，又集父、师之经验，立法用药自成体系，持痢疾与痈疡相通之说，确是难能可贵。所用赤松丸、苦参丸等方，对肠黏膜糜烂与溃疡的治疗有很大的针对性，可见蒋氏既重视辨证，也不忽视辨病；既注意调整机体阴阳的平衡，也未放松局部病灶的变化。蒋氏的这种卓识远见，值得吾辈深入学习。

〔原载于《江苏中医杂志》1982年第2期〕

四、三消

（一）立论悉本经旨，治法自出新意

三消一证，在《内经》总称"消瘅"，乃内热消中而肌肤消瘦之疾也。以渴饮无度为上消，多食易饥为中消，烦渴引饮、便溺不摄或小便如脂为下消。蒋氏对三消病因的认识，本经旨而穷究其源。如云："经以消渴乃膏粱之疾，形逸心劳，君火暴甚，肥甘助热，肾水重伤，内水不足，欲得外水相救，故消渴引饮，如溪涧涸于炎晖，釜水耗于烈火。古人尝推肥甘、石药、酒、盐为消渴之主要病因，

盖此类多服、久服，无不助热生火，燔灼真阴。"细味蒋氏此论，其引而不发之旨，重责脾、肾二脏而已。盖饮食之不当，必致伤脾，脾伤则津液无以敷布，脏腑百骸失于濡润，燥热之气充斥三焦，于是索水自救，而旋饮旋消矣。至于妄自作劳，真阴日损，水不济火，心阳独亢，虽饮水自救，无奈脾不散精，肾气不摄，故饮多不解渴，溲频而水液尽从下趋也。夫脾为后天津液之源，肾为先天真阴之本，制亢阳而濡脏腑者，真阴也；布精微而统水液者，脾肾二脏也，能知濡脾滋肾，则治三消近乎道矣。

　　蒋氏论上消曰："上消属肺"，乃"火烁金伤"。盖肺本燥金，若心火移易，或燥热熏灼，宁不渴饮以加？其论中消："经以二阳结谓之消"，乃"手足阳明胃与大肠俱病"，盖胃为水谷之海，大肠为传导之官，两经热结，则运纳倍常，传导失度，于是饥渴殊甚，而食不解饥；饮食不为肌肤，而愈食愈瘦。其论下消："小便如膏，面色黧黑，耳轮干槁，肌肉瘦削，六脉细数少神""由烦劳火起于心，下应于肾，二火交炽，五液全消，损及肾脂"。人身真阴有几，岂耐二火之消灼！是以真阴日槁而阳气日亢，阴阳各造其偏，升降乖违，饮水难救其焚，其燥热之气，势必将真阴消灼殆尽。要之，三消之病机，大抵可约之为燥热伤阴，水火不交。

　　蒋氏辨证精细，指出："溢饮之渴，除中之饥，皆非消证。"示人注意鉴别诊断。此病因燥热过甚，水液不能濡润周身，故易发痈疽、痤痱（fèi，即痱子）等，是以有"谨防疽发于背""不至外发痈疽为顺"之类的告诫。关于此证的治疗，蒋氏上承刘河间关于："补肾水阴寒之虚，而泻心火阳热之实，除肠胃燥热之甚，济身中津液之衰，使道路散而不结，津液生而不枯，气血利而不涩，则病日已矣"之大法，把握燥热与伤阴两者的辩证关系，约之为"凡治消证，必先荡涤积热，然后补阴"的法则，确有一定的指导意义。盖荡涤积热，亦若釜底抽薪，实寓救阴之意。

（二）三消分证论治，方药平正可师

蒋氏对三消论治的心法已如上述，兹再举其要案，略加剖析，以见其灵活应用之梗概。

【案1】五行之内，火独能消，燔木为炭，焚石为灰，煅锡为粉，煮海为盐，消为火证明矣！上消属肺，烦渴引饮，舌赤喉干，脉数，火烁金伤，清肃不行，法当清上。

> 生石膏、知母、天花粉、大麦冬、佩兰叶，九汁饮（秋梨汁、鲜藕汁、甘蔗汁、芦根汁、西瓜汁、淡竹沥、生姜汁、生地黄汁、金银花汁等，九汁和匀）重汤温服，代茶解渴。

【按】此案首六句出自张子和《儒门事亲》"三消之说当从火断"一节，文字略有损益。"烦渴引饮，舌赤喉干"，上消之证明矣。起于"火烁金伤"，乃《素问·气厥论》所谓"心移热于肺，传为鬲消"者是也，方用白虎汤出入，加用生津滋燥之品，实为上消施治之正法。天花粉，朱丹溪有"消渴神药"之誉；麦冬清润肺金，以滋化源；佩兰古人用治脾瘅，《内经》所谓"此人必数食甘美而多肥也，肥者令人内热，甘者令人中满，故其气上溢，转为消渴。治之以兰，除陈气也"（《素问·奇病论》）。蒋氏之用佩兰即本此旨。九汁饮用梨汁、蔗汁、芦根汁、西瓜汁等大队甘寒以生津润燥；藕汁、生地汁以润血枯；燥热内蕴，易生痰浊，故用竹沥以涤之，姜汁以开之；金银花汁以清热解毒，预防痈疽之外发。配伍精当，自臻良效。

【案2】胃热则口淡，脾热则口甜，口甘转消渴，脾胃积热无疑。

> 佩兰叶、芦荟、胡黄连、川黄柏、黄芩、青竹沥（冲）。

【按】蒋氏治中消，往往以清泄胃肠燥热为首务，方剂出入于调胃承气汤、三黄丸、神白散（刘河间所创订，"治真阴素被损虚，多服金石等药，或嗜炙煿咸物，遂成消渴"）之间，选加天冬、麦冬、芦根之属。此案从"口甘转消渴"句，可测知平昔恣食厚味，助阳生热，伏火内郁，阴液被劫，致成消渴。蒋氏称之为"脾胃积热"，故当以苦泻脾经伏火为主，有别于调胃承气汤证之"火结阳明"，此间细微之别，最堪玩味。芦荟苦寒，能入脾经而泻伏火；伍以胡黄连、黄柏、黄芩，其力更雄；再以竹沥豁痰降火，佩兰除蓄积之热兼以生津。如斯则脾胃积热可从下泄，阴液重获滋生。至于病退后再予养阴润燥之属，自不待言。

【案3】小便如膏如油，为下消。乃左肾阴亏，水不济火，败精五液下注危疴，非右命火虚阴消，溲色澄清，饮一溲二可比。谨防发背、脑烁之变。

> 生地黄、川黄柏、白知母、元武板（先煎）、左牡蛎（先煎）、怀山药、山茱萸、五味子、乌梅肉。

【按】三消之证，上轻、中重、下危。盖肾主藏精，又主五液，"入肝为泣，入心为汗，入脾为涎，入肺为涕，自入为唾"（《难经·四十九难》）。今肾阴下消，败精下注，五液下趋，诸脏失于濡润，俱为燥急，是以证情重笃。下消既可由肾阴内夺而起，亦可由上消、中消传变而来。此案先用大补阴丸为主，清肾经之燥热，滋阴液之干涸，合于法度（其中元武板即龟甲）；再以牡蛎潜阳敛阴，山药扶脾固肾，山茱萸、五味子封固肾关，俾水液不致急于下趋；肾阴亏耗，水不涵木，肝用必强，于是疏泄太过，故加用乌梅以敛肝阴。此方壮水制火，俾阴液上腾，燥阳下降，水火既济，而消渴渐已。蒋氏治下消，也有用六味地黄、滋肾丸合法者，在大队滋肾坚阴药中，反佐肉桂，以助气化而升津液，颇有深意。

（三）消有阴阳之异，法当相机而变

消渴属阳证居多，但也有无火阴消之证，临证不可不辨。蒋氏在此门还录存"虫消异疾"一案，亦甚可贵。

【案4】消证有三：上消善渴，中消善饥，下消则小便如膏口糊。万物入火无不消，然有无火阴消之证。见在脉来细涩，食少化迟，肌肉瘦削，血色不华，形神不振，夜来小便倍常，澄澈清冷，乃命门真火虚衰，不能敷畅阳和之气，致水津不布，有降无升，乃无火阴消危证。速宜益火之本，以消阴霾。在经旨，"饮一溲二"不治。

> 熟地黄、牡丹皮、车前子、怀山药、山茱萸、建泽泻、制附子、上肉桂、赤茯苓、怀牛膝、人参、鹿茸。

【按】肾为水火之脏，阴亏阳亢致消者有之，阳虚水消于下者亦有之。张仲景用肾气丸治"男子消渴，小便反多，以饮一斗，小便一斗"，即是肾阳不足，水津不布，以致消渴之明征。张景岳对阴消颇多发明，云："消有阴阳，不得尽称火证。"又云："夫消者，消耗之谓，阳胜固能消阴，阴胜独不能消阳乎？"（《类经》）凡此，皆蒋

氏论阴消之所从出也。案载"夜尿频多，澄澈清冷"，为命门真火虚衰辨证之关键。阳失温煦，火不生土，故食少运迟。其口渴之原因有二：一者阳不下安于窟，虚火浮越，上刑肺金；一者肾气失于蒸腾，津液无以上供。纵然引饮无度，但肾气不摄，则尽从下趋。方用鹿茸峻补元阳，人参补益元气，熟地黄、山药、山茱萸、牛膝补益真阴，桂、附于阴中助阳，牡丹皮去浮游之火，但得真阳来复，水能化气，则津液自然四布。此证小便已多，复用苓、泽、车前等淡渗之品，殆不可解。盖缘阳衰阴胜，饮水虽多，而水不化气，诸药能佐桂、附以化水邪而消阴霾，自具妙用。案中"饮一溲二不治"之说，出自《素问·气厥论》，云："心移寒于肺，肺消，肺消者，饮一溲二，死不治。"乃元阳虚衰，金寒水冷，而成肺肾之消也，前人视为死候，可供临床参考。

【案5】病延八月之久，消谷善饥，好食肥美，形体日丰，精神日短。见在腹大如鼓，食入反胀，愈胀愈饥，愈食愈胀，胀不可当，痛不能忍，大解常带蛔虫，此乃虫消异疾。《医话》芫花散挽之。

> 芫花、朴硝、明雄黄、五灵脂、鸡肫皮、苦楝根、制大黄、制附子、乌梅肉等份为末，每服一钱，清茶调下，虫从大便下尽为度。

【按】虫消一证，前人颇多记载。乃蛔虫内扰，消灼津液所致。洪迈《夷坚志》云："消渴有虫，人所不知。"其治虫消，用"苦楝根皮一握切焙，入麝香少许，水二碗，空腹服之，虽困顿不妨。下虫如蛔而红色，其渴自止"。苦楝根皮，历代医家视为虫消之要药；芫花除长于下水饮、祛痰癖外，并可驱虫，《乾坤生意》治"心痛有虫"，即用"芫花一两（醋炒）、雄黄一钱为末，每服一字〔1〕，温醋汤下"。蛔虫内伏，湿热滋生，脾运失职，所以腹大如鼓，于是用五灵脂、鸡内金泄浊消胀；附子、大黄、朴硝温下积滞。实为虫消的对之方。

〔原载于《浙江中医杂志》1983 年第 2 期〕

五、伏邪

（一）邪伏募原与经中伏气

关于邪气内伏之途径与邪伏的部位，历代医家的看法颇不一致。蒋氏精研《内经》，洞明"冬伤于寒，春必病温"（《素问·生气通天论》）以及"夫精者，身之本也。故藏于精者，春不病温"（《素问·金匮真言论》）等经文奥义，认为肾精亏虚，外邪入侵，病邪留止，实为伏邪致病不可缺一的因素。盖非精亏则外邪无以入侵，非病邪留止则外邪无以内伏。后世医家，尽管对邪伏部位争议其多，然对伏邪病因认识当不出于此。至于邪气内伏之途径，蒋氏本诸"循毫毛而入腠理"之经义，赞同王叔和《伤寒例》关于"寒毒藏于肌肤"之说，认为盖由肌肤循经络而内传也。

关于邪伏部位，蒋氏推崇吴又可"邪伏募原"之说。募原者，"外通肌肉，内近胃腑，即三焦之门户，实一身之半表半里也"（薛生白《湿热病篇》）。斯处也，"去少阴尚近，离阳明不远"（王九峰语）。认为外邪乘肾虚窃踞于此，若邪热出表则游溢于三阳，入里则归于阳明，更易于化热伤阴。指出："所谓伏者，冬寒伏于募原之间，化热伤阴，表里分传。""即数月后化热之伤寒，非正伤寒数日

---

〔1〕 一钱约为 3g，一两约 30g。每服一字的"字"，是指分量。古代钱币上是 4 个字，如"乾隆通宝"，4 个字合一钱重，一枚钱币是一钱，一个字就是 2 分 5 厘。

后化热可比。"并指出其发病特点"既从热化，又无寒证。""以始得病溲即浑浊，或黄赤为据。"盖溲之黄赤乃里热之明证，以此为辨证之眼目，确属简约可从。

若仅用邪伏募原解释伏气温病千态万状之病理变化殊欠周详，所以不少温病学家依据经旨，又有"邪伏肾经"之说。但蒋氏不拘于此，他在《医略·伏邪》篇提出"经中伏气"之论。所谓"经中伏气"，是从《难经·五十八难》"温病之脉，行在诸经，不知何经之动也"一节悟出，突破了"邪伏肾经"之藩篱，有助于我们正确解释一些热病的发病机制，决定治疗方药，而不致将伏邪部位固定不变，束缚辨证思路。只要依据症状进行分析判断邪自何经而来，就可以"各随其经所在而治之"（《难经·五十八难》）。例如淋证（急性尿路感染）可从邪伏太阳论治；黄疸可从邪伏少阳论治；麻黄连翘赤小豆汤证似属伏邪游溢于太阳；茵陈蒿汤证似属伏邪归胃等。所以我认为，"经中伏气"实是对"邪伏募原"之补充。

蒋氏基于对伏邪学说的深刻认识，所以对一些热病的发病机制、病理转归不乏新颖见解。例如他就《伤寒论·太阳篇》所载"太阳病，发热而渴，不恶寒者为温病"一条，认为："温病既不恶寒，寒邪非表，而渴属内热伏气显然。"盖伤寒、中风两者，皆邪自外入，初起表病里和，尽管见症不同，但口不渴则一；而温病多邪自内发，里热炽盛，必然口渴。又根据伏邪归胃、化热伤阴之特点，推论"阳明篇诸下症，与伏邪入胃之意同""少阴篇之自利心下痛，厥阴篇之厥深热亦深，诸下症与伏邪化热伤阴之意同"，颇足发人深思。

伏邪发病，实际上是指所有邪热自内达外的温热病。从这一角度来看，它所涉及的范围相当广泛。蒋氏精辟地指出："伏邪者……即世人泛指伤寒、瘟疫、春邪、秋邪、时邪、温病、热病诸证之本原也"，本诸此意，他认为湿温的发病，即系伏邪"遇湿土司令酿成"，故其治疗，"但治伏邪为主，辅以温通治湿之意"。若不治伏邪，则舍本而逐末矣。于此亦可窥蒋氏治此类热病之心法。

（二）通里攻下与养阴化邪

伏邪见证多端，殊难一一列举。其发病，常由时行客邪所触发，则当先治客邪。蒋氏指出："四时温热之气，发于冬时，伏寒为瘟疫，小便必赤，恶寒后，但热不寒，从伏邪论治。若因春寒、夏凉、秋热、冬温非时之气感动伏邪，必寒热大作，先治客邪，春夏易老九味羌活汤，秋冬南阳败毒散；如内无伏邪，单治时行客气，亦以二方为主。此治伏邪、瘟疫主客二气之成法也。"两方用治伏邪，均系"客邪胜主"之候，九味羌活汤能解表清里，败毒散则有先治客邪之意，其主要目的均在于先祛诱因，以免内外合邪。

对于邪伏募原之证治，蒋氏赏用达原饮。如见三阳表证则加羌活、葛根、柴胡之属；里证已急，则加大黄、芒硝之属。鉴于伏邪归胃和易于化热伤阴之特点，蒋氏擅于运用通里攻下和养阴化邪二法。

前人认为"阳明为成温之薮"，募原伏邪内溃则归并阳明，经中伏气亦易内聚阳明，所以伏邪运用通下法的机会甚多。王履指出："每见世人治温热病，虽误攻其里，亦无大害，误发其表，变不可言。"而蒋氏之老师王九峰先生则认为："后阴为里之表……六淫在表当从汗解，伏邪在里专从便解，攻下与发汗何殊，伏气与表邪一体。"盖汗与下均为逐邪外达之法也。蒋氏得乃师薪传，孕妇患温，下法亦在所不忌，并谓："邪火伤胎，甚于大黄，下之为是。"于此可见其对下法之注重。

关于下法的适应证，《医略》引用《椿田医话》作了如下的记载："舌苔起刺，其苔或黑、或灰、或黄、或白，其舌或强、或硬、或短、或裂、或卷；唇齿焦黑；鼻煤如烟熏；目赤如火灼；咽喉干燥思冷饮；心下至少腹痞满胀痛拒按；溲赤而浑或涓滴作痛；大便自利纯臭水不可近，或如败酱；大便秘结；二便俱秘；热深厥亦深，甚至身冷脉伏；神昏如醉；消渴；谵语烦躁；发痉身形强直；未申时潮热；呃逆、腹满、二便不利；发黄；蓄血。"似此记载应下诸证之详备，殊堪研讨。

蒋氏运用下法，随证制宜，出神入化：

伏邪传胃，心下拒按——泻火通下。此法兼清膈上之淫热，以凉膈散加减。

募原伏邪，溃入阳明——疏利通下。如其治一例，初病"舌苔黄厚无津，身热有汗，胸满夜烦作渴，溲赤而浑，六脉皆数"者，予柴胡、黄芩、枳实、厚朴、槟榔、赤芍、甘草、生大黄以疏利邪滞、通下阳明。此方实胎大柴胡汤、达原饮、小承气汤三方之义。

阳明腑实，血分伏热——凉血通下。伏邪入胃，阳明腑实已成，血分伏火甚炽，症见"夜烦谵语""舌苔变黑起刺"，则予犀角地黄合小承气汤下之。盖非承气不足以夺阳明腑实，非犀角地黄不足以清营救阴。

热结旁流，阴液将涸——峻剂急下。先生遵仲景法，用大承气汤急下存阴。

燥热戕肺，烦热消渴——清胃通下。曾治一例"消渴引饮，身热脉大，苔灰溲赤，夜烦谵语"，阳明邪焰烁金，症见呃逆不止者，予白虎合调胃承气汤，清胃保金，泻下燥热。

延久失下，正虚邪实——扶正通下。曾治一例失下正虚，溲赤便秘，热深厥深者，予黄龙汤（大黄、芒硝、厚朴、人参、生地黄、当归）加减治之。《医话》中承气汤（生大黄、玄明粉、枳实）加参以及人参大黄汤（人参、大黄）与此方有异曲同工之妙。

血为热搏，蓄于下焦——逐瘀通下。曾治一例伏邪失下，邪热无以宣泄，与血搏结，而成便血，其色紫黑，病者妄语如狂，予桃仁承气合犀角地黄加人参（桃仁泥、生大黄、赤芍、犀角、大生地、牡丹皮、人参、肉桂、甘草）以逐瘀热，扶正气。

瘀血发黄，妄语如狂——潜消宿瘀。曾治"身黄，少腹满，小便自利，妄语如狂"之"蓄血危病"，连进桃仁承气不应，予抵当汤又虑其太峻，然非水蛭、虻虫不能潜消宿瘀，在此进退维谷之际，予《医话》代抵当汤治之（当归身、水蛭同炒焦去水蛭，虻虫、赤芍同炒焦去虻虫，生大黄，桃仁泥）。此方用蛭、虻只取其气，不用其味，变抵当汤之峻攻为缓攻。

养阴化邪，蒋氏恒取犀角地黄或《医话》柴胡生地汤化裁。两方各有所主，犀角地黄汤适用于阴枯邪陷，正气不支，谵妄神错，邪每搏于血分者；或下后阴分受戕，血中余热未清者。《医话》柴胡生地汤（大生地、柴胡根、黄芩、炙甘草、当归身、赤芍、云茯苓、陈皮、活水芦根，虚甚加人参，便结加怀牛膝，胃不开加谷芽、神曲）"主治伏邪瘟疫，人虚证实，正不敌邪，攻补两难；或攻补失宜，日久不解，余氛未尽，阴液大亏，邪正相持，淹然待毙"。我以为此方适应范围，当系邪伏少阳，化热伤阴，正虚邪实，不宜攻下者。故以大剂生地配合柴、芩、芦根养阴达邪为主，辅以养血和胃之品。上述两方均从血分取法，当因证选用。

综上所述，蒋氏论伏邪，本于《内经》《难经》经旨，参以诸家，既崇尚邪伏募原之处，又有经中伏气的见解，可供我们进一步研索。从其留下的医案来看，伏邪为病往往见症重险，运用伏邪理论指导临床，收到了良好效果，由此可见这一学说是不可轻易扬弃的。但由于先生过于尊经，又本于父、师之训，对邪伏之途径，仅认为系外邪"循毫毛而入腠理"，然后内传深伏，对明清温病学家提出的温邪从口鼻而入之见解，未曾道及，诚属憾事。然而先生主张伏邪的实践价值则是肯定的，因证立方，所用通里攻下、养阴化邪诸法堪称允当。先生曾经指出，治疗伏邪，"大法有三，攻邪为上策，补正祛邪为中策，养阴固守为下策。盖邪伏于中，犹祸起萧墙之内，邪正交争，势不两立，正气无亏，直攻其邪，邪退而正自复也。若正气有亏，不任攻邪，权宜辅正，且战且走，胜负未可知也。若正气大亏，不能敌邪，唯有养阴一法，悉力固守，冀其邪氛自解，不亦危乎？"诚属精确之论。上述对蒋氏关于伏邪的学术思想研讨，不尽全面，疏漏之处，请予匡正。

〔原载于《南通市中医院院刊》1982 年第 1 期〕

六、诸血

（一）以内衄为例，执简驭繁

蒋氏认为："人皮应天，无所不包，破则血溢，内膜亦复宜然。血证名目太多，徒资惑乱，当以内衄、外衄为例，如吐、咯、呕、唾、嗽、咳、溲、便、淋、痔、薄厥等血为内衄；齿、鼻、目、耳、舌、汗等血为外衄。五脏俞穴衄为重，六腑俞穴衄为轻。咳血虽少，难治，属肺脏；呕血虽多，易已，属胃腑。举一可知十。"考内衄一词，见于《千金方》云："吐血有三种：有内衄，有肺疽，有伤胃。"并指出："内衄者，出血如鼻衄，但不从鼻孔出，是近从心肺间津液出，还流入胃中……因即满闷便吐……得之于劳倦饮食过常所为也。"蒋氏对血证以内衄、外衄为例，这一分类方法，确属简明而条贯。血证之由，虽有外感、内伤、七情致病之异，均基因于阴阳不相维系，营卫之运行乖违，以致血液之运行失其常度，妄行而溢出。尽管出血的部位各有不同，同为络伤致衄则一。经验证明，血证属脏者难治，属腑者易已，临证当细心推求。譬如吐血，虽均假道阳明，然有责之胃、脾等脏器的不同。责之于胃者，往往有口渴、脉大等阳亢之征；责之于脾者，往往有肢冷、脉细等气怯之象。前者所谓血热妄行，后者所谓气不摄血。明辨血证之属腑、属脏，对指导立法用药，确有很大的意义。

由于临床见症错综复杂，故血证用药或清或温，常难截然划分。蒋氏胸有定见，用药切中肯綮，试举医案一则，藉作说明。

【案】吐血有三，伤胃、肺疽、内衄。血如涌泉，势若釜沸，盈碗盈盆，不竭不已，危急之秋，药宜瞑眩，勉拟理中合桃仁承气，从伤胃论治。

人参 5g	冬白术 12g	炙甘草 5g	炮干姜 5g	桃仁泥 10g
油肉桂 3g	生大黄 10g（后下）		赤芍药 10g	
童子小便 3 杯（冲）				

二诊：理中汤力挽随血散亡之气复聚，桃仁承气逐瘀泻火，率倒行之血归经。服后大便畅行，泡沫中有黑块，血止神清。安不忘危，善后宜慎。

| 生地黄 20g | 粉丹皮 10g | 建泽泻 10g | 生山药 15g |
| 赤茯苓 10g | 人参 5g | 大麦冬 12g | 五味子 5g |

【按】阳明为多气血之经，冲为血海，隶属于此，故吐血每与阳明、冲脉息息相关。《内经》首揭"阳明厥逆，喘咳身热，善惊衄、

呕血"之旨，张仲景立"泻心汤治心气不足、吐血衄血"之法，后人无不奉为圭臬。王肯堂得仲景之旨趣，治吐血等症，"其始也，率以桃仁、大黄行血破瘀之剂，折其锐气，而后区别治之"。陈无择则倡用理中汤治伤胃吐血，以其能分理阴阳、温中摄血之故。两法一寒一热，一通一补，适成对照。蒋氏此案将两法合用，盖因证情急切，不得不标本兼顾。血出如涌泉，既有气随血脱，阴阳离决之虞；又有瘀热内结，血不归经之虑。从二诊"血止神清"句，可测知初诊必有神昏，殆瘀热扰乱心神使然。此方用理中汤温理中焦而扶正气，以桃仁、大黄逐瘀泻火，折逆降冲，俾能拨乱反正，帅血归经。更取童尿引血下行，泻火止血。寒热并用，通补兼施，终获效机。血去阴伤，两诊以生脉散合六味地黄汤（去山茱萸）益气阴、调金水而善后。

（二）从脏腑经络辨证，审因论治

蒋氏根据不同的出血证候，着重区别其脏腑经络之所属，以审证求因，审因论治。

1. 辨咳血、咯血 蒋氏认为："咳血属脏，难出，道远"，而"咯血属喉，无声易出，道近，络伤，犹鼻衄之理"。咳血属脏，所指为肾，前人多持此说。其血虽出之于肺络，但肺肾经络相贯，气化相关，若肾虚"水不济火，又不涵木"，则"木击金鸣，火载血上"，咳血作矣。故其治疗，病在上而取之于下，以咸寒滋潜为要着，如蒋氏之以六味地黄去山茱萸加白芍、童便等；咯血则多为火旺阴亏，以养阴清火为主，如蒋氏之用犀角地黄加白芍、童便等。两症一治肝肾，一治心肺，迥然有别。

2. 辨吐血、呕血、唾血 三症多属伤胃，但原因有别，治法不同。吐血之属伤胃者，前案已述及，其治疗着重降胃镇冲。而"呕血从咽，有声难出，道远。由大怒肝伤，木犯中胃，血随气火上腾，借胃道而出，故有伤胃之名，即胃管之衄"，当责肝失藏血之职。缘肝逆阳升，中胃受戕，致血错经妄行，常伴嗳气、胁痛等气逆见症。蒋氏予生地黄、白芍、怀牛膝、牡丹皮、川黄连、犀角、制大黄、龙胆、黄芩、栀子、泽泻、童尿等，着重苦泄厥阴，与吐血的治疗着眼点不同。至于唾血，"乃伤胃热症""属肾虚胃热，舌下廉泉穴开，唾与血并出"，故非吐血可比，可效玉女煎法，用生地黄、牡丹皮、泽泻、知母、麦冬、牛膝、滑石、茜草根、藕汁之属，以清阳明有余之火，滋少阴不足之液。

3. 辨血淋、溺血 两症以痛与不痛为主要鉴别点。据《内经》"胞移热于膀胱则癃、溺血"之旨，蒋氏认为："当从热入血室论治"，予地髓煎（一味牛膝）合犀角地黄汤以凉血散血，倘有瘀块，则参入琥珀等化瘀之品。

4. 辨其他血证 "阳明之脉夹鼻"，辨鼻衄多系"伤胃之属"。足阳明胃、手阳明大肠二经循行上下齿中，从之以辨齿衄，"亦有伤胃之意"。舌衄"乃心火盛，肾水虚"所致。还有一种汗血，曰"衊（miè，血污也）"，因"汗为心液，血从心生"，故其为病，则系"心火暴甚，肾水虚衰，大亏之证"。只有辨明了血证脏腑经络之所属，立方用药才不致茫无所据。

（三）治循缓急先后之序，法度井然

1. 气随血脱当固 案中载："血吐如倾，气随血脱，危急之秋，当先其急，固气为主。有形之血，不能即生；无形之气，所当急固。使气不尽脱，则血可渐生。血脱益气，古之成法。"因血之与气，本相须而不可须臾相离，血脱则气无所附，故当急固其气，益气既能

防止虚脱，又有摄血作用。血证于危急之秋，必用此法，否则偾事。

2. "必先荡涤，然后培补" 凡"血随咳上，鲜瘀不一，其来甚涌……胸次窒塞"，见有瘀阻之象，蒋氏悉以荡涤为先，继则培补。一般用归尾、桃仁、赤芍、三七、制大黄、炒山楂、藕节、童便之属。因瘀血阻滞，血不得归经，斯时祛瘀即是止血，不可误予收涩止血之法。

3. "蓄瘀当散" 案中载："血逆上焦，已吐紫黑，胸中板滞"，系蓄瘀为患，予生地黄、郁金、三七、茜草根、红花、苏木、藕汁、童便等行散之品。此法与荡涤法有轻重缓急之分，其中三七、茜草根等品能行能止，尤宜选用。

4. 借阳和以助融运 血属阴，寒则涩而不流，温则消而去之。《褚氏遗书》云："血虽阴类，运之者其阳和乎。"蒋氏深明其理，案中谆谆告诫："不必见血投凉"，而应注意辨证。浪投苦寒，流弊有二：一伤胃，二留瘀。虽然血之倒行、外溢多系火之为患，但火有虚实之分，实火当泻，虚火当补，此古之成法。他喜在大队苦寒药中佐以温药，补偏救弊，以助融运而防止凝瘀。炮姜一味，既能防止苦寒药物伤胃，并有反佐摄血的作用。至于肉桂反佐大黄，乃从桃仁承气汤脱化而来，盖取肉桂入营以助大黄散瘀，同时肉桂有伐肝作用，后来张锡纯先生也用此法，如"秘红丹"。当然，温药的应用必须因证而施，若阴亏阳亢，误予一派温药，诚恐抱薪救火。

5. 专方与权变的统一 蒋氏治疗血证，既重视辨证，又不忽视专方的止血作用。例如便血，他认为其成因不出"脾虚失统"和"火犯阳明，阴络内损"两途，治疗时，"不必拘便前便后远血近血之说，皆宜先服《医话》玄珠散。"此方组成：川黄连、川黄柏、黄芩、栀子、地榆、干姜、升麻、柿饼，俱用酒炒黑，加血余炭、百草霜、陈金墨等份为末，红花、苏木煎汤，调服 10g。推其大意，殆取其苦味坚肠、收涩止血的作用，故凡便血均可先予此散以控制症状。他同时精心辨证，如遇脾不统血，便血屡发者，用归脾汤化裁。又治一例，"便血年余，逾发逾多，诸药不效"，认为系"内经结阴危症"，肝、脾、肾"三经真阴自结，无以调和于他脏，洒陈于六腑，唯流注于大肠，此命门真火虚衰所致"。予熟地黄、山茱萸、制附子、油肉桂、枸杞子、鹿角胶、补骨脂、核桃仁等，"益火之本，以消阴霾"。

总之，蒋氏治疗血证，入则取诸家之长，出则有独到之见，他熟谙脏腑的功能和特性，明辨阴阳之偏盛偏衰，用药或通或补，或温或清，无不合度。观其治火之虚实从心肾两脏论治为多：实火侧重泻心，因心为火之源，而泻心必兼泻胃，泻胃则火有下行之路，可降冲而宁血海也；虚火侧重滋肾，因肾主五液而藏真阴，滋肾即壮水以制火也。其治气之虚实从肝脾两脏论治为多，气实常需疏理肝气，盖气顺血亦顺，气郁则化火；气虚往往脾失统摄，故宜守中以摄血。明辨气火虚实之理，区别标本主次，治分轻重缓急，所谓"知其要者，一言而终"是也。

〔原载于《吉林中医药》1983 年第 1 期〕

七、奇经八脉

先生对奇经八脉学说有较深的研究，在其所著《问斋医案》中，这一学术思想得到了较为集中的体现。探寻其对奇经八脉学说的应用规律，对加深这一学说的理解，为临床提供借鉴，有一定的现实意义。兹撷取该书"七疝""哮喘""赤白带"三门的部分内容，探析如次。

（一）七疝系任脉主病，方药以通调为贵

【案1】 经以任脉为病，内结七疝，心、肺、冲、厥、狐、癀、癃是也。总不离任脉不胜其任，或因六气，或因七情，或因饮食劳倦，随感而发。皆属于肝，无关乎肾，以《医话》七疝煎统治之。

> 赤茯苓、猪苓、泽泻、制苍术、川楝子、鸡心槟榔、小茴香、牵牛子末、制附子、油肉桂、细木通、黑山栀子、福橘核。

疝气乃少腹坠痛，控引睾丸的疾病。对其病机，历代医家多以任脉、肝经立论。任脉为阴脉之海，其经脉起于中极之下，以上至毛际，循腹里，上关元，若经气内结，疝痛作矣。肝主疏泄，其经脉环阴器、抵少腹，肝的生理特点和它的经脉循行，又决定了七疝与肝经密切相关。案中谓七疝"皆属于肝"，即此意也。然而任脉与肝经关系如何？清代沈金鳌云："肝则佐任脉以生化者，故疝病源于任而及于肝，若专主肝不及任，背经旨固非也；专主任而不及肝，昧病之源流，亦非也。"林珮琴谓七疝："见症于肝，源于任脉"，更属一语破的。

七疝之所指，历代说法不一，案中所举，可资参考。尽管其病象多端，而辨证不外分清寒热虚实，明辨在气在血。一般而论，暴疝多寒，久疝多热；虚证每下坠而痛，实证系湿聚瘀停；在气分者多动，在血分者不移。既然七疝"见症于肝，源于任脉"，而七疝煎一方，以治肝为主。清代以前，尚未列奇经专药，至《得配本草》始载之，小茴辛香，能入奇经，引领诸药宣通经气，故此方虽着眼肝经，实隐然有通调任脉之意。方中二苓、泽泻分理阴阳，导湿邪从前阴而出；苍术燥湿强脾；木通导小肠之火；川楝、槟榔、橘核、肉桂行气导滞，以得疏泄，盖气化则湿化也。小茴香配牵牛子（黑

丑）为"禹功散"。昔张子和治一人，"因坐湿地，疝痛不可堪，诸药莫救""急以导水丸、禹功散泻三十余行，肿立消，痛亦减"。从小茴香能入奇经来分析，此方可为湿阻任脉之良剂。附子配栀子名仓卒散，朱丹溪用以治寒疝入腹卒痛。盖肝属厥阴，中寄相火，热郁于内，寒邪外束，取栀子解郁清热，附子温经定痛，以解其寒热错杂之邪。诸药合为一方，治疝力宏，若能随证进退，当更熨帖。

（二）治哮当除其宿根，通补肺督辟蹊径

【案2】宿哮起自幼年，延今二十余载，六味、六君、二陈、三子、小青龙、定喘汤等，遍治无效。盖伏风痰饮凝结肺胃曲折之处，为窠为臼，必借真火以煦和，真水以濡润，方能融化，非《医话》阳和饮，乌能奏效。

> 熟地黄、麻黄、制附子、怀山药、山茱萸、白芥子、人参、鹿茸、油肉桂、赤茯苓、菟丝子、胡桃肉。

哮指喘促而喉中如水鸡声之证候。哮多兼喘，而喘未必兼哮。此证之成因，《证治汇补》指出："内有壅塞之气，上有非时之感，膈有胶固之痰"，三者相合，气道被阻，因而搏击有声。若论治法，既发以攻邪为急，未发以扶正为先，攻邪须分寒热之异性，扶正当理阴阳之偏颇。由于哮系顽疾，控制发作，殊非易事。蒋氏对哮证之论治，颇多新颖之见。

他指出，此证"由于先天不足，酸咸甜味太过，为风寒所袭，致生痰饮，如胶如漆，为窠为臼，黏于肺系之中，与呼吸出入之气，搏击有声"。对病因的认识，从先天、后天两个角度来分析，是较全面的。"先天不足"，是发病之基因，也是此证难以断根之所从来。再加之饮食之失当，六淫之侵袭（"风寒"二字宜活看，当从六淫这

一广泛的角度来理解），酿生痰浊，日久病根深伏，竟似胶漆黏于肺系，这是病之症结所在，也即前人"哮有夙根"之义也。此种顽痰，在肺系踞为窠臼，非一般豁痰之品所可洗涤，而涤痰峻剂，又易伤正，立方用药，往往掣肘。

《医话》阳和饮，跳出了治疗哮证"发时治上，平时治下"的圈子，用药虚实兼顾，意蕴宏深。正因为此证基因于先天不足，所以特别注重于填补肾精、通补督脉。奇经八脉是源于先天的，而督脉总督一身之阳，命门之火赖其敷布，脏腑方能得以温煦，督脉又能转输阴精，充养脑髓。因此，欲借"真火以煦和，真水以濡润"，培育生气，融化顽痰，补肾通督不失为良谋。笔者用此方出入治阳虚哮证，其效颇佳。近人何廉臣先生曾精辟地指出："督脉证与肺常相因，而哮喘一证，伏饮久踞，始则阳衰浊泛，继则阴亦渐损"，用药不宜偏刚偏柔，曾订"通补肺督丸"（生芪皮、杏仁霜、半夏、米泔水浸晒生白术、云茯苓、炙黄羊脊骨、生晒菟丝子、嫩毛鹿角、桂枝木、炙麻黄、北细辛、广皮红、炙黑甘草、生薏苡仁）等方，从督脉与肺的关系来论治哮喘，与蒋氏的用法，可相印证。

（三）带下缘带脉失束，大法宜通塞互用

【案3】带下赤白，气血俱伤。肥人多痰，瘦人多火，昔肥今瘦，痰火互扰，由带脉出于精道，极难奏效。

> **赤石脂、禹余粮、海石粉、制半夏、制南星、炒黄柏、制苍术、椿根皮、赤白葵花、川黄连、赤芍药。**

带下一证，从奇经论治居多。《内经》指出：任脉为病，"女子带下瘕聚"，责之任脉不胜其任。冲任督三脉，同起而异行，皆络带脉，此脉起于季胁之章门穴，环身一周，状若束带，对十二经脉及

奇经之冲、任、督、阳跷、阴跷起约束作用，故带下虽系冲任不固，实与带脉失束攸关。金代张子和从带脉横束腰际的生理特点出发，深刻地指出："诸经上下往来，遗热于带脉之间"（《儒门事亲》），故带下热证居多，这是符合临床实际的。清代王孟英论带下注重区分虚实，谓："带下一证，湿热下注者为实，精液不守者为虚"，也很中肯。

蒋氏是很喜欢用《内经》"四乌贼骨一蘆茹丸"治带下的，此方原治妇女"中气竭，肝伤""时时前后血""月事衰少不来"之证，他以为"思入八脉之方，唯《内经》乌贼鱼骨丸可入冲脉"，而带下"赤属于冲脉，白属任脉，皆假道于带脉而下"。蒋氏治带下赤白俱见者，多仗此方之力，其功甚厥。

〔原载于《中医药研究杂志》1985 年第 4、第 5 期〕

充分发挥中医文献的潜在宝藏

——祝贺《中医文献杂志》公开发行 10 周年

　　在继承弘扬中医药学，振兴中医事业中，中医文献的整理、研究是一项十分重要的工作。几千年来我们的祖先在长期与疾病作斗争的实践中，为后人留下极其丰富的文化资源，需要我们认真地、全面系统地继承、整理，发挥其特有的作用。中医文献，不仅是遗产，更是促使中医药学走向未来的源泉。因此，《中医文献杂志》十多年来所做的诸多工作，是富有积极、现实意义的，为弘扬中医药学，作出了卓越的贡献。值兹公开发行 10 周年庆典之际，谨致以热烈的祝贺和崇高的敬意。

　　由于中医文献历史悠久，汗牛充栋，浩如烟海，需要做的工作十分繁多，诸如版本的考正、修缮、注释演绎，文献的分类检索，以及为科研、教学、临床提供有益的资料，等等，还需要有一批汉学基础较深，淡泊名利，甘于寂寞的有识之士去埋头工作。希望国家中医药管理局及有关领导给予关心与支持，才能使中医文献不致尘封湮没。我认为中医文献，特别是经典古籍中蕴含着无限的宝藏。梁漱溟先生早就说它是"人类未来文明的早熟品"，先师章次公先生在 1929 年就提出"发皇古义，融会新知"的治学主张，就是既要继承，又要创新。古典文献中确实蕴藏着无数未被发掘、运用的珍贵经验，值得我们认真深入发掘，加以运用。我想在座的各位同道贤达，乃至广大中医工作者，都有不少的发现与体验。为此，建议大家能在这方面多写一点有关的文稿，发挥文献的潜在作用，弘扬中医绝学，杏林必将出现又一个灿烂辉煌、百花齐放的科学的春天。正如唐代诗人李白所说："今古一相接，长歌怀旧游。"祝《中医文献杂志》越办越好，更上层楼。

〔写于 2005 年 10 月 15 日〕

"无声的老师"——《中医大辞典》

　　由中国中医研究院和广州中医药大学以李经纬、区永欣、邓铁涛、余瀛鳌等权威专家为首主编、11所高等院校参编的《中医大辞典》第2版，由人民卫生出版社印行，与广大读者见面了。这是中国中医药事业乃至中国文化事业的一大幸事！功在当代、名垂千古的盛事！

　　中医药学是一门内容广博、道理精深的传统生命科学体系，文简、意博、理奥、趣深，其中繁多的名词术语、概念、范畴，都有其特定的初始含义和历史演变过程，要真正掌握这门科学的理论精髓，决非轻而易举之事，可以说每一位中医药界的学人都有虚心接受终身教育的必要。《庄子》曰："吾生也有涯，而知也无涯。"张景岳也说："学到知羞"，都是此意。所以除了系统传授中医专业知识的各科教科书之外，能够帮助读者更深入、更准确地理解中医学名词术语、概念、范畴的专科辞典，无论对初入门庭的学子，还是登堂入室的耆宿，都是一种客观的需求。《中医大辞典》正是适应着这种广泛的社会需求而诞生的具有权威性的"无声的老师"。

　　《中医大辞典》的编纂经历了一个由简到繁、逐步深入的过程。自20世纪70年代的《中医名词术语选释》《中医简明辞典》，到80年代的8分册《中医大辞典》，再到90年代的合订本《中医大辞典》

第 1 版，几十年间，众多优秀的专家学者为这第一部中医药学的现代专科辞典的编纂和不断完善，贡献了宝贵的学识和智慧。他们的辛勤劳动和所取得的成果，为中医药学的继承和传播，发挥了重要作用，受到了国内外学术界的广泛尊重和充分肯定。

科学在发展，时代在进步。近 10 年来中医药事业和临床学术在新的历史条件下取得的新进展，以及中医药学各种规范化研究取得的新成果，使《中医大辞典》的修订成为必要和可能。中国中医研究院适时地提出了这一任务，在原编写班子主要成员的基础上，吸收新一代业务骨干，共同完成了修订工作，诚可谓与时俱进。他们在修订过程中，始终力求真实地、全面地反映中国医药学体系的内涵及其发展的历史继承性，同时反映当代中医药的面貌及中西医结合的状况，力求辞书稳定性与时代先进性的统一，便于实践工作中查阅应用。所以，《中医大辞典》不仅是广大临床中医工作者的良师益友，而且也是众多科研、教学以及对外学术交流工作人员的一部重要的工具书，具有权威性的无声的好老师。

《中医大辞典》第 2 版不仅装帧更加精美，而且内容更加丰富，体例更加统一，释文的科学性和实用性有了明显提高。经初步统计，与第 1 版比较，经修改订正辞目共约 10000 条，约占 28%；新增辞目共 2217 条，约占 6%。大大地充实丰富了本书的内涵。为中医药学的传承和发展发挥了重要的作用。

当然，像任何一部辞书一样，《中医大辞典》不可能完美无缺。如"命门"一词的释文说："命门之火体现肾阳的功能，包括肾上腺皮质功能。"这样将"命门之火"与"肾上腺皮质"联系起来似乎不够贴切全面。必要时参照现代科学包括现代医学知识对传统中医专有术语进行解释，应当是诞生在现代科学条件下的中医辞书不可避免的时代特征，但这样做时一定要尽量恰如其分，否则不一定具有积极意义。

中医辞书编纂与整个中医学科发展一样，必将是一个循序渐进的过程。相信《中医大辞典》在今后相关专家学者的不断研究中，通过一次次修订，一定能够越来越完善，成为当代的"康熙字典"。我认为她是中医药工作者以及爱好中医药文化的朋友们，在读书和实践中最好的良师益友，是最得力的帮手，是解难释疑的万能钥匙，是我医学生涯中不可离开的一部珍贵的宝书。我深得其益，为此谨向读者郑重推荐，读后方知余言之不欺也。

〔载于《中国中医药报》2005 年〕

中西医结合研究的一朵奇葩

——评《人体体质学——中医学个性化诊疗原理》

　　《人体体质学》（匡调元著，上海科学技术出版社，2003 版）是我国第一部大型全面、系统论述人体体质、体质病理、辨质论治及体质食疗的医学巨著。作者是我国著名的中西医结合专家、现代中国人体体质学奠基人匡调元教授，他从事中西医结合临床病理研究 50 余年，体质学研究 20 余年，呕心沥血，执着追求，著述等身，成就斐然。长期以来，中医、西医在各自理论指导下，对于人体本身生理、病理的探索，如同探寻茫茫无际的宇宙，一直没有停止，而体质学说无论对中医或西医而言，都是古老、深奥又在不断发展的学说和流派。迄今为止，我国在体质学研究方面，尚无完整、系统的大型专著。《人体体质学》的出版是我国科学界、医学界的一大盛事。它是我国体质学研究的总结，标志着体质学研究达到新的水平。该书融古汇今、中西兼蓄，具有鲜明的特色，内容全面、系统、翔实，概括几大特点如下。

　　1. 明确了人体体质学的定义　　作者认为，体质虽是一个古老的人类学和医学中极为重要的命题，但由于人类对自身的研究不够深入，至今尚未有一致公认的定义。作者根据多年的探索研究和实践经验，将体质定义为：人类体质是人群及人群中的个体，在遗传的基础上，在环境的影响下，在生长、发育和衰老的过程中形成的功能、结构和代谢上相对稳定的特殊状态。这种状态往往决定着他的生理反应的特异性及其对某种致病因子的易患性和所产生病变类型的倾向性。这样的定义是比较准确的，同时明确了人体体质学是研究人类群体和个体的这种特殊性的起源、发展和变异的一门综合性学科。体质学是综合了人类学、生物学、医学和心理学 4 门学科的主要成就而形成的，是一种交叉学科。研究体质学必将深化人类对自身的认识，在 21 世纪体质学亦将随着多学科、全方位、多层次的发展而发展。

2. 分类全面 书中详细介绍了体质和人体体质学的概念，人体体质学与人类学、医学的关系，体质学中外研究历史和意义，以及人类群体体质学、人体发生体质学、医学体质学和人体生理体质学、人体病理体质学、治疗体质学、体质食疗学、气质体质学等，分类极其全面系统。

3. 创造性地提出"天地人三才医学"模式论 作者认为所谓"社会-心理-生物"医学模式存在严重缺陷，不能解决医学中很多现实与理论的问题。"天地人三才医学"模式论的核心是人，以人的体质为本的理论贯穿于人体体质学的始终，将使人类医学指导思想的范围更为广泛。

4. 丰富了人体病理体质学说的理论 书中既全面论述了病理体质学形成的原理，又全面集萃了古代思想家、哲学家、医学家的体质理论。提出了体质病机学、病理体质诊断学，强调了体质不仅是疾病发生的内因，而且往往是决定整个疾病发展过程与类型的重要因素之一。体质上的特殊性往往决定着患者发病后临床类型的倾向性。这些理论对临床诊治疾病有着很好的指导意义，进一步深化发展了中医"辨证论治"的内涵。书中根据作者的临床诊疗经验将人类体质分成六大类型，颇为全面准确。另外，作者深入探讨了"症""征""病""证"与体质的概念，认为"证"是在"质"的基础上发展而成的，必须透过"证"去辨明"质"。辨体质可以深化与简化辨证，在辨证论治、辨病论治的基础上提出了"辨质论治"，分析了五种病理体质形成机制。在调理体质方面，首先提出调质六法，并强调治疗的个性化原则。调体质与临床治病一样，并非单纯一法，而是两法、三法并用，细察体质，详审机制，合而为治。在药物治疗外，提出体质食疗学，并以大幅篇章，详尽介绍了各型体质的食养食品与食谱及常见病的体质食疗，某些新理论、新观念很有指导意义和应用价值。

5. 全面总结了中医学中关于体质的论述及治疗　作者对中医学中有关体质的理论作了全面的分析、论述，特别是对于《内经》中的体质理论，进行了精辟的评述。对历代著名医家的医学理论和医疗实践中体现出的体质理论，以体质病理学的观点，一一罗列评述，泾渭分明。充分体现了"发皇古义，融会新知"的观点，突出了传统医学体质学的内涵。

6. 对人体体质学研究的思路与方法学作了有益的探讨　人体体质学作为一门学科，必然要有新理论、新思维、新方法。提倡多学科协作，经典的宏观方法与现代的微观技术相结合，定性研究与定量研究相结合。对于作者所做的实验研究，又另辟专门篇章介绍，说明了付出的心血和艰辛以及卓有成效的工作。

从书中不难看出，经过作者及同仁们的艰苦努力，人体体质学、体质病理学、体质食疗学已经创立。虽然目前还不为医学界广为共知，整个人体体质学尚处于前科学的阶段，体质类型分型，尚缺乏统一命名，中医体质学的普查工作，缺乏精确的定性和定量相结合的测试方法，这些还有待进一步地充实。但我们相信通过努力，人体体质学必将得到更大的发展和完善，一定会有力地促进人类学和医学的发展。

这部 60 万字的巨著，是对中医、中西医结合在体质学理论研究和临床辨质论治的一盏明灯，她将拓宽中医从理论到临床的思路，使其迈上一个新的台阶，重振岐黄雄风，扬威于世界医学之林。中医学从来都是以人为本的，"辨质论治"是抓住了辨证论治的精髓，充分阐发了中医学个性化的诊疗机制，这是作者创造性的伟大成果，在中医学史上将谱写辉煌的一页。

谨以此评介，向中医、中西医结合的同仁们推荐，值得我们认真去阅读、参考。

〔本文吴坚、蒋熙、朱婉华参与整理，发表于《中西医结合杂志》2005 年〕

中医药的现代化要突出"原始创新"

——谈鲜药创新的重要意义

  中国医药学，历史悠久，博大精深，蕴藏丰富，经过几千年的不断充实、完善，形成了独具特色的理论与实践体系，在预防、保健、治疗、康复等方面积累了极为宝贵的经验，成为世界传统医学中的一枝奇葩。当代著名科学家钱学森院士说："21世纪医学的主宰者，是中医中药。"当前全世界医药领域的有识之士，鉴于化学药的毒性和不良反应，都在呼吁"回归自然"，积极研究中医中药，出现了全世界的"中医药热"。目前中医药面临机遇与挑战并存的局面，作为新世纪中医药工作者，我们一定要奋发努力，迎头赶上，才能适应新的形势，充分发挥中医药的优势，使中医药走向世界，为全人类健康服务。

  中医药是一门科学，应当与时俱进地发展，并不断创新。因此，中医药必须实现现代化，而实现中医药现代化，固然需要相应的物质条件的充实，但最为关键的还是要建立在扎实的临床基础上，并辅以相关学科的研究，多学科的横向联系与协作，从而确立自我主体，而不是削弱、消融自己的理论体系，更不是单纯用现代医学来论证、解释或取代中医。因此，中医药学现代化的模式，应当是"继承、发扬、渗透、创新的结合"，也就是结合中华传统文化的内涵，保持原有的中医基础理论和临床应用特色，充分吸收和运用现代科学技术成果，包括与之相关的自然科学、人文科学等学科成果，以达到创新的目的。

江泽民总书记 2001 年 3 月 4 日在政协教育医药卫生界联组会上指出："要正确处理好继承与发展的关系，推进中医药的现代化。中西医并重，共同发展，互相补充，可以为人民群众提供更加完善有效的医疗保健服务。"这是鼓励，也是鞭策，为我们指明了方向。继承是创新的基础，有了创新，才能谈到发展。数月前全国人大常委会副委员长、中国科协主席周光召在中医改革与发展专家座谈会上也指出："中医要发展，必须与当代最新科学紧密结合，培养一支有生物科学等多方面知识的中医队伍。"中医药学和现代科学技术的结合，既是创新的途径，也是创新的结果，从而达到传统和现代和谐统一的新局面。

既然是创新，就不是装点一些时髦的名词、术语，搞一点重复的实验数据，更不是沿袭国外的某些模式，改头换面地套用一下，跟着外国人的后面跑，永远是落后的。

我们要强调科研的"原始创新"，培养原始创新的思维与观念。所谓"原始创新"，《上海中医药杂志》（2002 年第 2 期）卷首语说得很具体："主要是指新的科学发现和技术发明，集中体现在基础研究和战略高技术研究方面。许多具有竞争优势的高技术产品都源于原始创新的成果。"中医药科研过去缺乏原始创新的意识和能力，因此我们要大力提倡、支持中医药科研的原始创新工作，突出"原始创新"精神，中医药学才能得到突破性的发展，才能屹立于世界医学的殿堂。

就拿中药来说吧，当前中医使用的中药，绝大多数是干品，丧失了许多有效成分。《神农本草经》早就强调"生者尤良"，由于采集和保存的原因，使用鲜药已为医者淡忘，为了提高疗效，发挥中药的特殊作用，攻克疑难杂症，鲜药的使用，应该提到议事日程上来讨论、推广。北京李建生研究员创建的建生药业有限公司，研制了"金龙胶囊"和"金水鲜胶囊"两种鲜药制剂，这是中药学史上的创举，也是获得国家药监局批准生产的第一宗鲜药制剂。它在治疗癌症和免疫缺损性疾病方面具有卓越的疗效，挽救了许多沉疴痼疾，许多濒临死亡边缘的患者，出现了起死回生的奇迹。这就充分说明了鲜药的疗效，确实大大超过了干品，特别是动物类药物，更为突出。因为动物均具有丰富的生物活性，一旦死亡，生物活性遭到破坏，疗效就大大降低。根据清华大学生命科学与工程研究院检测的结果："活动物冷冻干燥，其活性成分大于干品五六倍或十几倍。"鲜药既可提高疗效，又可节约药材，减少服用量，可以充分说明这个问题。李建生同志在清华大学和中国癌症研究基金会的协作下，又得到当代医药界许多贤达之士的支持，成立了鲜药学术委员会，进行鲜药制剂的深入研究，创制了新的鲜药产品，这可以说是在鲜药应用方面的"原始创新"，是一个重大的突破，是令人欣喜的成果。希望循此以进，不断创新，取得更多的成果。更希望政府有关部门，给予支持，使之健康发展。

在原始创新的同时，我们还要加强知识产权保护的意识，及时申请专利，以确保成果的享有权。据悉近 15 年来，外国企业和国内企业在中国申请专利的比例是 6.4∶1，外国人在医药领域内的专利占 60.5%，数额是惊人的。洋中药在国内的销售额每年达 1 亿多美元，在加入 WTO 后，竞争必然更加激烈，"原始创新"和知识产权的保护工作，也就必须更为加强。

要发展中医药，实现中医药现代化，我们必须努力学习，充分利用当代科学技术，开展多学科的协作，开拓思路、勇于创新，走"原始创新"之路，才能在新世纪里创造更多的成果。建生药业制剂已为我们做出了好的榜样，我们要增强信心，团结奋进，中医药现代化的目标，一定可以达到，努力为全人类健康作出更大的贡献，为岐黄之术争气，为祖国争光！

〔写于 2004 年〕

追忆一段胜缘

——祝贺中国中医研究院 50 华诞

中国中医研究院建院 50 年来，对中医药的研究、弘扬，作出了卓越的贡献，成为我国中医药最高的学术研究殿堂，值兹 50 华诞大庆之际，谨致以热烈的祝贺和崇高的敬意！并追忆与中研院的一段胜缘，聊作院史之拾遗。

1956 年 7 月，中华医学会第 10 届全国会员代表大会在北京召开，我作为中医界代表，前去参加。会议由傅连暲会长做工作报告，随后大会交流，分组讨论，非常热烈融洽。会议期间，周恩来总理等国家领导人在中南海怀仁堂接见与会代表，合影留念。并得与时任中央卫生部中医顾问的章次公老师朝夕相聚，聆取教益。会议结束前，中国中医研究院鲁之俊院长邀请部分中医界代表李聪甫、任应秋、陈苏生、钱今阳和我等 10 余人，在会后去该院考察座谈。因为建院方一载，一切从零开始，筚路蓝缕，希望对研究院的工作，提出建设性意见，以便更好地开展工作，为中医药学的继承发扬，探索研究，作出应有的贡献。鲁院长情真意切地介绍了研究院成立一年来的概况和迫切需要解决的问题。我们听取汇报后，就由王伯岳学术秘书陪同去各有关部门考察。在初步了解情况后，再由鲁院长主持座谈会，听取大家的建议，发言很踊跃，颇多中肯之建言，切实可行之刍议，鲁院长很高兴地接受了大家的建议，历时一周，始行结束。在结束前夕，鲁院长分别找了部分同志谈话，征求意见，是否可以来京工作，多数表示乐意接受，只有上海钱今阳主编予以缓谢，因为《新中医药杂志》的工作，一时无法脱身。我明确表示，服从组织决定。可是后来调令由省卫生厅转到市政府主管部门时，认为市中医院刚刚成立不久，突然将骨干力量（我时任院长之职）调走，不利于医院的发展为由，请上级收回成命，而未能前往。若当时能如愿前去，可以饱览馆藏珍本医籍，接触诸多名家学者，必将提高自己的业务水平，扩大认识传统医学内涵的视野，或可对中医药学的继承发展多做一点有益之事，而不致僻居一隅孤陋寡闻如斯，引为终身憾事。任应秋、陈苏生等均先后去北京工作。

此外，我研制治疗类风湿关节炎（简称类风关）的"益肾蠲痹丸"，1985 年列为江苏省重点科研课题时，需要做病模实验、药理、药化、毒理等检测。由于我的师弟陆广莘同志任贵院基础理论研究所副所长，同时贵院的刘文富研究员曾为我市虎耳草课题做过实验研究，比较熟悉，便与他们联系，得到热情支持。所以这个课题就与贵院基础理论研究所合作，我与女儿婉华多次前往贵院洽谈，得到所领导及温处长、王安民、刘文富、齐鸣、吕爱平等专家的密切合作，创制了类风关的病模，证实益肾蠲痹丸确能调节机体免疫功能，并减轻滑膜组织炎症，减少纤维沉着，修复受破坏的软骨细胞，成为迄今为止能够修复类风关骨质破坏唯一的一种中成药而享誉海内外，贵院之功不可没也。

今后，我们基层科研工作，还希望继续得到贵院的指导与合作，共同为中医药事业之振兴，添砖加瓦。

〔写于 2005 年 7 月〕

溯古论今谈医德

医德是指医务人员应当具有的道德品质。我国是一个文明古国，提倡医德是我们中医几千年的优良传统，在我国最早的一部古典医著——《黄帝内经》中，就有了这方面的论述。其中最著名的有"疏五过论""征四失论"等篇章。嗣后，在历代医家的著述中，都续有记载，张仲景在《伤寒论·原序》中，恳切指出了当时医生治学的许多弊端，提出了"勤求古训，博采众方"的医学主张，堪为学习中医学之准绳。孙思邈在《千金方》中，于篇首列有"论大医习业""论大医精诚"等数篇，对医德作了精辟的论述。南齐《褚氏遗书》中说："夫医者，非仁爱之士不可托也，非聪明理达不可任也，非廉洁淳良不可信也。"这是对医生道德的基本要求。古今中外，凡是有成就的医学家无不具有高尚的医德，济世活人的动机，激发医学家为医学进步奋斗终生。所以说，医德和医术是统一的，相辅相成的。在烽火连天的战争岁月里，广大医务人员在党的教育和培养下，继承了古代医家的传统医德，冒着枪林弹雨，出生入死，抢救广大战士和老百姓的生命，为革命战争的胜利，做出了重要的贡献。而国际主义战士白求恩的伟大形象更是光彩照人，"白求恩精神"就是共产主义医德的结晶。1949 年新中国成立后，白求恩精神不断发扬光大，涌现出许多像李月华、吕世才那样的英雄模范，他们的光辉业绩为广大人民所传诵。令人痛心的是，经过十年浩劫，医务界的医风受到严重的干扰破坏，社会上有一种顺口溜说："四只轮子一把刀，白衣战士红旗飘。"把驾驶员、肉店师傅、医生、干部，并列为能开后门和善开后门的人。这是群众对我们医生的一种讽刺和批评，说明我们医生队伍中也确实存在着借医行私的现象，这些人为数虽少，但造成的社会影响很大，值得重视。为了肃清"四人帮"的影响，提高我们卫生队伍的道德修养，我们既要发扬优秀的民族文化传统，继承历史上正确的医学伦理道德观念，又要按照新形势的要求，切实改进我们的医疗作风，使医德具有鲜明的时代特点，从而促进医学科学的发展。

一、情操高尚，服务赤诚

自古称医为仁术，这和现代所讲的"救死扶伤，实行革命的人道主义"的精神是一致的。《后汉书·方术传》载："汉太医丞郭玉，仁爱不矜，虽贫贱厮养，必尽其心力。"说明古之学有素养的医家对待病人无分贵贱，总是悉心施治。汉代董奉，治病不取报酬，病人愈后，给他种杏树一棵作为纪念。后来他的住宅附近，蔚成杏林，直到现在，"庐山杏林"仍传为医界美谈。今天的医务工作者，理应有超越前人的美德，遗憾的是有人名利熏心，或"看人头"行医，或假公济私，或以病假条作交易，部分手术医生收取红包，等等，把神圣的医术变成商品。面对我们先人的嘉言懿行，这些人应该脸红。

汉代张仲景，"感往昔之沦丧，伤横夭之莫救"，为了解除当时严重危害人民健康的伤寒等疾病的威胁，精研医术，著成了学术价值很高的《伤寒杂病论》，在中医学史上占有光辉的一页，其立言的动机是十分高尚的。《医镜》载："朱丹溪弃举子业而致力于医，迎候者无虚日，无不即往，虽雨雪载道，亦不为止，仆夫告痛，谕之曰：'疾者度刻如岁，而自逸耶？'"这种不畏艰险，体贴病人的精神，无疑是值得我们大力提倡的。今天我们讲"心灵美"，应该表现在爱护病人，关心他们的疾苦，不避辛劳，不厌其烦，全心全意为病人服务才是。那种厌烦病人、训斥病人、讥讽和嘲弄病人的行为，都是违反医学人道主义原则的，其心灵也是丑恶和肮脏的。

唐代孙思邈，学识渊博，道德高尚，他曾说：

"人命至重，贵于千金；一方济之，德踰于此。""凡大医治病，先当安神定志，无欲无求，先发大慈恻隐之心，誓愿普救含灵之苦。若有疾厄来求救者，不得问其贵贱贫富，长幼妍媸，普同一等，皆如至亲之想。亦不得瞻前顾后，自虑吉凶，护惜身命；见彼苦恼，若己有之；深心悽怆，勿避崄巇（xiǎn xī，艰难也）；昼夜寒暑，饥渴疲劳，一心赴救，无作功夫形迹之心，如此者可为苍生大医。"

凡是违反这些原则的，他斥之为"含灵巨贼"。我们在日常工作中，必须把为患者服务视为己任，无分贵贱，一视同仁。在任何时候都应该抛却私心，出以公心，勇于负责，积极救人，特别在重症、险症的救治中，"不得瞻前顾后，自虑吉凶"，当同心协力，竭尽一切办法进行抢救。如果遇到疑难，推三阻四，就会使病者失去抢救之机会，这是医务工作者失职、缺德的表现。

二、好学不倦，精益求精

作为一名医务工作者，仅仅具有为人民服务的良好愿望是不够的，必须掌握过硬的为人民服务的本领。不精通本行业务，不能正确地分析病情、诊断疾病、处方用药，就会因循误事，甚至造成不堪想象的后果。因此，为人民健康钻研医术是医德的又一表现。中医学有高深的理论，浩繁的典籍，各具特色的流派，我们必须像蚕吐丝、蜂酿蜜那样，终生勤劳，孜孜不倦地学习，才能采撷精华，不断地充实自己，提高业务水平。孙思邈说：

> "凡欲为大医，必须谙《素问》《甲乙经》、明堂流注、十二经脉、三部九候、五脏六腑、表里孔穴、本草药对，张仲景、王叔和等诸部经方；又须妙解阴阳……如此乃得为大医。若不尔者，如无目夜游，动致颠殒。"

这段话告诉我们，为医者必须打下扎实的基础，要探源穷本，接受历代医学的精华。我们是历史唯物论者，不能割断历史，没有继承就不可能有发扬。而要继承，就得下功夫认真读书，接受了前人广博的理论和经验，才能由博返约。所以喻嘉言说："医之为道，非精不能明其理，非博不能至于约。"只有这样，我们才能明其奥理，知其大要，在医学领域由必然王国向自由王国逐步迈进。

学习绝不能存门户之见。一叶障目，不见泰山，知识面是很狭隘的。陆定圃说过："习医者当博览群书，不得拘一家之言，谓已尽能事也。"无论是读前人的书，还是向今人学习，我们都要牢牢记住他的话。任何流派，都有所长。但是，既有所长，必有所短。学其所长，避其所短，始为善于学习；荟萃众长，融一炉冶才算学有所成。

对于不学无术的庸医，古代医家是深恶痛绝的。张仲景说："观今之医，不念思求经旨，以演其所知，各承家技，始终顺旧；省疾问病，务在口给；相对斯须，便处汤药；按寸不及尺，握手不及足，人迎、趺阳，三部不参，动数发息，不满五十，短期未知决诊，九候曾无仿佛；明堂阙庭，尽不见察，所谓窥管而已。夫欲视死别生，实为难矣。"这种既无实学，而临证又草率从事者，是不能胜任医疗工作的。张仲景的这番论述，不啻给那些不学无术者敲了一个警钟。

医学科学是在不断发展的，中西医学的新理论、新成果不断涌现，我们处在知识更新、知识爆炸的时代，必须如饥似渴地接受新的知识，不断开拓我们的视野，丰富我们的医疗手段。医生除需具有比较全面的医学知识之外，还应掌握和了解其他有关学科的知识，包括社会学、心理学、伦理学、自然科学（如气象、地理、天文、生物、物理、化学、免疫、分子生物学等）及文学艺术等多学科的基本知识。

三、谦虚谨慎，作风正派

正派的医疗作风大致可包括：关心病人，认真负责，不为名利，不尚浮华，举止端庄，态度和蔼，文明礼貌，尊重同道，维护集体，等等。一个医院要有好的院风，就要求每个工作人员都有好的作风，我们必须从自己做起，在各方面严格要求自己。

据《医镜》记载："王琢章，性慈祥，对病者每谆谆告诫如父母，每处方必再三推究，有所增减，虽深夜必使人叩病者门告之，或且深自引咎，改易前方，不自怙过也。"能视病人如己亲，其精神固值得称道，而诊治已毕，继续推敲，务求药与证合，且不讳言已过，其治学之严谨，襟怀之坦诚，更值得我们追慕与学习。

古之名医告诫医者不能沾染骄傲自大的恶习，孙思邈说：

　　"夫为医之法，不得多语调笑，谈谑喧哗；道说是非，议论人物；炫耀声名，訾毁诸医，自矜己德；偶然治瘥一病，则昂头戴面，而有自许之貌，谓天下无双，此医人之膏肓也。"

《回春录·序》中说：

　　"故为医无才、无学、无识不可也；为医恃才、恃学、恃识亦不可也；必以平心以察之，虚心以应之，庶乎其可也。"

　　这些论述何等中肯！医生的学识固需广博，但亦不能自恃己能，漫不经心。"恃才、恃学、恃识"，就阻断了自己继续前进的道路。"谦受益，满招损"，这些有益的佳言，我们要牢牢记取。

　　应当怎样处理同道之间的关系才算比较恰当呢？我认为陈实功的这段话是有参考价值的："凡乡井同道之士，不可生轻侮傲慢之心，切要谦和谨慎，年尊者恭敬之，有学者师事之，骄傲者逊让之，不及者荐拔之。"只有这样，才能团结同道。今天我们医务工作者，已不是像旧社会那样私人开业，社会主义制度把我们组合在一个大家庭里，一个人的一言一行都和集体息息相关。我们必须处处从大局出发，维护全科、全院乃至医务界的声誉。同道之间，要互相尊重；新老之间，要尊老爱新；上下级之间，要尊上爱下。若自矜己能，目空一切，诋毁他人，炫耀自己，都是无知、无德的表现。

　　临证必须胆大心细，谨慎从事，在对患者解释、答复问题时，也要尊重客观事实，把握分寸，决不能任意夸大病情，危言耸听，增加病人的精神负担，甚至产生医源性疾病。应该懂得，良好的服务态度，文明礼貌的作风，安慰性的语言，是一种精神治疗，有助于疾病的恢复。马克思曾说过："一种美好的心理，比十服良药更能解除生理上的疲惫和痛楚。"特别是对一些因精神因素而致病的患者，可以收到药物无法达到的效果，这是医学心理学研究所证明了的。

医德所包括的内容是多方面的，概括起来说，就是要求每一个医务工作者，必须具有心慈（全心全意为病人服务的精神）、德高（高尚的道德情操）、术精（精湛的医疗技术）等修养。

社会主义时代的医务人员是忠实于广大人民的，我们的医德修养是时代的要求，在开展"五讲""四美"的活动中，大力开展对医学道德的宣传和教育，这对于造就一支具有良好医德修养的卫生队伍，促进四化建设的发展，都具有重大的意义。

〔1979 年为提倡医德而写的讲话稿〕

【修订感言】上文写于 27 年前，目前医德仍然是严重问题，且更为复杂。公开式变相式索要红包，拿药物回扣，重复检查，乱开大处方，从而出现"看病难、看病贵"和医患关系十分紧张的局面，成为非常突出的社会热点问题之一。当然原因是多方面形成的，但部分医者道德观念日益淡薄，行风不正，自律不严，则是最为重要的主观原因。为此，医德问题必须引起重视，重温张仲景、孙思邈等先贤的谆谆教诲，继承传统的医德医风，很有必要。今天我们还应与时俱进地坚持社会主义的荣辱观，重树仁心仁术的光辉形象，更好地为人民健康服务，为弘扬中医药学术而奋斗不懈。

〔2006 年〕

掌握中医精髓， 破解疑难杂症

　　中医药学，源远流长，博大精深，是世界上传统医学中迄今仍然存在，并继续发扬光大的一枝奇葩，是中华民族的骄傲，我们要爱护它、传承它。我们中医工作者责无旁贷，要肩负起其传承、弘扬的神圣使命，才不辜负先圣后贤的企望，广大人民的殷切寄托。

　　"历史告诉我们，一个伟大的民族，必然是善于传承和发展自己优秀的主流传统文化的。对于中医，我们应该深入地去了解它，应该对它怀有温情与敬意。我们要清楚，西医和中医的区别，不是简单的新旧之别，更不是先进和落后能一言以蔽之的，它们是两种文化、两种哲学的差别。发展中医，并不是医学的一个流派对另一个流派的反抗和复辟，而是使相异的医学传统在交流中共同推动整个人类医学的进步。"

　　"作为中国文化的重要组成部分，中医的原理和精神，与中国传统的宇宙观、生命观、人生观一脉相承。我觉得，除了几千年积累下的医药经验和知识外，中医的价值还重要地体现在对生命的认知和医学的根本见解上。"

　　（以上摘自韩启德院士《医学史对我们的拷问》）

中医的经典著作，始终贯穿着天人合一的整体观。《老子·廿五章》说："人法地，地法天，天法道，道法自然"。中医是道法自然的医学，平衡的医学，历代医家都是在道法自然理论的指导下，充分发挥其聪明才智，而传承弘扬，使之历数千年而不衰的生命科学。我们生活在大自然中，就是源于自然，也就是中医的道法自然。道法自然是不变应万变的，是人类解决疑难杂症的最高智慧。它不是对抗医学，不是以杀灭细菌、病毒为前提的，而是用药物调整人体阴阳平衡。平衡的目的是恢复人体的自然状态，祛除的只是疾病，保护的却是人体。

《内经》云："阴阳者，天地之道也，万物之纲纪，变化之父母，生杀之本始，神明之府也，治病必求于本"。本者阴阳也，疾病之征象也。《内经》又指出："阴平阳秘，精神乃治"。关键在于"阳秘"，所以《内经》还主张"阴阳之要，阳秘乃固"。阳气者，若天与日，失其所，则折寿而不彰"。说明元阳之重要，它是人身生化之源，也是人体生命活动的基本动力。2011年哈佛大学对中医阴阳五行有这样的评价："中医的阴阳五行，是描述人体高度复杂开放的巨系统最简单的哲学模式。"所以能执阴阳之道，就可以掌握打开解决一切疾病之门的钥匙。因为阴阳是中医治病养生的总纲，纲举就能目张，故《内经》主张："察色按脉，先别阴阳"。充分说明这是辨治疾病、遣方用药的最重要的前提，我们一定要牢牢掌握和运用。

世界著名汉学家、德国慕尼黑大学终身教授满晰博明确指出："中医是迄今为止最为完整、最为连贯、最可以为人们所理解的中国科学的代表性表现形式。所以，它用丰富而现成的资料说明了中国科学，为所有生命科学建立表述的单义性提供了最有用的范式。"

美国食品药品管理局（FDA）文件《FDA 管理指南》称："中

医药学与西方主流医学一样，是一门有着完整理论和实践体系的独立科学体系，而不仅仅是对西方主流医学的补充。"

这是西方乃至整个人类世界对中医药学科学性的最公正的评价，我们更不能数典忘祖，妄自菲薄。目前中医西化已占据中医界的主流，当然这与医院管理体制、社会公众的误解等有关，但根本还是我们在诊治疾病时，淡忘了辨证论治这个法宝，而是先从辨病论治着眼，这就陷入了歧途而不能自拔，大大降低了疗效。殊不知辨证论治是把人体生命与疾病的纷繁复杂的现象，加以高度概括为八纲、八法。试问病变万端，错综复杂，也不会超过八纲；在治疗方面，古往今来，经方、时方，不下数十万个，但也离不开八法，"八法之中，百法备焉"。医圣张仲景说："观其脉证，知犯何逆，随证治之。"这是对《内经》所有理论运用于临床的最精辟、最简明的概括，也是对中医治病的科学性的高度概括，成为中医千古不易之法门，如能认真掌握和运用，就能使复杂的疾病简单化，执简以驭繁，这也是人类攻克疾病的最高智慧。我们可以不认识病，但绝不能不识证、不辨证。举个例来说明：

20世纪60年代，有一位王姓年轻工人，无锡人，患周期发作性剧烈腹痛，发时腹部剧痛难忍，在地上打滚嚎叫，必注射哌替啶（度冷丁）始缓。连续2～3天始解，中西医迭治未已，每隔3个月必发作一次，后来周期缩短为2个月、1个月，乃至半个月即发作一次，甚以为苦。后经友人介绍来通求诊。病历、检验单一大沓，诊断为"血紫质病"。我当时也不知此病来龙去脉，只有从其面色㿠白少华，神疲乏力，纳谷欠香，腰腿酸软，便溏，怯冷倍于常人，苔薄质淡，脉细缓等入手。证属脾肾阳虚，阴寒凝阻，治宜温补脾肾，散寒解凝，徐图效机。

制附子 9g	干姜 6g	炒白术 15g	党参 9g	补骨脂 9g
高良姜 9g	制香附 9g	巴戟天 9g	砂仁 3g	甘草 3g
生姜 3 片	红枣 5 枚			

7 剂，服后如有小效，可以继服。

就诊时，适为前次发作后第 10 天，嘱即煎服，以观其效。患者心存疑惧，虑其届时发作，结果服后甚为舒适，届期并未发作，信心倍增，乃继服之。匝月后复诊，面色略有红润，精神奕奕，甚感愉快。前方既已奏效，毋庸更张，嘱间日服一剂，以期巩固疗效，随访半年，未再发作。

2010 年又遇一南京陈姓女患者，周期性腹痛，痛时每致昏厥，三五日即发作一次，多方检查，迄无结论，乃剖腹探查，亦未发现任何异常，已历年余，痛苦万分。观其面色萎黄，胸闷，脘腹作胀，时欲叹息，口干，夜寐不实，经行量少，便难、数日一行。苔薄腻、质暗红，脉细弦。因其周期性腹痛，余联想及无锡血紫质患者之症状相似，一面辨证用药，一面嘱其进一步检小便，以排除血紫质病。结果小便发现尿紫质阳性，确诊为血紫质病。据其脉证，诊为肝肾两亏，气机郁结，升降失常，治宜养肝肾，调气机，散郁结。

生地黄 15g	生白芍 20g	枸杞子 15g	女贞子 15g
制何首乌 20g	川石斛 15g	甘松 10g	广郁金 20g
油当归 10g	全瓜蒌 30g	炒枳实 8g	徐长卿 15g
青皮 8g	陈皮 8g	甘草 8g	

5 剂，药后如无不适，可以继服。

两周后复诊：药后腹痛大有减轻，发作次数减少，间隔延长，已不昏厥，便难已畅，夜寐亦安。去瓜蒌、枳实，继服之。症情逐步趋缓，改予六味地黄丸、逍遥丸巩固之。

【按】血紫质病乃临床较为少见的血液系统新陈代谢障碍性疾病，因其体内卟啉代谢紊乱，卟啉的产生和排泄增多而发病，故而又称血卟啉病。我从医70多年，仅遇此2例，我原不识此病，一例为脾肾阳虚，一例为肝肾阴虚，证型不同，但凭辨证论治，均获痊愈。说明辨证是首要的、绝对的，辨病仅供参考，如迷于辨病，如何施治？

综上所述，中国传统医学，既有道家的思想，又有儒家的文化，充分运用天人合一的整体观念，以人为本。通过四诊，视外揣内，执简驭繁，举重若轻。不管疾病如何变化，我们只要运用好辨证论治这一中医的精髓，就能洞察疾病之幽奥，顺势调整人体的阴阳平衡，达到"阴平阳秘，精神乃治""精神内守，病安从来"。老友郭博信同志说："中医是无形的科学"，我很赞同。因为中医经典著作中，处处闪烁着"伟大的真理，科学的预见"。我们要认真地温课，勤奋学习《内经》《伤寒杂病论》等经典著作，联系临床实践，充分发挥其独特优势，寻回失去的中医"元神"，为我所用，将能无往而不利，战胜诸多疑难杂症。我常说："只有不知之症，没有不治之症"，《灵枢·九针十二原》早就指出："病虽久，犹可毕也；其不可治者，未得其术也。"还是我们学习不够，灵活运用不够之故。翻阅历代名医的医案医话，经常提到其诊治的疗效，是"一剂知，二剂已""覆杯而愈"，说明辨证明确，用药得当，故效如桴鼓之应也。我们读到这些记述，深感汗颜，应该好好反省三思。党的十八大精神教导和鞭策我们，作为中医继承者，我们要振奋精神，奋发努力，在中华民族伟大复兴的号召下，早日完成中国梦，为全人类健康作出卓越贡献！余虽年迈，愿与诸位同仁，相互砥砺，争取做到"自强不息，止于至善"，使中医药尽快走向世界，为全人类防病保健造福！

〔写于 2013 年 4 月〕

以道论医，学好《内经》

——《换个方法读〈内经〉》读后感

　　《黄帝内经》（简称《内经》）是我国现存最早的一部医籍，被列于中医四大经典之首，与《伏羲八卦》《神农本草经》并列为"上古三坟"，是集中医基础理论、预防、养生、诊断、治疗于一体的奠基之作，由数代先贤集体撰述。其成书之早（约在战国时期），内容之博（广泛汲取当时的哲学、天文、地理、历法、数学、季候、养生等学），在世界医学史上是空前绝后的，因此被后人尊为"医家之宗"。《内经》由《素问》和《灵枢》两部分组成，《素问》侧重于解剖生理（脏腑、经络）、预防、养生、病因病机、辨证、治疗以及人与自然、阴阳、五行、五运六气等的阐述与应用。《灵枢》除对《素问》内容有所补充外，尤详于经络、针灸，所以又称为"针经"。两者均为历代医家所重视，被列为习医者的必读之书。由于年代久远，其文辞古奥，义理精深，为阐释其义，历代注疏者不下百数十家之多，但悉为以经解经。其中虽多精辟之论，剖析之言，基于现代青年古汉语基础较薄弱，仍难以理解而惧于阅读原著，这是阻碍中医学术完整继承、弘扬发展的瓶颈。如何解决，途径可以是多样的，但关键在于如何帮助青年中医消除畏难情绪，轻松地接受《内经》，读懂、读通《内经》，从中吸取教益与智慧，进而联系临床实际，加以运用，创新发展，以弘扬中医学术，为民造福，这将是一件具有重要意义的大事。有识之士，翘首企盼。

《换个方法读〈内经〉》的作者刘明武同志是一位地质工程师，业余之暇，专心钻研中华传统文化，默默耕耘，十有余载，颇多创获。诚如《中国文化研究》杂志阎纯德主编所言："他的文章新意扑面，读之如沐春风，其文既给人以文化自信，又催人责无旁贷地勇敢担承。"他不仅广泛涉猎三坟五典，诸子百家，还认真地精读《内经》，并认为"《内经》并不是纯粹的医术，而是道与术的结合体。道是中华文化的终极之理，所以必须以道论医，即从哲学、从文化的角度去解读《内经》。""道是《内经》的立论基础，以道论医，贯穿于《内经》的始终。道是论证问题、判断问题的终极坐标，只有以道论医，才能读懂、读通《内经》。"从而才能领会其精义，在继承的基础上，进行创新。有鉴于此，他受热心中医药出版工作的张碧金编辑之邀，而言《换个方法读〈内经〉》的创作。碧金编辑与愚交往多年，相知有素，她嘱我看一下书稿，并写篇序言，因得先睹为快。展诵书稿我深深地为明武同志热爱中华文化、热爱中医文化的深情所打动。一个业外的地质工程师，能在业余时间读这么多中外典籍，并能融会贯通，较系统而全面地解读阐释《内经·素问》的经文，可谓博览古今，穷幽抉微，新意隽逸，引人入胜。他指出："在《内经》中可以看到道家的哲理与论断，也可以看到儒家的言语与论断，文化与医术不分家，这是中医的特色，也是中医能跨越时间、跨越空间的秘密。"许嘉璐副委员长说得好："中医的命运是由传统文化的命运决定的。"所以作者强调元典智慧是中华文化之根，也只有探索与接近元典智慧，才能复兴中华文化，中医才能真正从根本上复兴。在这方面，明武同志以大量历史文献来阐述《内经·素问》，对渊深古朴的经文进行分析论证，颇多精妙新论，解惑之言，我认为其众多内容已超过古今之注释。例如《内经》认为历法、运气是医者应知、应会的两项基本功，不知历法、运气则难以成为上工。因为五运六气关系着阴往阳来、寒来暑往、真气邪气的交替、人体的安康如何；利用天干预测岁运、主运，利用地支预测主气、客气；主客加临预测疾病；等等。这些都是中医学的瑰宝所在，作为中医理当应知应会。但运气学说复杂而难以掌握运用，医者恒视为畏途，多置而略之，实属遗憾。今明武同志以简明的规律，流畅的文字，深入浅出地介绍了天文、历法的运算，使人一看就懂，一学便会，能轻松地接受。同时他明确指出："天文在变化，运气在发展，古今天文并不一样，不能恪守原著中的运气学，运气学的具体内容必须随着天文的变化而发展。要振兴中医必须重新理清天文与运气之间新的对应关系，必须重新理清气候与物候、疾病之间新的对应关系。我们必须'谨候气宜，无失病机。'"他还语重心长地寄望于后学："气可以定性、定量，七篇大论中出现了几十个运气学的新名词，如天符、岁会、司天、在泉……这些名词都是为气之定性服务的。气之定性，先贤已做出了贡献，气之定量，需要子孙们的继续努力。"因此，我们既要善于继承，更要顺应时代，不断补充、创新，走在历史的前面，这是我们这代人应该努力完成的。

《内经》中许多奥义及其名词、术语，作者不是"原文＋注释＋译文"的依文解字的诠释，而是既植根于元典文化，以道论之，又广征博引，用生动的语言，鲜明活泼的笔调来阐述经文内涵，为我们开辟了一条绿色通道，拉近了《内经》与现代青中年中医的距离，消除了古代与现代的隔阂，让我们可以顺利地接受《内经》的精髓。这本书是作者用炽热的激情和沸腾的心血撰写的精心之作，为弘扬中华文化，振兴中医学术，作出了卓越的贡献，其执着挚爱中华文化和中医文化的拳拳之心，令人肃然起敬！

一个外行，能对中医文化如此痴迷，我们中医院校的莘莘学子有什么理由不热爱中医！一个业外之人都能读懂、读通《内经》，我们中医院校专攻中医的后生又何惧之有！古语云："道不远人。"只要我们认真学，用心悟，《内经》是一定可以读懂、读通，为我所用的。

我希望凡是关心中华文化，爱护中医的人士都能利用时间来读读这本好书。可先翻阅阎纯德先生的序言和作者的代绪论及后记，不仅让你对本书有一个总的了解，还将激发你对其精湛的内容加以饱览欣赏，爱不释手，如饮琼浆，沁人心脾，从中获得新的启迪与感悟，并激励你责无旁贷地去探索，去创新。

明武同志在后记的末段还恳切地说："希望读者能够和我一起思考这样三个问题：没有中华文化，还会有中华民族这个民族吗？没有中医文化，中华民族会走过五千年吗？祖先曾经创造出领先于世界的辉煌，'我'创造的成果是什么呢？"这三个问题问得好，能使我们头脑清醒，进行反思，振奋精神，切实地传承中医药文化，推动中医药事业的发展，这是我们共同的责任。让我们老、中、青三代人团结起来，去开创中医药复兴的新纪元！

〔写于 2007 年 9 月〕

多元并举、体系完整地传承中医

自从有了人类，就逐渐有了医药，尤其是中药大多是天然植物药，不依赖大工厂化学制药，所以，中医药的历史是很悠久的，有文字记载也有五千年以上。在这长达几千年的发展过程之中，主要靠师徒传承，时快时慢地不断演进，不断丰富和完善。

中医药在起源上，有过很多流派。针灸、药物、诊法、治病、养生、保健各有家法，自成体系，丰富多彩。在汉代，就把中医归类为医经、经方、神仙、房中四大类，各门派之下，分别有若干家。后来又逐渐开创了伤寒、温病、杂病、临床各科、大小方脉等不同分科之学，各有名家，学说众多，被称为"各家学说"，蔚为大观。

然而，中医药学博大精深，仅凭师徒之间依靠个人力量的传承，其发展是艰难而曲折的，学校教育应运而生，突显了时代的优势。因为现代学历教育，传授知识比较系统、规范，受到世人的重视，是一种快出人才、多出人才的好方法，因此，受到国家大力扶持。但是，中医学是实践性很强的学科，知识内容也是非常广博，学校学习的理论知识仅仅是一个基础，必须在实践之中再进一步拓展和加深，把书本上的知识进行验证、巩固，变成自己的学问和经验，这样才能成为一个合格的中医人才。"纸上得来终觉浅"，纸上谈兵不仅治不好病，而且还会怀疑中医的有效性、安全性。古人所谓

"三折肱方为良医"，不是没有道理的。

中医学术传承是一项事业，不是某个人或者某一部分人所能胜任的。中医学术以其独特的优势，近年来已经走向了世界，发达国家、第三世界的广大民众都欢迎中医药，说明中医药具有广泛的适用性。中医是我国原创的知识体系，应该大力弘扬，不断发展。如举一国之力发展中医事业，将可以对世界有较大的贡献。

举一国之力传承中医，就不是简单的师徒传承，而应该把学历教育与师带徒有机地结合起来，"多元并举，体系完整"地传承中医。近年来，国家中医药管理局连续举办全国名老中医学术经验继承班及国家优秀中医临床人才研修班培养在职人员，收效甚佳，许多人才脱颖而出，这是值得赞颂的，应该坚持下去。

从中西医并存的现实看问题，所谓"多元并举，体系完整"，就是要全面地继承中医学术，不留空白地涉及中医学术的方方面面，从基础到临床各科、各病、各种方法、方药的精华都要继承下来，发扬光大，发展下去。古人说"理法方药，完整一套"，现在看来还是不够的。因为，前人的文化环境与中医药的传统是一致的，现在优秀中华文化的传统逐渐淡化，人们接受中医药理论就发生了困难。因此，还必须大力宣传中华传统文化，这是中医药存在和发展的土壤，是中医基础的基础。群众之中没有了中华文化、中医文化的熏陶，中医药就断了地气，也就脱离了群众。因为每一个人到哪里去就诊，不是先有疗效才决定去哪里看病，而是凭着已经存在于心里的知识背景去看病的，是有医学知识背景的。人民大众养生治病，如果不首先选择中医，或者只是在西医无效之后才选择中医，那么，中医药的生存空间就会受到限制。

通过中医文化宣传活动，让人民大众知道中医治病为何必须辨证论治，中药治病与西药有何不同，很有必要。中医不是按照某个药治疗某个病的方式使用药物的，不可能像西药那样具体地"药与病一一对应"，中医不是按成分用药，而是根据辨证的结果，组方选药，即使是用一味中药的治病，也必须与证候相符合。即使是用针灸、按摩治病，也必须有中医理论作指导。中医理论的指导作用，必须贯穿到养生治病的全过程。

也就是说，中医认识人体，搜集证候，分析病情，决定治疗法则，组方用药，或者使用针灸、拔罐、气功、按摩、穴贴、中成药等，每一步都离不开中医理论的指导。

中医还讲求"活法巧治""方随证转"，随着证候的变化，而改变治疗的方法，或同病异治，或异病同治；或舍脉从证，或舍证从脉；或治其标，或治其本；或补其母，或泻其子。各种变化难以尽述，千方百计以求其效。

所有这些，都需要学习中医的人，在临床实践之中加以认识，而不可能在书本里预先设定好，照本宣科就能解决问题。因此，师徒传承有其重要意义。正如雨露教授所说："中医这个东西要想真正学好，只有两个字，就是应当'师传'"。我认为在正规中医院校的学习中，也要抓住"师传"这一关键，才能早出人才，多出人才，少走弯路。也就是在实习阶段就要有意识地找到一两位老师，以虔诚尊敬的心态去拜师，勤奋地学习请教，有闻必录，有疑必问。特别是老师在诊治病人时的辨治思路，用药技巧，要认真记录，然后再加以分析体悟，这样往往能举一反三，得到真传，启迪心智，充实提高。张仲景、金元四大家都有师传的记载。清代叶天士先后拜师 17 位之多，兼收并蓄，才能成为大家。每一位老中医通过几十年的实践积累，都有独到的经验，这些活的经验，是很宝贵的。我们不仅要认真地继承，还要发扬光大，相互交流，共同提高，为振兴中医药学术，多做一点有益的贡献。我们老一辈中医，是愿意为青、中年一代的成长，竭尽绵薄的。我常说："经验不保守，知识不带走"，有生之年，能为中医传承工作添砖加瓦，将是最大的欣慰！

世界上没有完全一样的病情，也不可能有完全一样的灵丹妙药，个性化治疗是中医学的特长。传承中医就是要传承中医的基本理论，通用法则，治病技术。因此，涉及中医学术的方方面面，需要"多元并举，体系完整"地传承中医，而不是搜集几个有效单方，提取某种有效成分，就能传承中医学术，发展中医事业。

〔写于 2008 年 6 月〕

掌握运气学说，发挥中医优势

——祝贺中医五运六气理论及疫病预测培训班开课

承蒙顾植山教授邀约参加 2011 年 5 月中医五运六气理论及疫病预测培训班暨学术交流会，这是振兴中医、回归中医的一件富有重要意义的大事，谨致以热烈的祝贺和崇高的敬意！

顾植山教授曾经说过："将被淹没的传统文化进行发掘，就是创新；将被后人曲解了的中医药理论重新解读，修正现行错误模型，就是创新，而且是首要的、更重要的创新。"这次培训班和学术交流会就是实现顾教授真知灼见的具体措施之一。五运六气是中医重要理论的一部分。可是近百年来，逐渐被后学者所淡忘了，中医教材也略而不提了，这是非常遗憾的事。

《内经》早就指出"谨候其时，气可与期""谨察病机，无失气宜""谨候其时，病可与期；失时反候者，百病不治。"可见掌握五运六气是多么的重要！《内经》还进一步明确告诫后人："不知年之所加，气之盛衰，虚实之所起，不可以为工矣。"回顾中医界的现状："治不本时，故病未已，新病复起""治不本四时，必内伤五脏"，可以说时有所闻，已司空见惯，见怪不怪，习以为常了，岂不令人浩叹！我认为要振兴中医，必须回归中医，坚持中医理念，以中医经典、中医基础理论为指导才行。我常说"经典是基础，师传是关键，实践是根本"。五运六气是中医经典精髓的一部分，它在预测、预防重大疫病方面，具有特殊意义。作为中医工作者，应该熟悉运用，既可预测疫病的发生，又可提高临床疗效。以顾植山教授为首的"中医疫病预测预警方法研究"的课题组，是国家重大专项课题，有许多边缘多学科的高级专家参与，已做出诸多成绩，对振兴中医，弘扬中医学术，提高中医地位，为广大人民服务，将起到不可估量的作用。为此，作为一名老中医，对此次培训班和交流会的各位专家，深表敬意！对各位同道，热情参加，认真学习，推广运气学说与应用，深感欣慰并祝贺！希望通过此次学习、交流，掀起一个研究、运用运气学说的热潮，为振兴中医，造福人类健康，作出更多的贡献！

在此我还要提一下，这次学习班和交流会在江阴召开，江阴是名医之乡，学习班一定会取得卓越成效的。江阴是龙砂医学流派的发源地，早在清代前中期，就有"龙砂八家"为代表。其中姜礼前辈的《风劳臌膈四大症论》就入选《中医各家学说》教材；清代中后期的代表人物如柳宝诒的《柳选四家医案》，影响深远，成为中医必读之书。民国时期，更是名家辈出，如曹颖甫、薛文元、朱少鸿、承淡安、章巨膺等名家，既是临床家，又是教育家，其中还有我的太老师和老师，他们培养了大批中医人才，为振兴中医作出了巨大贡献。今天国家重大课题又在江阴进行，也一定会获得成功。

最后我谨以北宋大儒张载先生的几句话赠给会议诸位同仁："为天地立心，为生民立命，为往圣继绝学，为万世开太平。"因为这种具有中华民族不可磨灭的伟大胸怀，是建设祖国、振兴中医的精神支柱！愿共勉之。

〔写于 2011 年 5 月 20 日〕

传承创新，回归中医
——在喜收高徒仪式上之感言

2011年五一劳动节前一天在江苏南通举行上海龙华医院方邦江博士和第二军医大学中医系周爽博士以及江苏省中医院孙伟、纪伟两位主任医师一同拜我为师的仪式，我感到很荣幸，也很高兴！首先请允许我向各位领导和嘉宾在百忙中莅临见证并指导，表示衷心的感谢！同时还要感谢上海龙华医院郑锦院长、第二军医大学中医系陈群平政委和江苏省中医院刘沈林院长的信任和委托！

中医药历经三千多年延续不断，靠的是精湛的理论和丰富的实践经验，代代相传，薪火不断，能够为人民解疾苦，为人民健康作保障。但中医药近百年来，由于西风东渐，不断受到冲击、挫折，所幸1949年后，党和政府十分关心支持中医中药，由萎缩得到复苏，并进一步得到空前未有的发扬光大。我们中医工作者，感到无比的温暖和振奋，真是枯木逢春，万物繁茂，形势一片大好。但喜中有忧，由于中医教育模式和课程设置欠完善，造成学生质量的下降，有些是西化严重，本末倒置，中医真正的精髓在消失、在变样。所以党和政府近20多年来抓中医教育改革，强调中医学术的继承、创新，是十分正确及时、富有成效的。

振兴中医，必须回归中医，坚持中医理念，以中医经典、中医基础理论为指导才行。我常说："经典是基础，师传是关键，实践是根本"。我的老师章次公先生早在 1929 年就提出："发皇古义，融会新知"的主张，也就是明确地指出，要在继承的基础上进行创新。基础是中医创新的源泉，任何创新都离不开基础，离不开历史条件与环境。顾植山教授曾说："将被淹没的传统文化进行发掘，就是创新；将被后人曲解了的中医药理论重新解读，修正现行错误模型，就是创新，而且是首要的、更重要的创新。"这很正确。全国人大常委会原副委员长许嘉璐同志说得很确切："中医的命运，是由传统文化的命运决定的。"中医药始终成为中华传统文化的一个重要的载体。国学大师任继愈先生生前给哲学界同仁的一句留言："中国哲学的出路在中医学，中医学的出路在中国哲学。"这真是至理名言，意蕴深远，值得我们认真体会和思考。

上海龙华医院和广东省中医院以及江苏省中医院在这方面是走在全国中医院的前面的，多年来一直重视名老中医学术传承的工作。第二军医大学不久前又创建了长海中医院，这充分说明领导对中医药的重视，进行弘扬、传承，是取得显著成绩的。今天又分别选派 4 位学科带头人一同前来拜师，并提出很高的要求，这是非常求真务实的措施。刚才听了各位领导热情洋溢、语重心长的讲话，是嘉勉，也是鞭策；高徒代表发自内心、真挚恳切的决心和企盼，我深受感动。我虽年迈，视力也不大好，但我乐意接受。4 位高徒基础扎实，已有许多科研成果和著作，已是学科带头人，今天仍然勤奋好学，令我感到十分欣慰。我当本着"唯教学半"的原则，教学相长，尽心竭力地做好传承带教工作，把我 70 多年来的学习体会和实践经验毫无保留地传授给方邦江等 4 位高徒。我的座右铭是："经验不保守，知识不带走"，希望 4 位高徒通过学习、切磋，能将我的实践经验，在上海龙华医院、长海中医院和江苏省中医院生根开花，结出硕果，做到不仅学我、更要超我，才不辜负你们院领导的一片盛意。

祝愿方邦江等 4 位高徒，在"博极医源，精勤不倦"的奋进中，成为未来的、新一代的"国医大师"！

〔2011 年 4 月 30 日〕

抢救散落民间的中医"珍珠"

　　顷阅《中国中医药报》2011 年 12 月 7 日报道的《串起散落在民间的中医"珍珠"》一文，深感欣喜。安徽省中医药管理局拨款，由安徽中医学院组织师生利用假期对民间医药搜集整理，筛选评价，保护大量散在民间、安全有效的中医药特色方法、方药、诊疗技术而大获丰收。这等"杏林觅宝"活动，可谓具有现实意义的大好事，值得颂扬。

　　毛泽东主席曾说："中国医药学是一个伟大的宝库，应当努力发掘，加以提高"。宝库有何宝？一是历代先贤遗留下来的古籍资料；二是当代中医的治病活的经验；三是流散在民间，具有一技之长的医生及家传口授的"单方秘方"。对古籍文献，可有步骤挖掘、阐扬；对当代中医实践经验，政府已采取措施继承整理，且成效显著；但散在民间具一技之长者之经验和单方秘方则正逐渐消失，实为可惜。

　　古人云"十室之邑，必有忠信""百步之内，必有芳草"。章太炎先生早就指出："下问铃串，不贵儒医。"上海名中医姜春华教授说过："中医到处都是宝，看你会找不会找。"都充分说明了深入民间寻找一技之长者之经验及秘方、单方持有者的重要性。

　　20 世纪 40 年代，笔者因虑及此，曾创办《民间医药月刊》搜集民间单验方。50 年代，笔者任南通市中医院院长时与民间医生交友恳谈，挖掘整理了季德胜治蛇伤、陈照治瘰疬、成云龙治肺脓肿的经验，获得两项部级、一项省级科技成果，季、陈二位被中国医学科学院聘为特约研究员，成云龙被聘为省级专家，时并称中医院"三枝花"，盛传至今。

安徽中医学院教授王德群说得好："发展民间医药应采取放水养鱼的方式，鱼养活后才能产子。这既是对民间医药的保护，也是为中医药事业的发展和传承提供了有利条件和环境。"笔者认为，对待民间一技之长者要待之以礼，动之以情，晓以大义，给予专利，予以保护，加以推广，方能取得医者信任，献出绝技，光大中医药事业。

希望有关部门参考安徽省做法，采取切实可行的措施，如通过奖励、表扬、举办交流会等形式，提高民间中医知名度，让民间医药继承与发展下去。如此，或将出现空前未有的中医药继承弘扬的大好形势。

〔原载 2011 年 12 月 21 日《中国中医药报》1 版〕

继承弘扬，振兴岐黄

——在《向国医大师朱良春学习座谈会》上致辞

金桂飘香迎佳节，九州欢颂赞盛世，值兹中华人民共和国成立60周年和传统中秋佳节即来之际，农工民主党市委会召开这个座谈会，就显得更有意义。首先要感谢市委统战部和农工市委会的领导和同志们在百忙中前来参加座谈会的盛情厚意，不仅是对我个人的关心爱护，也是对中医药事业发展的最大支持，谨致以衷心的感谢和节日的祝福！

国家两部一局评选首届30名"国医大师"，于2009年6月19日在北京举行授奖表彰仪式，愚有幸名列其中，这不仅是个人的荣誉，也是南通、江苏省的荣耀。因为全国除北京10名，江苏、上海各3名，其他14个省各1名外，还有10多个省是缺如的，而地市级的只有我一名，其余均为部省级机构的。

会议很隆重，气氛很热烈，全国人大韩启德副委员长及国务院中医药工作部联席会议的部委办领导都来祝贺。特别令人感动的是原国务院吴仪副总理以个人名义到会祝贺，亲切接见参加会议的19位国医大师，她说："我是前来祝贺和看望大家的，表示我对中医的支持和热爱，不见报，不讲话。"大家深受感动和激励。

会议由王国强副部长主持，先由人力资源和社会保障部部长宣读当选的国医大师名单，接着由领导颁发奖章和证书，随后卫生部党组书记张茅同志讲话，他指出，国医大师的评选表彰，有4个重要意义：❶对于促进中医药事业的发展具有重要的现实意义和深远的历史意义，是弘扬医德医风的重要载体；❷是推动中医药学术经验传承与创新的重要内容；❸是探索符合中医药特色的人才培养机制，加强人才队伍建设的重要途径；❹是振兴中医药行业精神，营造中医药事业发展良好环境的重要抓手。

党中央、国务院高度重视中医药事业的发展，提出"坚持中西医并重，坚持中医药和民族医药事业发展"的方针。最近印发的《国务院关于坚持和促进中医药事业发展若干意见》简称（《若干意见》），是指导中医药事业发展的纲领性文件。同时，对于深化医药卫生体制改革中，更好地发挥中医药作用，具有重要的指导意义。语多鼓励，催人奋进，他希望大师们要以传承自己的学术思想和经验，培养人才为义不容辞的光荣责任，大家表示将铭记在心，履行诺言。

下午召开座谈会，学习《国务院关于扶持和促进中医药事业发展的若干意见》，王部长主持。大家发言踊跃，对当前中医药事业面临的大好形势，深感欣慰，一致表示要以高度责任感和使命感，竭尽全力传承学术思想和临床经验，作出更多贡献。并围绕贯彻《若干意见》，充分发挥中医药的特色和优势，推动中医药事业发展，提出许多积极性的意见和建议。最后，王部长对大家的发言，给予肯定和鼓励，希望大家共同努力，把中医药事业代代传承下去，发扬光大，为全人类健康服务。

我参加这次会议，虽仅一天，但感受很深，感触很多。我在座谈会上除了表示感谢党和政府对中医药事业的支持帮助，对老中医学术经验的传承弘扬关心爱护外，我强调当前中医要姓中，一定要以中医药为主体，发挥中医药的特色和优势，才能立于不败之地。当然可以运用现代检测仪器，必要时可以中西医结合，取长补短，但不能本末倒置。对目前中医院校的课程设置提出建议，必须改革扭转，不能过度西化；对中医院要进一步给予支持，加大投入；对青中年中医要给予时间和环境，鼓励他们在职继续学习，对优秀有成就者，要给予奖励。当然我们老中医一定要尽心竭力传授技能，加以启发引导，我常说："经验不保守，知识不带走"，要毫无保留地把自己实践有得的经验体会，传授给青年一代，才不辜负党和政府对我们的重托。

今天参加这个座谈会，承蒙领导和同志们给予许多嘉勉之词，受之有愧，谨向各位领导和同志们致以衷心的谢忱。同时，我保证在有生之年，会履行我的诺言的，并希望各位领导和同志们，多多赐教，共同为祖国的中医药事业作出更多的贡献！

〔写于 2009 年 9 月 27 日〕

回归中医经典，重振中医雄风

——赞《实践中医》梓行

    这几年曾多次听广东省中医院吕玉波院长和陈达灿院长提及中医经典科，我的弟子陈党红正是在这个基地工作，因此我也一直对其探索模式、治疗理念及发展动态较多关注。直到今日有幸读到基地的理论实践总结《实践中医》一书时，方才窥及其全貌，也因此甚为欣喜。

    中国的中医药学，历史悠久，博大精深，蕴藏丰富，经过几千年的不断充实、完善，形成了独具特色的理论与实践体系，在预防、保健、治疗、康复等方面积累了极为宝贵的经验，成为传统医学中的一枝奇葩。当代著名科学家钱学森院士说："21世纪医学的主宰者，是中医中药"。但近年来，因为各种原因，中医的传承和发展出现了一些问题，其中最严重的就是临床实践和经典理论相脱节，从而导致了临床疗效不能令人满意。另一方面，则是中医的现代化研究方兴未艾，却收效甚微。我一直认为中医的研究必须首先确立自我主体，而不是削弱、消融自己的理论体系，更不是单纯用现代医学来论证、解释或取代自己。近代著名学者蔡元培先生关于学术研究曾有中肯的评述："研究也者，非徒输入欧化，而必于欧化之中，为更进之发明；非徒保存国粹，而必以科学方法揭国粹之真相。"我也很赞同颜德馨教授指出的是"继承、发扬、渗透、创新的结合"

的中医发展模式，也就是结合中华传统文化的内涵，保持原有经典中医理论和临床应用特色，在此基础上充分吸收和运用现代科学技术成果，以达到创新的目的。而无论是继承还是创新，更重要的、最现实的是深入临床实际，所以老友匡调元教授说："没有临床实践就没有中医药学，因为中医药学不是从解剖室和试管里分析出来的。"我完全同意这个认识，"实践出真知"，这是真理。而本丛书恰恰是真正扎根临床，同时又紧密联系理论的成功探索。

书中的一个个鲜活的案例，既有生命垂危的急危重症，又有棘手缠绵的疑难杂症；既有四诊合参的临证实录，又有经典理论的合理延伸，丝丝入扣，给人启发。虽然治疗过程中有过曲折，走过弯路，但始终坚守了中医主导思维，在失败中学会思考，在思考中不断前行，这一点最难能可贵，堪为当代年轻人探索中医路的典范！

已故的李可老先生是我很钦佩的一位"中医大家"，他逆境研医，造诣精深，使用重剂，救治危重急症，活人无算，德艺双馨，诚一代宗师也！其以徒弟齐玉茹、颜芳两位主任医师为首的弟子们能谨遵师训，带领中医经典研究基地全面回归《黄帝内经》和《伤寒杂病论》等中医经典，同时对毒性药物的运用和中药剂量多有突破，疗效喜人，值得进一步深入研究。当然，也不建议不明原委，尚未掌握真谛之人简单效仿，照抄陈方，以免加重或延误病情，酿生祸端。总之以辨证论治为核心，不可偏执，因为世界上还没有万灵丹，没有一法治百病的仙方！

广东省中医院本丛书的发行必将引起中医界的思考和讨论，若能借此引导当前中医远离浮躁，全面回归经典，重拾疗效利器，重获民众信心，则为我中医之大幸，我辈翘首以盼。

〔写于 2014 年 5 月〕

《中华中医昆仑》丛书读后感

　　当代中医药发展研究中心组织编写近百年来中医药界有代表性的 150 位医药学家的传记，在国家中医药管理局等部门领导和有关热心人士的支持，张镜源主任的全面策划、周密安排下，经过两年数百位专家学者的共同奋战，辛勤笔耕，终于顺利出版了。我先后接到章次公老师卷及个人卷，一股古色古香、典雅厚重的书香扑面而来。开卷后细读，如历史画卷展现，细腻生动，一似身临其境。追忆章师医德医术，重温师生情谊；审视个人从医 70 多年来的医林生涯。既慰藉逝者在天之灵，传承其潜德幽光；又激励生者继续为中医药事业做出更多贡献，为弘扬中医学术，为全人类健康服务，以彰显中华传统文化之独特魅力，扬我中华之威。我已将此书分赠有关领导、亲友及诸子女、学生珍藏，成为最好的纪念品。

　　张镜源主任所写前言，非常全面，十分周到，确是中医历史上空前的巨著。承先启后的华章，传承中医的伟业，继往开来，屹立于世界医学之林，成为历史性、学术性、文化性和实用性的鸿篇巨制，功垂当代，利国利民，其功绩将永载史册。我谨向张主任及各位领导、热心支持人士、积极参与编写工作的专家学者、工作人员，致以深切的谢意和崇高的敬礼！若干年后，能再编写第二辑，使之延续不断，光耀岐黄！

〔写于 2011 年 9 月 3 日〕

中医的根底

学习中国传统学问历来是讲究根底的，而且这根底必须在入门时就牢牢打下。学中医自不例外，入门首先要过的就是背诵这一关，练背功是中医立根底、打基础的不二法门。

背诵的内容不外乎"经"与"用"两方面。"经"是指备受推崇、历久弥新的中医经典著作；"用"是确切实用的中医基本知识。文以载道，中医经典是中医学术和中医思维的载体，只有经典烂熟于心，才能领悟中医之精妙，临证如有源头活水，底气充足，思路灵活，疗效确切。"自古医家出经典"，经典的功夫越深，发展的后劲越大，这是古今医家成才的共同经验。

墨子云："志不强者，智不达。"背诵是一项颇费功夫的事，而且是别人不能代行的，只有自己去下一番苦功夫，才能得其精髓。诵读只有"吃苦在前"，才能"享受在后"，不能等到理解了再背诵，因为理解是没有止境的。经典的奥义，只有先背下来再去体会才真切。所谓"书读百遍，其义自见"即是此意。

中医的根底在于诵读经典，近来已成共识。但"背什么、背多少、如何背"却让初入门径者莫衷一是，甚或有些迷茫。山东中医药大学刘更生教授等于 2003 年即编《中医经典必背》，印行数千册，颇得师生好评。今又在此基础上，集思广益，精心编辑《中医必背》

两册，内容既有《内经》《难经》《伤寒论》等中医经典，又有中药、方剂、诊法、针灸等歌赋，选择精审，方便实用。名曰《必背》，实亦中医入门之必备，值得初学中医者参用。

〔写于 2010 年〕

为振兴中医事业呐喊

——喜读《第三只眼看中医》有感

　　忘年交毛嘉陵主任日前赐赠新著《第三只眼看中医》，看了书名觉耳目一新，精神一振，展诵以后，更是新意扑面，如沐春风。其内容以理服人，解惑指谬；正义凛然，鼓舞斗志；扶正祛邪，起死回生。他以满腔热情，热爱中华文化的炽热笔触，"为中国人祖先的智慧'打抱不平'，为中医药彻底'正名'、为中华优秀文化和东方科学在世界'扬名'而呐喊。"诚乃"破解中医药生死之密码，点燃指引中医药前进的火炬，敲响21世纪中医药迅速腾飞的战鼓"，震撼人心，催人奋进，其文既给人以文化自信，又催人责无旁贷地勇敢担承。作者明确指出："要实现中医药事业的振兴，我们必须从一个全新的角度来审视中医药，要从对科学概念的认识观点上来一场革命，重新认识'科学'，客观公正地定义'科学概念'，彻底弄清中医药到底是一门什么样的知识体系，这门独特的东方知识体系到底应当怎样在现代主流的西式文明的大背景下合法地生存发展，只有这样才能从根本上结束中医药科学问题的百年之争，也才能为中医药发展创造一个和谐稳定的环境。"使五千年东方灿烂文化重放异彩，独特的中医药的优势，将被世人重新认识和重现。

　　作者坚信："随着中国传统文化的复兴，东方科学在21世纪的崛起，必将给中医药事业带来了更加迷人的明天。"全国人大许嘉璐副委员长说得好："中医的命运是由传统文化的命运决定的"。国家卫计委王国强副部长也指出："要从文化入手来发展中医"。文化背景是中医药学术所必须依赖的"根源"，也是中医药事业生存发展所必需的"土壤"。"因为我们从 20 世纪初以来，丢掉的中国传统文化太多太多了，特别是一些优秀文化遗产的消失实在令人惋惜。"为此，作者明确指出："必须启蒙和复兴中国文化传统。""没有坚固的知识基础，没有深厚的中国传统文化的修养"，是不可能做好继承与创新的。"要提高临床疗效，必须坚持传统的中医临床思维方式，不要轻易采取一些所谓的'创新'。""我们对中医药辉煌历史的最高认可和评价，都是基于对几千年来中医药学术的成就，而绝不是对近几十年中医药现代化以后的成果的认定。这样划分说明了什么问题呢？说明了中医药中真正最有价值的还是'纯正的''传统的'东西"。德国慕尼黑大学 M. 波克特教授是研究东方传统文化和中医药的著名学者，他对中医药给予高度评价："中医是成熟的科学，而且在两千多年前就达到了成熟的科学水平……中医是一种内容最丰富、最有条理、最有效的医学科学。"新华社国际部姜岩博士指出："以中国古代整体论思想为基础的中医不仅将大大促进全世界医学的发展，而且它的一系列思想和方法，可应用于探索生命现象等复杂科学领域，甚至可以应用于解释整个宇宙的诞生与演化。"中国科技大学校长朱清时院士也说："科学发展到 21 世纪，在复杂性科学出现后，人们已经开始知道，中医并不是迷信，而是复杂性科学的一部分。"作者以大量的事实证明中医药的科学性、实用性后，明确强调："既然承认中医药的疗效，国家又鼓励发展中医药事业，那为什么不给它提供一个有利且能保证发挥中医药优势特色的环境呢？"所以他呼吁要"制订发展东方科学的政策法规""必须为中医药量身定制'游戏规则'""共同谋求中医药的'独立人格'和生存地位""在具体运作中应该以'纯正中医'的传统化、特色化为主……要想在21世纪迅速腾飞，首要的应是回归传统，在继承的基础上寻找创新和突破点"。

作者还提出纯正中医和末代中医的含义，是值得深思的。所谓"纯正中医"，是指"具有形象思维、直觉思维能力；能够拥有极强的'天人合一'整体思维；能够不需任何仪器设备的帮助，就能'司外揣内'诊断疾病；能够熟练使用理法方药进行辨证论治"的中医。并将20世纪以前的中医确定为"纯正中医"，将1900～1956年培养成长起来的中医划分为"末代中医"（以后培养的中医，多已西化，已不完全姓中了）。他根据最具权威性的《中国科学技术专家传略·中医卷》和《中国中医药发展五十年》等有关资料，汇集了部分"末代中医"的群英谱。包括1956年前培养和成长起来，活跃在20世纪的中医（未收录西化倾向的专家），共计169人，老朽亦忝列其中，既感荣幸，亦感凄凉。如何保持中医特色与优势，培养真正的中医人才，成为当前迫切的任务。翻阅何时希学兄所著《近代医林轶事》（上海中医药大学出版社1997年印行），其中提到先师章次公先生在1947年国民政府取缔中医学校，限止开业，勒令改行时，就曾对何兄说："你是中医界的一代完人，下一辈毕业了也不能领到执照去开业，私人医生不能带徒，你这一辈不就成为末代的中医，也是中医完蛋之人么。"当时程门雪先生在旁，一同浩叹而已。说明隐患早已存在，那时国民政府从行政上歧视、迫害中医，今则是学术萎缩，思维变态，西化严重的中医队伍。中医院多已不姓中，作者以大量事实说明其严重性，大声疾呼卫生行政部门及中医同仁，要认清形势，绝不能让"表面辉煌，内涵衰微"的局势演化下去。

他通过百年来中医"辛酸史"的回顾，从中找到症结，提出相应的积极措施，不尚空谈，求真务实。"中医属于东方科学，只有真正确立了东方科学的学术地位，才可能建立与之相应的管理体制和'游戏规则'，中医才能拥有适宜于生存发展所必需的文化土壤和软硬环境。我相信，随着中国传统文化的复兴，东方科学在21世纪的崛起，必将给中医药事业带来更加迷人的明天。"作者热爱中医药事业的一片丹心，献计献策的赤诚之情，令人感动和钦佩！希望这本为中医事业呐喊的好书，成为"共同品尝一次有关中医药发展的'思想盛宴'和'文化大餐'，共同展望中医药美好的未来"的传世之作，"期望中医能够在21世纪真的'再创辉煌'。"我想这是作者撰写本书的初衷，也是我们共同的企盼，深愿中医界老中青同仁精诚团结，在科学发展观的指引和鼓舞下，和谐协作，奋发图强，争取在新的起点上作出新的贡献，为中医争气，为祖国争光！

今值第四届著名中医药学家学术传承高层论坛举行之际，谨以此短文作为《名师与高徒》的补白。

〔写于2009年6月〕

为北京中医药大学新校区碑林而题

　　承蒙北京中医药大学徐安龙校长热情邀约，嘱为新校区励志碑林题写警语，互为勖勉，以复兴中华民族传统文化，振兴中医药事业，早日实现小康社会，共圆中国梦而奋斗。

　　读书以明理，勤学为致用；矢志兴岐黄，共圆中国梦。
　　博观而约取，厚积宜薄发；法古不泥古，师心勿蹈迹。
　　求新不求奇，思变不思邪；继承需发扬，厚古不薄今。
　　尽心宜尽责，善始需善终；知足多常乐，互尊意更浓。

　　此愚之治学为人之道，愿与北京中医药大学专家教授暨全体同学共勉。

　　　　　　　　　　　　九八叟朱良春谨题　　乙未冬月
　　　　　　　　　　　　　　　〔写于 2015 年 12 月〕

图书在版编目(CIP)数据

国医大师朱良春全集·医理感悟卷／朱良春著.
—长沙：中南大学出版社，2015.10(2021.3重印)
ISBN 978-7-5487-1963-2

Ⅰ.国… Ⅱ.朱… Ⅲ.中医学－临床医学－经验－中国－现代
Ⅳ.R2

中国版本图书馆 CIP 数据核字(2015)第 244120 号

国医大师朱良春全集·医理感悟卷

GUOYI DASHI ZHULIANGCHUN QUANJI　　YILI GANWU JUAN

朱良春　著

□责任编辑　张碧金　黄柯华
□责任印制　易红卫
□出版发行　中南大学出版社
　　　　　　社址：长沙市麓山南路　　　　邮编：410083
　　　　　　发行科电话：0731-88876770　　传真：0731-88710482
□印　　装　湖南省众鑫印务有限公司

□开　　本　710 mm×1000 mm 1/16　□印张 19　□字数 216 千字
□版　　次　2015 年 10 月第 1 版　　□印次　2021 年 3 月第 2 次印刷
□书　　号　ISBN 978-7-5487-1963-2
□定　　价　68.00 元

图书出现印装问题，请与经销商调换